PUBLIC HEALTH

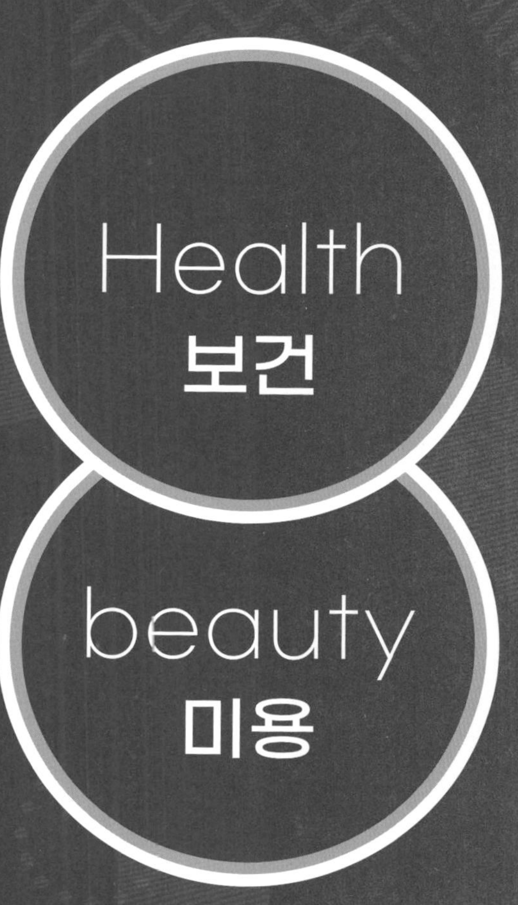

공중보건학

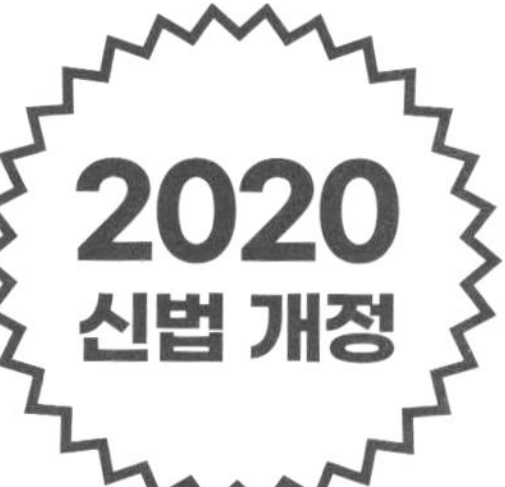

PUBLIC HEALTH

종서우 · 신지원 · 임선형 · 홍기향 지음

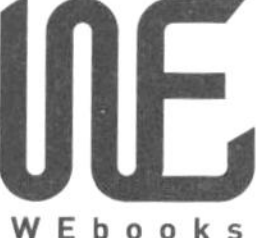

공중보건학 PUBLIC HEALTH

초판 1쇄 발행 2020년 07월 01일

지은이 ‖ 종서우 · 신지원 · 임선형 · 홍기향 지음
펴낸이 ‖ 위북스
펴낸곳 ‖ 위북스
출판등록 ‖ 제406-2013-000011호
주　소 ‖ 경기도 고양시 일산동구 무궁화로 43-15 한강세이프빌 205-3
홈페이지 ‖ www.webooks.co.kr
전화번호 ‖ 031-955-5130
이메일 ‖ we_books@naver.com

ISBN ‖ 979-11-88150-41-0 (03600)

값 22,000원

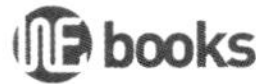

공중보건학
PUBLIC HEALTH

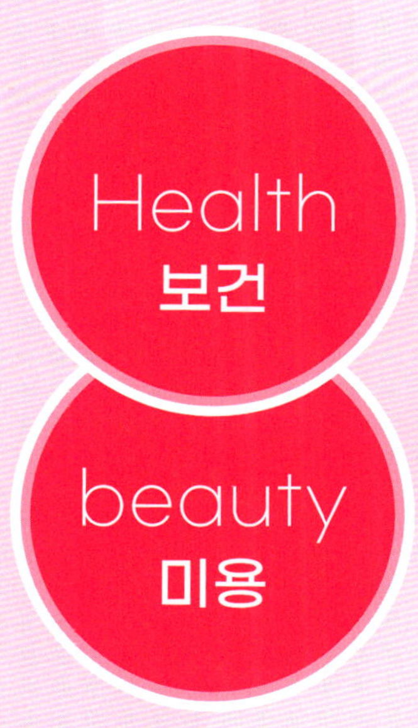

저자의 말 PREFACE

삶의 질이 윤택해지고 여유로워짐으로 인해 인간은 수명연장에 대한 관심을 두게 되었으며, 건강을 증진하기 위한 방법을 모색하게 되고 세기를 걸쳐 생겨나는 질병에 대한 올바른 지식을 가지고 대처하는 방법이 필요함을 인식하게 되었다. 작게는 가정교육에서 크게는 생명공학과 바이오산업에 어우르는 전 부분을 다루어야 함을 고려하여 공중보건에서 다루게 되었다.

이에 필자는 보건에 대한 교육의 우선순위를 정하고 그에 따른 각 파트별 구성을 맞추어 공중보건학의 역사, 저출산 고령화 인구에 대한 현황과 대책방안, 질병의 종류, 법정 감염병의 종류와 대처방안, 치료, 환경의 문제, 환경에 따른 질병의 종류와 대처방안, 현대에 가장 문제가 되는 정신질환에 대한 보건과 노인질환 및 보건에 대해 문제점을 새로이 정리하고자 이 책을 출간하였다.

공중보건의 중요성에 대한 의식은 높아지는 것에 반해 교육은 그에 미치지 못하는 실정이기에 필자는 공중 보건에 대한 올바른 지식과 쉽게 이해할 수 있는 체계적인 정리와 TIP을 통한 흥미를 부과하여 대학 교재에 도움을 주고자 한다.

이슈가 되는 보건에 관한 뉴스가 실시간으로 제공되는 것에 비해 이해하고 문제점을 해결하기 위한 노력은 부족한 실정이다. 공중보건은 다수가 건강을 유지하기 위한 방안을 제시하여 앞으로 우리 후세에 일어날 문제점을 예측하고 해결방안을 모색하도록 하는 지침이 되어야 한다.

그러기때문에 필자는 앞으로도 계속 공중보건학에 관심을 갖고 이를 재미있고 명쾌하게 이해할 수 있도록 계속 발전해 나갈 것이다. 교수님들의 각 분야의 전문적인 지식과, 현행 보건법을 종합적으로 정리하여 국가자격증을 준비하는 학생뿐 아니라, 보건에 관심있어 하는 모든 사람이 쉽게 다가갈 수 있는 책으로 도움이 될 수 있기를 기원한다.

저자진 일동

목 차 CONTENTS

공중보건학

PUBLIC HEALTH

제 ① 장

공중보건학 총론

1. 건강의 개념
2. 공중보건학의 개념
3. 인구와 보건

1 건강의 개념

1 WHO가 규정한 건강 정의 개념

(1) 건강의 정의

세계보건기구(World Health Organization, WHO)에서 1948년 4월 7일에 내린 정의에 따르면, "Health is a Complete State of Physical, Mental and Social Well-Being and Not Merely the Absence of Disease or Infirmity"라 하여 다시 말하면 건강이란 단순히 질병이 없고 허약하지 않은 상태만을 의미하는 것이 아닌 육체적 · 정신적 · 사회적으로 안녕이 유지되는 완전한 개념을 가지고 있음을 말한다. 여기서 사회적 안녕(Social Well-Bing)이란, 사회 환경 속에서 각자의 역할을 성실히 수행해 갈 수 있는 만족스러운 상태의 생활 개념을 의미하는 것으로 삶의 가치를 실현하는 것을 목적으로 하고 있다. 다시 정리하자면 건강이란, 고전적 정의로는 단순히 질병이 없거나 허약하지 않은 상태가 아니라 신체적, 정신적 사회적으로 안녕한 완전한 상태를 말하며, 현대적 정의로는 건강이란 단지 질병이 없거나 허약하지 않을 뿐 아니라 육체적 정신적 사회적 및 안녕이 역동적으로 완전한 상태를 목적으로 하고 있다.

TIP

세계보건기구 (World Health Organization, WHO)

1948년 4월 7일 스위스 제네바에서 발족되었으며 우리나라는 1949년 8월 17일 65번째로 회원 가입이 되었다. 세계보건기구의 지역사무소는 다음과 같다.

- 동지중해 지역사무소 : 본부 Alexandria, Egypt
- 동남아시아 지역사무소 : 본부 New Delhi, India
- 서태평양 지역사무소 : 본부 Minila, Philippines (우리나라 소속)
- 미주 지역사무소 : 본부 Washigton D.C, USA
- 아프리카 지역사무소 : 본부 Brazaville, Congo
- 유럽 지역사무소 : 본부 Copenhagen, Denmark

2 건강에 대한 이론

(1) 건강의 정의

건강을 의미하는 영어 'Health'는 '신체조건이 양호한 상태'의 뜻을 가진 'Hal'로부터 유래 되었으며, "신체 상태가 완전하고 양호하다."라는 의미로 주로 신체의 건강에 국한되었다. 미국의 사회학자 Talcott Parson는 "건강이란 각 개인이 사회적인 역할과 임무를 효과적으로 수행할 수 있는 최적의 상태이다."라고 하였으며, 미국 Comell와 대학의 월시(Walsh) 교수는 "건강이란 그 자신이 특수한 환경 속에서 효과적으로 그 기능을 발휘할 수 있는 능력이다"라고 하였다. 그 외의 건강이란 개념은 정리하면 다음과 같다.

표 1-1 건강의 개념에 관한 이론 정리

학자	개념
Wylie	건강이란 외부환경이 변화해도 내부환경의 항상성이 유지되는 상태
Claude Bernard	건강이란 주위 환경에 연관된 인간의 완전함과 끊임없는 적응의 상태
H.E Sigerist	인간은 자연, 문화, 습관 등의 생활환경에 의해 제약을 받으며 사회생활을 영위할 수 있는 적응력을 가지도록 인체 내부 제기관의 조화와 통일이 유지된 상태
Parsons	각 개인이 사회적 역할과 임무를 효과적으로 수행할 수 있는 최적의 상태
Newman	단순히 질병이 없는 것이 아니라, 모든 자질, 기능, 능력이 신체적, 정신적, 도덕적인 면에서 최고의 컨디션을 유지할 수 있도록 절제하는 것
Wilson	행복하다고 성공된 생활을 조성하는 인체의 상태로서, 신체가 장애가 있다고 긍정적인 삶을 살며 사회적인 역할을 수행하고 있다면 건강한 것이다. 반면 삶에서 충족감을 느끼지 못한다면 건강하다고 할 수 없는 것
Dunn	인간은 태어나면서 죽기 직전까지 유동적인 사회 변화에 적응해야 하며 효율적으로 대처하는 것
Hippocrates	개인의 4가지 체질과 환경과의 균형 잡힌 조화
Dubos	개인이 원하는 목표를 갖고 현실에 적응하며 적절한 심신 상태를 유지하는 것

3 건강의 중요성

(1) 항상성(Homeostasis)

건강이란 외부환경의 변동에 대하여 내부환경의 항상성이 유지된 상태이고, 질병에 감염된다는 것은 곧 항상성이 파괴되어 외부환경에 적응하지 못하는 상태를 의미한다. 욕구설에서는 건강이라 함은 개인의 대한 생활의 욕구를 채워져 나가야 함을 인간은 계속 추구한다고 한다.

1차 욕구는 본능적 욕구이고, 2차 욕구는 문화·문명적 욕구로 발전해 나가는 인간 모습이며 3차 욕구는 취미와 봉사 등의 적극적 만족 추구를 향해 노력하는 인간의 모습이다.

(2) 건강의 척도와 장애 요인

① **개인 건강의 척도 :** 개인 건강의 척도를 나누며, 다음과 같이 정리된다.

㉮ 무병하고 신체의 기능장애가 없어야 한다.
㉯ 신체 존재에 대하여 의식적으로 느끼지 말아야 한다.
㉰ 일상생활에 보람을 느끼며 활력적인 생활을 할 수 있어야 한다.
㉱ 좋은 식욕과 안정된 몸무게를 유지하여야 한다.
㉲ 충분한 수면과 심신이 안락하여야 한다.
㉳ 정서적 안정과 사회생활이 조화 있게 이루어져야 한다.

② **건강상의 장애 요인 :** 건강은 여러 가지 환경적인 원인과 내적인 원인에 의해 변화되어 유지해야 함을 필요로 한다.

㉮ 유전적 요인
㉯ 가정교육
㉰ 모태환경
㉱ 지역사회환경
㉲ 직장환경

㉥ 각종 공해요인

㉦ 보건정책이나 국제적 유대의 결여

㉧ 각종 감염병

㉨ 각종 해충과 쥐 등의 생물학적 환경

㉩ 식생활과 영양적인 요인

㉪ 불의의 사고와 재난

㉫ 공중보건에 대한 교육

4 질병의 개념

(1) 질병의 정의

질병이란 인체의 조직 혹은 기관의 이상으로 원활한 생리 기능을 수행하지 못하여 개체가 받는 각종 자극 및 스트레스에 대한 적응 기전의 이상으로 인체의 기능 및 구조에 장애가 초래된 상태를 뜻한다.

질병은 연령이나 각종 질병에 대한 저항력, 항원 항체의 반응에 관한 결과이며 항체에 대한 항원 반응의 면역력이 좋으면 발명률이 낮지만, 면역력이 떨어졌을 경우에는 발병률이 높아진다. 질병은 이처럼 병인, 숙주, 여러 가지 좋지 못한 환경에 의해서 발생한다.

(2) 질병의 발생 및 예방대책

① **제1단계** : 숙주와 병인의 상호작용

② **제2단계** : 숙주의 면역강화

③ **제3단계** : 숙주 증상 발현 전기/만성질환 초기 단계

④ **제4단계** : 임상질환기

⑤ **제5단계** : 재활단계 – 회복기 환자

(3) 역학적 모형

질병 발생의 3대 요인으로 질병은 병인적 요인, 숙주적 요인, 환경적 요인으로 나뉜다.

표 1-2 질병 발생의 3대 요소

요인별 분류	내용
병인적 요인 (병원체)	• 생물학적 : 세균, 바이러스, 리케차, 곰팡이 등 • 화학적 : 화학약품, 농약, 영양소 • 물리적 : 이상기온, 기상 기압, 방사선, 진동, 소음 등
숙주적 요인	• 인간 : 선천적, 후천적, 유전적, 성, 연령, 인종 등의 영향을 가지고 증상적 부분으로 구분 • 동물 : 크기에 따라, 유해영향에 따라, 사는 곳에 따라 구분(절지(족)동물과 절지동 물이 아닌 것으로 구분) • 토양 : 토양에 기생하는 일부 생물 등에 의한 감염
환경적 요인	• 생물학적 : 전염성 질병의 매개물(유해곤충 등) • 물리적 : 지리, 계절, 기상 • 사회적 : 의료제도, 사회적 관습, 의료시설, 교육제도, 의식주 수준 및 정치 제도, 경제적 수준 등의 포괄적인 사회환경

(4) 질병의 예방대책

① 1차 예방 서비스 : 질병 발생 억제단계

② 2차 예방 서비스 : 조기발견과 조기치료단계

③ 3차 예방 서비스 : 재활 및 사회복귀단계

TIP

한국표준질병코드 찾기 : kostat.go.kr

한국에서 발생하는 질병에 관한 자세한 내용 및 종류가 기재되어 있음

- 질병관리본부 : www.cdc.go.kr
  국가 감염병의 연구와 관리, 생명과학연구, 교육 등을 수행하는 보건복지부의 소속의 연구기관
- 국립보건연구원 : www.nih.go.kr
  국가 질병 연구 관리기관으로써 질병관리본부의 업무에 관한 연구를 담당

2 공중보건학의 개념

1 공중보건학의 정의

지역사회 전체 주민 또는 국민 전체가 하나의 연구단위로 환경위생, 감염병 관리, 개인위생에 개별교육, 질병의 예방적 치료, 조기 발견과 의료의 조직화, 개개인의 삶의 질을 향상을 위한 구체적인 건강에 관한 교육과 사회보험체제 및 사회적 기반의 개발에 관련된 모든 사항을 말한다.

(1) C.E.A. Winslow

공중보건학이란 조직적인 지역사회의 노력을 통하여 질병을 예방하고, 생명을 연장시키며, 신체적 · 정신적 효율을 증진시키는 기술이며 과학이다.

(2) Disraeli(전 영국 수상)

공중보건이란 인간의 행복과 국력의 기본이다. 공중보건에 대한 관심은 정치가로서는 제일 중요한 임무이다.

2 공중보건학의 관련 학문

(1) 학문의 종류

공중보건학과 관련된 학문으로는 예방의학(Preventive Medicine), 위생학(Hygiene Sanitation), 사회의학(Social Medicine), 지역사회의학, 지역사회보건학(Community Health), 건설의학(Constructive Medicine)이 있다. 그중 위생학, 지역 사회 보건학과 의학을 비교하면 다음과 같다.

① **위생학과 공중보건학 :** Hygine이 유래는 희랍신화의 Apolo의 아들인 Aesculapius는 의학의 신으로 그의 딸인 Hygiea를 건강의 여신으로 불린 것에서 유래한다. 로마의 Glaenus(AD130~200)가 처음으로 Hygiene이라는 말을 사용하였으며, 중국의 장자는 책에서도 위생(衛生)이라는 말을 사용하였다. 환경위생에 중점을 두어 인간의 건강과 질병에 대한 교육과 예방을 목적으로 하지만 이학적 환경에 치중하는 경향이 있어 포괄적인 개념으로 사용된다.

② **지역사회의학과 공중보건학 :** 개인의 건강 문제를 다루는 학문이 아닌 사회, 경제, 문화적 요인 등 광범위한 사회과학적 접근에 의한 건강 증진이라 하여 지역사회의학 또는 사회의학이라 불린다.

표 1-3 의학과 공중보건의 비교

구분	의학	공중보건학
연구 대상	개인	지역사회 주민
진단 방법	임상적 진단 (혈액검사, 소변, 대변 등)	보건통계자료 (보통사망률, 영아사망률, 질병이환률, 의료수해도 등)
치료 방법	투약(환자치료) 중심	지역사회의 보건 문제 해결을 위한 교육 및 체계 정립 (보건교육, 감염병 관리, 환경위생, 영양 관리 등)

(2) 종합적 응용과학

① **환경보건 분야 :** 환경위생, 식품위생, 환경 보전과 공해 문제, 산업환경

② **질병 관리 분야 :** 역학, 전염병 관리, 기생충 질병 관리, 성인병 관리

③ **보건 관리 분야 :** 보건행정, 보건영양, 인구보건, 가족보건, 모자보건, 학교보건, 보건 교육, 정신보건, 보건통계

3 공중보건의 역사

인간의 질병에 대한 노력은 18세기 산업혁명으로 인해 농경사회에서 산업사회의 이전

과정 중 인구 집중에 따른 감염병과 질환의 치료에 대한 관심이 집중됨으로 시작되었다.

고대기 – 중세기 – 여명기(요람기) – 확립기 – 발전기

(1) 서양의 역사

① **고대(~A.D500) – 문명의 시작기** : 공중보건의 역사는 인류의 역사와 함께 시작되었다. 역사적 자료나 문헌에서 보면 세계 4대 문명이 시작된 대부분의 지역에서 도시가 건설되었으며, 배수관 · 화장실 · 의료시설 · 목욕탕 등 공중보건과 연관된 시설이 과학적이고 체계적으로 되어 있었다는 점에서 고대 문명 시대는 인류에게 높은 건강 의식이 형성되었던 시기라고 말한다.

고대의 문명의 특징을 요약하자면 다음과 같다.

- 문명의 시작
- 계급의 형성
- 조상의 숭배에 대한 의식 진행
- 건강을 위한 철저한 관리

고대의 질병관은 신벌설, 독기설, 접촉 감염설로 나뉜다.

- Theurgical Theory : 신의 형별
- Miasma Theory : 오염된 공기의 나쁜 영향
- Contagium Theory : 질병환자와의 접촉

㉮ 이집트 시대 : 규칙적이고 매우 위생적인 생활을 통해 감염병을 예방하였으며, 방부나 살균에 대한 기술을 적용하였다. 또한, 음식 · 목욕 · 의복 · 운동 · 신체의 청결 등에 관한 규정이 있었다. 개개인의 청결 관념 및 약물 처방과 변소 시설을 갖추고 있었다. 기원전 1500년경, 위생 법전은 처음으로 모세에 의해 레위기에 기록되었다. 여기에는 유대인들이 지켜야 할 것들로 하회 문제 접촉성 질병의 만연 대책, 나병 환자 격리, 질병 후 주택관리, 음료수와 식품의 보호 및 모성 위생, 제사 시의 지켜야 할 것들에 관해서 자세히 제시하였다.

㉯ 그리스 · 로마 시대 : 그리스에는 Astinomi라는 급수와 하수를 관장하는 공무원이 있었고 의학의 아버지인 히포크라테스(Hippocrates, BC 460~377)는 '인간과학'을 주장하였다. 히포크라테스는 의학의 아버지로 환경과 질병 발생 사이에 깊은 관계가 있다고 생각하였고, 여러 가지의 다양한 예방법과 치료법에 대한 업적을 남겼다. '히포크라테스 전집(Corpus Hippocarticum)'에서는 해부학, 부인과 소아의 질병, 질병의 예후, 해부학, 식이요법과 약물요법, 의학윤리, 수술 등의 주제를 다루면서 4 액체설과 장기설을 주장하였으며 내용은 다음과 같다.

- 4 액체설 : 인체는 혈액, 황담즙, 점액, 흑담즙을 가지고 있고, 이 4가지 체액의 균형에 의해서 건강이 유지된다는 설이다.
- 장기설 : 의술에 있어서 다양한 경험과 관찰이 가장 중요하다는 논리로 유행이라는 단어를 처음 사용하기 시작하였으며, 좋지 않은 기후, 생활양식, 지형, 공기, 음식 등에 의해서 인간의 질병이 발생한다는 설이다.

312년 로마는 상수도 시설이 있었으며, 정기 인구조사, 공중목욕탕 등 위생공학이 발달되었고, Aedele라는 수도, 도로, 목욕탕을 관리하는 공무원이 있었다. 또한, 사체의 매장 등에 관한 규정을 제정 · 시행하였다.

TIP

함무라비 법전(Hammurabi) 의료제도와 의사 지위에 대한 기록

고대 바빌로니아 제1왕조의 제6대 왕인 함무라비 왕 (재위 BC 1792~1750)이 그의 만연인 1750년경 세계에서 가장 오래된 성문법

〈함무라비 법전의 내용〉

- 어떤 사람이 다른 사람의 땅에 있는 나무를 베었다면 그에 대해 변상해 주어야 한다.
- 어떤 사람이 자신의 논에 물을 대려고 하다가 부주의한 사고로 다른 사람의 논에 물이 차게 만들었다면 그는 자신이 망가뜨린 곡식에 대해 변상해 주어야 한다.
- 어떤 사람이 자기 아들을 쫓아내고 싶다면 먼저 재판관 앞에 가서 "더는 내 아들과 함께 집에서 살 수 없습니다."라고 말해야 한다. 재판관은 그 이유를 살펴보고 합당하지 않으면 아들을 내쫓을 수 없다.
- 아들이 아버지에게 못된 짓을 했다면 처음에는 아버지가 용서해 주지만, 두 번째로 나쁜 짓을 하

면 아들을 내쫓을 수 있다.

- 도둑이 소나 양, 당나귀, 돼지, 염소 중 하나라도 훔쳤다면 그 값의 열 배로 보상해 주어야 한다. 도둑이 보상해 줄 돈이 없다면 사형당할 것이다.
- 눈에는 눈, 이에는 이. 어떤 사람이 다른 사람의 눈을 멀게 했다면 그 자신의 눈알을 뺄 것이다. 그가 다른 사람의 이빨을 부러뜨렸다면 그의 이도 부러뜨릴 것이다. 그가 다른 사람의 뼈를 부러뜨렸다면 그의 뼈도 부러뜨릴 것이다.
- 의사가 환자를 수술하다가 환자가 죽게 되었다면 의사의 손은 잘릴 것이다.
- 건축가가 집을 지었는데 그 집이 무너져 주인이 죽으면 건축가는 사형에 처한다. 만약 집 주인의 일가족이 죽었을 경우에는 목수의 가족 중 해당되는 이가 죽어야 한다.
- 강도가 어떤 집에 구멍을 뚫고 들어가 물건을 훔쳤다면 그 구멍 앞에서 죽임을 당할 것이다.
- 만약 어떤 사람을 사형에 처할 만하다고 하여 고소하고도 이것을 입증할 수 없다면, 고소한 자를 사형에 처한다.
- 궁중의 남녀 노예 혹은 자유민의 남녀 노예를 성문 밖으로 도주시킨 자는 사형에 처한다.
- 만약 새로이 아내를 들이고도 그에 대한 문서가 존재하지 않는다면, 부인에 대한 소유를 주장할 수 없다.
- 어느 노예라도 그가 주인에게 "이 자는 나의 주인이 아니다"라고 말한다면, 주인은 자기 소유의 노예임을 입증하고 그 귀를 자를 권리를 가진다.
- 아들이 아버지를 때리면 두 손을 자른다.

② **중세**(A.D. 500~1500) – **암흑기** : 문화적인 암흑기라고 할 만큼 고대 그리스보다 퇴보된 시대였으며 모든 질병의 원인을 신이 내린 벌로 간주하여 의학 발전이 제자리 걸음을 했던 시대였다. 중세 초기(476~1000년), 중세 중기(100~1300년), 중세 후기(1300~1453년)로 나눌 수가 있다. 13세기에는 나병(한센병)이 유럽에 만연하여 검역 제도가 만들어졌고 인구의 1/3 절반가량이 사라진 것은 물론, 경제적 피해가 발행하게 대었다. 이 시대의 질병을 떼죽음 (Grate Motality) 혹은 대역병(Grate Pestilence)으로 이때의 패스트는 중병, 전염병, 재양의 애매한 뜻을 의미한다. 14세기에는 유럽 대도시에 선페스트가 유행하여 2개월 동안 여행자를 검역하였다. 15세기 말 페스트에 대한 대책으로서 환자 격리소 설치, 환자 색출, 환자의 침상 및 의복 소각, 항구 폐쇄, 검역 기간 규정 등 현대와 비슷한 조치를 강구하였다. 중세 말기에는 채광, 주거생활, 환기, 협소한 가로수, 불충분한 배수구, 불량 음료수, 비위생적 사체 등에 관한 방역 규정이 있었다. 검역 시설은 1348년 코구사(Rogusa : 현

재의 Dubrovnik)에서는 페스트 유행지역에서 온 여행자는 항구 밖의 일정한 장소에서 2개월간 격리되었다. 1383년. Marseilles(마르세이, 프랑스 지중해 남부 항구도시) 페스트균 차단 ← 검역제도가 유래되었다.

③ **근세**(A.D. 1500~1850) - **여명기, 요람기** : 최초의 공중보건이 싹튼 시기이며 근세는 문예 부흥(1453~1600)의 시기였다. 침체되었던 중세에서 벗어나 근대 과학기술이 태동하고, 영국의 산업혁명(1760~1830)과 프랑스 대혁명으로 공중보건학적 사상이 조금씩 싹트기 시작했다. Rammazzi는 방적기가 Spinnig-Jenny에 의하여 1765년 개발이 되었고, 1785년에는 Watt의 증기기관 발명으로 수송수단이 발달되어 대량 생산이 가능해져 산업혁명이 가속화되었다. Rammazzini는 '직업인의 병'이라는 책을 서술하여 산업보건의 기초를 세웠으며, 스웨덴은 1749년에 세계 최초로 국세조사를 실시하였다. Jenner는 1798년 우두종두법을 개발하였는데 이는 보건사에 아주 중요한 업적이었다. 우두종두법의 발견은 예방접종의 대중화가 가능해졌으며, 산업발달로 대량 생산화로 인해 노동자 등의 근로조건이 심각한 보건 문제로 대두되었다. 천연두가 근절되는 계기가 되었다. 개인위생보다는 공중보건으로 개념이 전환된 시기로 생산수단의 도구가 기계로 대체되면서 대량 생산이 가능해지고, 산업혁명이 가속화되었다.

㉮ 영국

- 그라운트(John Graunt, 1620~1647) : 런던의 출산 및 사망에 대한 통계적 연구를 발표하고, 이 통계가 정부 정책 확립의 기본이 된다고 역설하여 보건행정의 과학화를 뒷받침하였다.
- 에드워드 제너(Jenner, 1749~1823) : 외과 의사인 제너는 소에게서 생긴 마마(농균)를 사람에게 주사하여 천연두에 대한 항체를 만들었다. 천연두 접종법(1798)을 발견하여 18세기 유럽에서 만연했던 천연두를 근절하는 데 큰 기여를 했으며, 예방접종의 대중화가 가능하였다.
- 체드윅(Edwin Chadwick, 1800~1890) : 1842년 "Fever Report"에 '노동자 계층의 위생 상태' 라는 보고서를 통해서 지역 공중보건 활동의 중요성, 위생개

혁의 시급성, 보건행정 조직체계 마련에 관한 내용을 제시하였고, 이는 현대의 보건행정 및 공중보건의 원칙이 되었다. 이후에 이 보고서의 영향으로 1848년 세계에서 최초로 공중 보건법이 제정되기도 하였다.

㈏ 이탈리아 : 이탈리아 의사 라마찌니(B.Ramazzini, 1633~1714)는 52개 직종에 속해 있는 직장인과 연관된 〈노동자의 질환〉이라는 책을 발간하였다. 그가 남긴 직업병에 대한 업적은 산업위생 분야에서 선구자 역할을 하였다.

㈐ 독일 : 요한 프랑크(J.P.Frank)는 위생행정에 관한 12권의 저서를 출간하였으며, 이 12권의 저서는 공중보건학에 대한 최초의 저서로 알려져 있다. 그는 "국민의 건강을 확보하는 것은 국가의 책임이다."라고 주장하며 공중보건학의 체계화를 정립시켰다.

㈑ 미국 : Lemuel Shattuck은 1842년 보건 분야의 지침서로 'Report of the SanItary Commission Massachusetts'에서 미국 공중 보건의 중요성과 앞으로 나가야 할 바에 대한 체계적이고 간략하게 설명하였다.

④ **근대**(A.D. 1850~1900) – **확립기** : 확립기는 질병의 발생에 대한 예방의학적 개념이 확립된 시기이다. 공중보건학에서 내용적 · 제도적인 부분이 구체적으로 정립된 시기이다. 면역학 및 세균학이 눈부시게 발전하여 예방의학적 개념이 확립된 시기로서 전염병의 근본적인 차단 및 질병 예방 활동이 가능해지면서 공중보건의 큰 발전을 가져왔다.

㈎ 영국

- 체드윅(E. Chadwick, 1837~1838) : '영국 근로자의 위생 상태에 관한 조사 보고서'가 제출된 후 그 결과 1848년 처음으로 공중 보건법(Public Health Act)이 제정되었고 주요 내용으로는 구민법 개혁, 묘지 위생, 근로자 보건 등에 관한 보고로 공중보건의 성장을 촉진시켰다.
- 존 스노(John Snow, 1855) : '콜레라에 대한 역학조사 보고서'를 통해서 장기설(Masma)을 뒤집고 '전염병 감염설'을 입증하였다.

• 윌리엄 라스본(William Rathborne) : 1862년 영국 리버풀(Liverpool)시에서 최초로 방문 간호사업을 시작하여, 19세기 말에 영국 전역으로 확대시킨 간호사이다. 이는 보건소의 효시가 되었다.

㉯ 독일

• Bismark : 세계 최초(1883년)의 근로자 질병 보호법 제정하였다.
• Max Von Pettenkofer : 위생학 교실 창립(뮌헨대학)하여 대학에서 위생에 대한 학문을 정립하는 기초가 되었다.
• 코흐(R.Koch, 1843~1910) : 파상풍균(1878), 결핵균(1882), 콜레라균(1883)을 발견하였다.
• 파스퇴르(L.Pasteur, 1822~1895) : 닭콜레라균(1880), 탄저균(1877)을 발견했고 광견병 백신(1884), 돈단독(1883)을 개발하였다.
• 에를리히(Ehrlich Salvarsan, 1854~1915) : 살발산(Salvalsan)이라는 매독치료제를 발명하면서 화학요법이 시작되고 백신 개발, 치료제 발명, 세균 발견 등 질병을 예방하는 기본적인 틀을 확립시켰다.
• 박스 폰 페텐코퍼(Max Von Pettenkofer) : 세계 최초로 뮌헨 대학에 위생학 교실을 개설하여 실험 위생학의 기초를 확립시켰으며, 1876년에 베를린에 '독일국립위생원'이 건립되었다.

㉰ 프랑스 : L. Pasteur Anthrax균(1877년), 닭콜레라균(1880년), 광견병 항혈청 개발(1883년)이 활발한 활동이 되어 발전기의 기반이 되었다.

⑤ **현대(A.D. 1900~현재) – 발전기** : 확립기를 미생물 시대라고 한다면 발전기는 탈미생물학의 시대라고 정의한다. 보건소의 보급으로 지역사회 보건사업이 시작되었고 의료 보장, 의료 급여 사업을 전개하는 시기를 맞이하였다. 확립기의 공중보건학은 독일과 영국 등 유럽을 중심으로 발전해 왔지만, 발전기의 공중보건학은 미국이나 영국을 중심으로 체계화되었다.

• 1910년 미국의 공중보건협회가 의학에 사회의학을 도입시켰다.

- 1920년 윈슬로(Winslow, 1877~1957)는 공중보건의 정의를 발표하였다.
- 1933년 시덴스트리커(E. Sydenstricker)는 〈건강과 환경〉이라는 저술을 통해 사회의학의 필요성을 강조하였다.
- 1945년 샌프란시스코에서 UN 헌장에 보건 문제를 삽입시켰다.
- 1946년 2월 국제보건기구를 위한 준비위원회가 설립되었으며 세계보건기구(WHO) 헌장의 초안이 작성되었다.
- 1948년 4월 7일 WHO가 발족되었다.
- 1972년 국제 인간 환경 회의에서는 '하나뿐인 지구(The Only One Earth)'를 오염으로부터 보호할 것을 다짐하는 인간환경선언을 하였다.
- 1973년 공해 문제를 해결하기 위해서 국제환경기구(United Nations EnviRonment Program, UNEP)가 설립되었다.
- 1978년 9월 소련에서 알마아타(Alma-Ata) 선언이 발표되었는데 '2000년에 전 인류에게 건강을 (Health for all by the Year 2000)' 이라는 목표를 이루기 위해 1차 보건의료사업을 추진하였다.
- 1992년 6월 브라질의 리우에서 '지구환경 정상회담'이라는 환경과 개발에 대한 유엔환경회의를 개최하였다.
- 슈퍼컴퓨터가 보급되면서 인간 유전자가 완전히 분석되어 보건의료뿐만 아니라 다양한 분야에서 초파리를 이용한 게놈(Genome) 프로젝트, 줄기세포 연구가 활발하였다.

(2) 동양의 역사

우리나라 보건에 관련된 최초의 언급은 단군신화에 '고기'에 실려있는 마늘과 쑥의 이야기에서부터 시작이 된다. 마늘과 쑥은 공중보건의 추측으로는 약물요법의 존재와 미백이라는 개념이 도래하였음을 짐작할 수 있는 것이다. 위나라의 보건역사는 삼국 시대, 고려 시대, 조선 시대, 일제강점기, 해방 이후로 나뉜다.

① **삼국 시대 :** 신(神)을 불러들이는 무당(巫堂), 샤먼(Shaman)을 중심으로 한 이상 심

리상태에서 초자연적 존재(신령, 정령, 사령 등)와 직접 접촉 · 교류하고, 이 사이에 예언, 탁선, 복점, 치병, 제의 등을 행하는 인물(샤먼)을 중심으로 하는 주술 · 종교적 형태로 나타나는 샤머니즘과 전근대사회에서 인간의 능력으로 잘 알 수 없는 자연의 이상 현상을 하늘의 계시로 파악하는 제이론이 기반이 되었다. 고구려는 황실의 치료기관인 시의를 두었고, 내외전약서, 침경, 맥경, 신농본초의 의약서적이 있었으며, 유명의사로는 덕래, 모치, 지총 등이 존재하였다. 이는 일본 의학 발전에 영향을 주기도 하였다. 백제는 약물, 의학을 담당하는 약부관청 있으며 의학서적은 백제신집방이 있고 이때 일본에 의학사, 채약사, 약사주를 파견하였다. 비교적 체계가 잡힌 시기이다. 신라는 의료행정기관인 약전과 공봉의사, 왕실 시의인 내공봉의사, 의박사를 두었으며 고구려, 백제와 유사한 의료제도를 갖추고 있다. 통일신라 시대는 의료행정을 담당하는 기관인 약전이 있었고, 약전에서 의료 행위를 하는 의사인 공봉의사와, 왕실의 시의인 내공봉의사가 있다. 국의(國醫)는 국가에서 관리하는 의사이며, 승려 의사인 승의(僧醫)도 있다.

② **고려 시대 :** 전염병의 유행에 대한 기록이 편년체로 정리한 사서에서 20여 회나 나타났으며, '고려사', '고려사절요'의 역사를 보면 제이론과 오행론에 입각하여 모든 질병은 임금의 부덕으로 인해 생겨난다고 서술되어 있다. 의약관청으로 의약을 총괄하는 지방조직인 대의감과 궁내 어약(御藥)을 담당하는 조직인 상약국, 식의(食醫)가 배치되어 있는 상식국이 있다. 서민의 구료담당은 제위보, 혜민국, 동서대비원이 각각 구제 역할을 하였다.

③ **조선 시대 :** 조선 시대는 전기, 후기의 문화적 변화를 볼 수 있으며, 유교적 영향과 성리학적 영향의 두 가지 양상을 보인다. 유교적 영향으로 국가 차원에서 제사에 대한 마련이 이루어지는 반면, 한쪽에서는 나라 전체가 감염병에 대해서 조상의 임진왜란 이후 농촌의 붕괴와 도시의 형성, 교통의 발달, 인구 밀집으로 인한 환경의 급격한 변화로 인해 감염병이 돌게 되자 이를 위한 과학적인 방법의 의술을 요구하게 되었다. 주로 감염된 질병으로는 장티푸스, 천연두, 콜레라 등이 있다. 중앙의료기관을 보면, 일반 의료 행정 및 의과 고시를 담당하는 전의감이 있고, 왕실 의료는 내의

원, 의약을 담당하는 곳은 전형사가 있다. 아울러 서민을 위한 기관으로는 일반 서민의 구료사업에 해당하는 혜민서, 같은 기관으로 활인서, 향약수납, 의녀들이 채용한 제생원이 있다. 지방 의료기관으로는 심약, 의학교유, 의학생도 및 지방의 부, 도호청, 유수부, 진에 배치된 의무관 등이 있다. 조선 후기에는 실학적 관점과 개화파의 이용후생, 기독교 전도의 수단, 일본 제국주의가 도입되었다 갑오 · 을미개혁 시에는 서구식 공중보건사업으로 국가적 차원에서 관리하기 위한 경무청이 소독, 검역, 종두, 의약, 묘지 등의 일을 담당하였다. 선조 때는 허준이 '동의보감'이 집필되어 의학의 발달의 중심을 이루는 큰 역할을 하였으며 1894년 갑오경장을 계기로 관제 개혁 내부(內部)에 위생국이 설치되었으며, 1885년 알렌(H.N. Allen선교사) 을 공중전의로 위촉하였고, 광혜원을 설립하였다. 또한, 근대적 의미의 최초 보건의료행정기관으로 위생국이 설립되었다. 1894년 조선 정부의 재정 곤란으로 광혜원은 1904년 세브란스 병원으로 개칭되고 일본인 거류지에는 자혜병원이 운영되어 왔다.

TIP

구제기관

- 구황청(救荒廳) : 세종대왕 때 처음 설치되어 빈민구제를 맡아 관장하다가, 제16대 인조 4년(서기 1626년)에 진휼청으로 명칭이 바뀌면서 구호양곡을 방출하고 급식을 실시하는 등의 제반 진휼사업을 전개하였다.
- 혜민국(慧敏局) : 공양왕 3년(1391년) 혜민전약국(惠民典藥局)으로 개칭되었으며 전염병이 퍼지는 것을 막고 백성들의 질병을 치료하고, 약을 무료로 나누어 주는 곳이었다. 후에 혜민서, 혜민원 등으로 명칭이 바뀌기도 하였다.
- 활인서(活人署) : 활인서는 도성의 환자를 구활(救活)하던 기관으로서 태조 때에 동서대비원(東西大悲院)의 2개 기관을 설치한 데서 비롯된다. 태종 14년(1414) 9월에 이를 동서활인원(東西活人院)이라 하였고, 세종 13년(1467)에 동서활인서(東西活人署)로 개칭하였으며, 중기 이후에는 유명무실하여졌다. 그러다가 영조 때 이를 부흥시켜 본래의 업무수행에 노력을 기울였으며, 고종 19년(1882)에 폐지되었다. 그 관원은 각각 별제(別提, 종6품) · 참봉(參奉), (종9품) 등이 있었으며, 동활인서는 제생원(濟生院), 그리고 서활인서는 혜민서(惠民署)가 주요 역할을 담당한다.
- 기로소(耆老所) : 70세 이상의 노인을 입소시켜 잔치를 열어주는 등의 노인구제 활동을 담당한다.
- 진휼청 유접소(賑恤廳 留接所) : 유기아나 부랑아를 수용 · 보호하던 기관이다.

④ **일제강점기 :** 일본의 식민지 관리를 위한 검역, 예방접종, 격리, 발병자 색출을 위해 노력을 하였으나 실질적인 효과가 없었다. 1910년 8월 29일 조선총독부 경무총감부 내에 위생과 신설(경찰위생 행정)이 운영되었고, 의료인력은 법적으로 의사, 치과의사, 제약업자, 한의사 간호부, 산파, 안마사 등으로 이루어졌다. 그 외에 지방에서 운영하는 공립병원(자혜병원), 기타 민간에서 운영하는 사립병원 등이 있다.

⑤ **해방 이후 :** 해방 이후는 크게 세 개의 시기로 나누어진다. 해방과 미군의 지도, 관련 정치 권력 시기인 1945~1961년은 정부가 자립할 수 있는 능력의 부족으로 미국식의 보건의료가 주를 이루었고, 경제개발 5개년계획이 3차에 걸쳐 시행되었던 1961~1976년은 보건의 수준이 높아지기보다는 가족계획을 위한 경제개발의 효과를 위한 국고 사업이 시작되었다. 마지막으로 국민소득의 증가로 제4차 경제개발계획의 추진이 되었던 1977년 이후이다. 1945~1948년에 미군정시대로 미군정 보건의료가 보급되었으며, 1945년 9월은 미군정 장관이 미군정령 제1호로 위생국을 설치 · 공포하였으며, 1945년 10월 미군정령 18호인 위생국을 보건후생국으로 개칭하였다. 1946년 3월 미군정령 제64호 제2조로 보건후생국을 보건후생부로 개칭하였다. 보건후생부 시절에는 15개국 47개 행정과로 운영, 보건 부분이 가장 활발하였던 시기라고 할 수 있다. 이후 1946년 6월은 미군정이 끝나고 남한, 과도정부 수립으로 보건후생부가 축소(6개국)되어 운영되었다. 1948년 이후에 대한민국 정부 수립 이후 보건의료가 설립되었으며, 1948년 7월 17일은 대한민국 헌법이 제정 · 공포되었다. 1948년 8월 15일에는 대한민국 정부수립으로 보건후생부가 폐지되면서 사회부의 독립이 시작되었고, 1949년 7월은 사회부에서 독립하여 보건부가 존재하였으며 1994년 12월에는 보건사회부가 보건복지부(1 관리실, 2 사업단, 4개 본부, 11관, 55개팀)로 보건부와 사회부가 통합되었다. 현재 2008년 2월에는 보건복지가족부(4 관리실, 4국, 1 사업단, 26관, 67개 과)로 규정되어 보건의료 서비스, 인력수급의 개선, 위생사업의 모든 부분을 총괄한다.

TIP

	국제보건 (Global Health)	세계보건기구 (international Health)	공중보건 (Public Health)
대상	국가 간을 넘는 보건문제	개도국 보건문제	지역이나 국가의 인구 집단 간 문제
협력 수준	전지구적	주로 양국간	한 국가내
건강에 대한 접근	국가 간, 개인 간 건강 형평성	개도국 지원	국가 혹은 지역 내 건강 형평성

보건의료분야 지원현황

보건, 환경	교육, 문화	아동지원
WHO(세계보건기구) : 국제 보건에 대한 지도 및 조정, 보건 분야 정보제공, 보건 관련 국제 협정 및 협약 건의, 음식, 생물 및 약에 관련된 국제적 기준 설립 등 UNAIDS(유엔에이즈계획) : HIV/에이즈 감염 대책, 에이즈 환자의 인권, AIDS 반응 설계, 전달 및 모니터링 센터 등	UNESCO(유엔교육과학문화기구) : 훈민정음, 난중일기, 경주역사유적지구	월드비전(한비야–국제구호 전문가, 당신에게 보내는 1G의 용기, 세계시민학교 교장) • 한비야 • 월드비전 세계시민학교 교장 • UN중앙긴급대응기금 자문위원 • 아이티지진 한국전쟁으로 인해 고통받는 아이들을 구하기 위해 (본사 : 미국) 세이브더칠드런 : 전세계 빈곤 아동의 권리를 실현 (본사 : 영국) 컨선월드와이드 : 개도근 아이들의 기근 문제 해겨리 (본사 : 아일랜드)
Greenpeace(그린피스) : 1970년대 반핵단체, 국제적인 환경보호단체, 유전자조작콩, 옥수수, 고래사업 반대, 채식위주 WWF(세계자연기금) : 국제 비정부기관, 기금의 90%가 기업에서 지원 받음, 야생동식물 불법 거래, 대기오염 5가지	UNFPA(국제연합인구기금) : 가족 계획, 임산부 건강 관리, 종합적인 성교육을 포함한 광범위한 성 및 생식 건강 서비스에 대한 접근 지원	UNICEF(유엔아동기금) : 긴급구호, 식수 해결 초록우산어린이재단(국내 최대아동복지재단) : 1950년 6.25전쟁 고아 구호사업, 아동복지사업, 애드보커시, 모금사업, 연구조사, 결연 후원, 국제얼니이재단연맹 (Childfund Alliance) 회원 기관

3 인구와 보건

1 인구의 정의

인구란 일정 지역에 생존하는 인간 집단으로, 한 나라나 일정한 지역에 사는 사람의 수를 말한다. 예를 들어 우리나라의 인구란 우리나라에 사는 사람의 수를 말한다. Poplulation이란 라틴어의 Population(민중)에서 유래된 것이고, To Populate(거주케 하다), To People(사람을 증식시키다)의 뜻으로 출발한 말이다.

또한, 인구론은 인구학 및 인구 분석학적 연구의 의미하는 것으로 인구학은 지역 사회 인구의 정태적 특성이나 동태적 특성을 연구하는 학문이다. 그리고 인구 분석학이란, 인구의 구성이나 크기의 변화를 통계학적으로 평가하는 학문이다. 인구론을 독립적으로 논의한 사람은 영국의 고전 경제학자인 Thomas R. Malthus(1766~1834)가 주장한 맬더스 주의가 그 효시이다.

2 인구론

(1) 맬더스 주의(Malthusism)

18세기말 맬더스(Malthus)의 저서의 인구원리론(The Principle of Population)에서 인구는 기하급수적으로 늘고 식량은 산술적인 것에 대한 문제성을 밝히고 이에 대한 이론을 정리하였다.

1862년 이후 맬더스의 후기 이론은 다음의 세 가지 원리로 요약된다.

① **규제의 원리 :** 인구는 생존 자료인 식량에 의해 필연적으로 규제된다.

② **증식의 원리 :** 인구는 매우 특별한 저지 요인이 없는 한 생존자료가 증가하면 인구는 증가된다.

③ **인구 파동의 원리** : 인구는 증식과 규제의 균형과 불균형의 상호작용에 의해서 균형은 불균형으로, 불균형은 다시 균형을 이루며 주기적으로 반복되어 인구와 식량의 불균형을 해소하기 위한 방안으로 인구에 대한 제안이 필요하다고 성순결한, 만혼의 필요성을 강조하였다. 그러나 이러한 문제는 근본적인 해결책이 아닌 현실에 대한 일시적인 방법임이 입증이 되었다. 만혼을 제시함으로써 인구 억제책으로 함은 성범죄와 같은 사회악을 유발하는 원인이 되었으며, 인구 억제를 생활 수준이 아닌 식량에만 국한되었던 것에 제안점이 되었다.

(2) 신맬더스 주의(Neo - Malthusim)

맬더스가 주장한 만혼주의나, 성순결은 사회악을 생기게 하는 원인이며, 성적 억제란 실제로 무리한 요구이기에 영국의 Francis Place(1771~1854)와 John S.Mill(1806~1873)은 피임에 의한 산아조절을 주장하며, 후일 미국의 산아제안에도 영향을 미쳤다. 그러나 이들도 다산에 대한 제안인 것뿐, 맬더스 주의와 같은 것이기에 이를 신맬더스 주의라 한다.

(3) 적정인구론(Optimum Population)

영국의 경제학 교수 E. Cannan(1861~1935)은 신말더스주의를 더욱 발전시켜 인구의 과잉 억제를 생활 수준에 둠으로써 주어진 여건 속에서 최대의 생산성을 유지하며, 최고의 생활 수준을 유지할 수 있는 적정(적도)인구를 말한다.

3 인구의 구성

인구의 구성은 여러 가지로 나타낼 수 있는데 남녀별, 연령별, 인종별, 출생지역별, 국적별, 직업별, 사회계층별, 교육 정도별, 국적별 등으로 표시한다.

주로 연령별, 성별 구성이 중요한 자료이며, 성별, 연령별 구성을 혼합하여 인구 피라미드라는 그림으로 표시하여 주로 사용한다.

(1) 성별 구성

남녀별 구성비를 표시하는 방법은 성비 (Sex Ratio)라 하는데, 이는 인구의 성비는 여자 100명에 대한 남자의 비(比)를 말하며 성비는 1차, 2차, 3차 성비로 나뉜다.

2차 성비의 불균형으로 출생성비를 보면 여아 100명당 남아 105명 전후이지만 영아 사망률은 여아보다 남아가 많아서 15~20세 사이가 되어야 성비가 비슷하고, 노년기에 가면 사망률이 남자가 높아져서 노년 인구는 여자가 많다.

$$성비 = \frac{여자\ 수}{남자\ 수} \times 100$$

1차 성비는 태내 성비로 보통 115~120이 나타나고, 2차 성비는 출생 성비로 보통 105~120, 3차 성비는 현재 인구의 성비로 보통 80~95이다.

(2) 연령별 구성(Age Composition)

전쟁, 인구이동, 감염에 의한 영향을 받게 되며, 지역별로는 사업구조나 교육기관의 유무 등이 인구의 연령별 구성에 영향을 끼친다. 연령별 인구 구성은 영아 인구, 소년 인구, 생산 인구, 노년 인구 등으로 나눌 수 있다.

① **영아 인구** : 1세 미만의 초생아, 신생아, 영아로 구분한다.

② **소년(유년) 인구** : 1~14세의 인구를 말하며, 유아(幼兒) 학령기 전기 인구, 학령기인구로 구분한다.

③ **생산 인구** : 15~65세 미만의 인구를 말하며, 청년 인구, 중년 인구, 장년 인구로 구분한다.

④ **노년 인구** : 64세 이상의 최근 실버라고 하기도 하며 비생산층 인구라고 한다.

(3) 인구 증감

인구구성은 남녀별 및 연령별 구성을 결합하여 표시한 것으로 피라미드형, 종형 항아리형, 별형, 기타형이 있다

① **피라미드형**(Pyramid Dorm, Progressive Form) : 출생률은 높고 사망률이 낮은 형이다. 14세 이하 인구가 65세 인구의 2배일 경우로서 비생산층 인구끼리 비교한다.

② **종형**(Bell Form, Stationary Form) : 인구 정지형으로 출생률과 사망률이 낮고 14세 이하가 65세 인구의 2배일 경우이다.

③ **항아리형**(Pot Form, Regressive Form) : 평균 수명이 높은 선진국에서 볼 수 있는 형으로 인구가 감퇴하는 형이다. 출생률이 사망률보다 낮아 14세 이하가 65세 이상의 경우이다.

④ **별형**(Accessive Form) : 생산연령인구가 많이 유입되는 도시지역의 인구구성(도시형)으로서 생산층 인구가 전체인구의 1/2 이상의 경우 생산층 인구가 증가되는 형이다.

⑤ **기타형**(Guitar Form, Secessive Form) : 별형과 반대로 생산층 인구가 다수 유출되는 농촌에서 볼 수 있는 형으로 생산층 인구가 전체 인구의 1/2 미만인 경우이다.

그림 1-1 인구 피라미드형

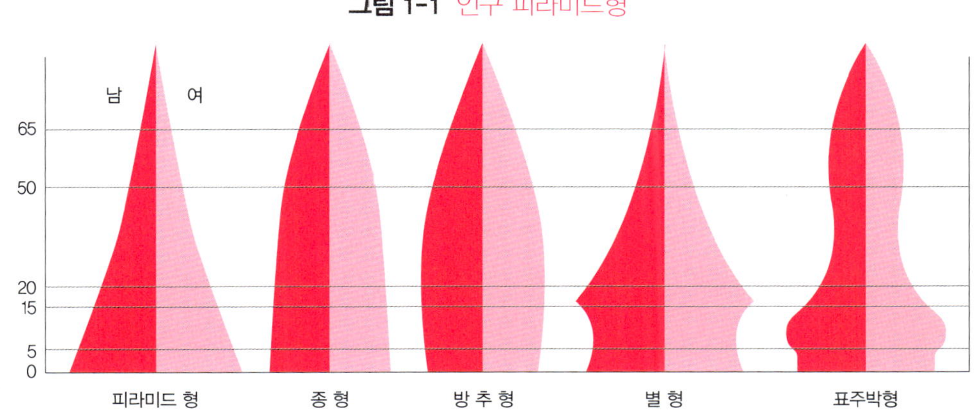

4 인구와 보건

(1) 보건 수준 지표

표 1-4 보건 수준 지표

지역사회 보건 수준 지표	WHO 종합 건강지표
영아 사망률 (IDR or IMR)	평균수명
평균수명	조사망률 (CDR)
비례 사망지수 (PMI)	비례 사망지수 (PMI)

- 영아 사망률 (Infant Death or Mortality Rate)

$$\text{IMR} = \frac{\text{같은 해 출생 후 1년 이내에 사망한 영아 수}}{\text{어떤 연도 1년간의 출생 수}} \times 1{,}000$$

- 조사망률 (Crude Death Rate)

$$\text{CDR} = \frac{\text{같은 해의 총 사망 수}}{\text{특정 연도의 중앙인구}} \times 1{,}000$$

- 비례 사망지수 (Proportional Mortality Indicator)

$$\text{PMI} = \frac{\text{같은 해에 일어난 50세 이상의 사망자 수}}{\text{어떤 연도 1년간의 출생 수}} \times 1{,}000$$

(2) 보건 및 건강지표

비례 사망지수, 평균수명, 조사망률 등 건강지표는 개인이나 지역사회의 건강 수준을 가장 직접적으로 나타내는 지표로서 비례 사망지수, 평균수명, 조사망률, 영아 사망률, 질병이환율, 기생충 감염률 등이 있다.

① **영아사망률 :** 출생 후 1년 미만의 영아 사망자 수의 비율로 한 국가의 건강 수준을 나타내는 지표로서 가장 대표적으로 사용되고 있다. 영아 사망률이 대표적 보건 수

준 지표로 사용되는 이유는 다음과 같다.

- 영아는 성인에 비해 환경 악화, 비위생적 생활환경에 예민하다.
- 영아는 생후 12개월 미만의 일정 연령군이기 때문에 통계적 유의성 크다.
- $\text{A - Index} = \dfrac{\text{영아 사망 수}}{\text{신생아 사망 수}}$

② **비례 사망지수(PMI)** $= \dfrac{\text{50세 이상 사망자 수}}{\text{전체 사망자 수}} \times 100$ → 장수인구 지표

비례 사망지수 쪼는 비례 사망비(PMR)는 연간 전체 사망자 수에 대한 50세 이상의 사망자 수의 구성 비율로서 평균수명이나 조사망률의 보정지표가 된다.

- $\text{PM(\%)} = \dfrac{\text{50세 이상의 사망자 사망 수}}{\text{총 사망자 수}} \times 100$

③ **평균수명** : 0세 때의 평균여명(기대수명)을 평균수명이라 한다. 평균수명은 모든 국가에서 산출하는 가장 일반적인 보건지표이며, 사회, 경제의 발달과 함께 시작된 의료의 발달과 보편화, 생활 수준의 향상, 환경의 개선은 평균수명을 증가시킨다. 평균수명의 증가는 사망력의 감소와 사망구조의 변화 특히 영유아 사망의 감소를 의미한다. 전 세계 남성의 평균수명은 1990년 62.8세에서 2010년 67.5세로 4.7세 늘어났으며 같은 기간 건강수명은 54.4세에서 58.3세로 3.9세 증가했다.

평균수명 증가에 비례해서 건강수명이 늘어났지만, 병석에 누워 있는 등 정상적인 생활을 하지 못하는 기간도 8.4년에서 9.2년으로 0.8년 길어졌다. 여성은 같은 기간에 평균수명은 5.1세, 건강수명은 4.0세 증가했고 정상 생활이 어려운 기간도 1.1년 증가했다. 남녀 모두 평균수명 증가치의 일부분은 병치레에 쓰인 것이다.

표 1-5 평균수명과 건강수명(세계평균)

성별	연도	평균수명	건강수명
남성	2010	67.5	58.3
	2019	79.7	78.0
여성	2010	73.3	61.8
	2019	85.7	83.0

■ 자료 : 통계청, 2018 생명표

5 우리나라의 인구문제

1960년대까지는 고 사망, 고 출산의 피라미드형이었으나 최근에는 인구의 노령화와 저출산으로 인해 항아리형으로 변형되어 가고 있다. 통계청(2005)에 의하면 2050년에는 생산층 인구는 총인구의 약 54%이고 노년 인구는 유년 인구의 약 4.2배가 되어 역항아리형에 가깝다고 하였다. 현재 인구수는 5년마다 실시하는 인구주택총조사 결과에 의하면 2008년 48,607천 명으로 1980년의 38,124명에 비해 약 1.3배가 증가하여 2018년을 정점으로 계속 감소하는 추세이고 2050년에는 4천2백만이 될 것이라 전망하고 있다. (보건복지부, 2009)

그림 1-2 고령화 인구통계

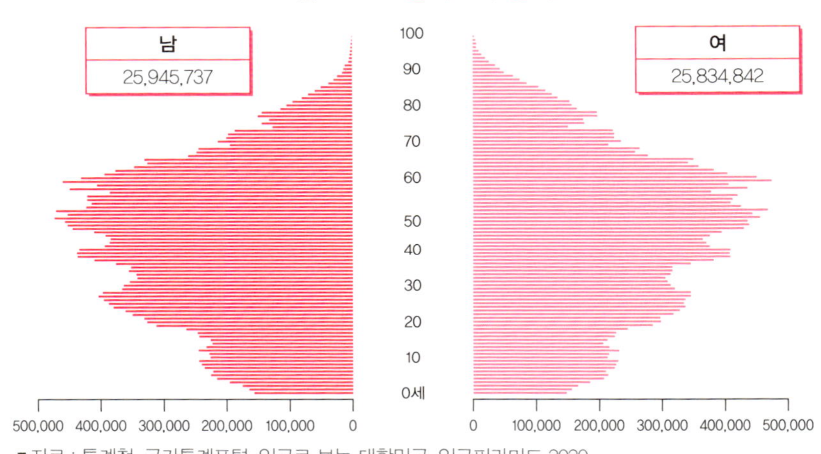

■ 자료 : 통계청, 국가통계포털, 인구로 보는 대한민국, 인구피라미드 2020

(1) 우리나라의 저출산 문제

그림 1-3 합계출산율 및 출생아 수 추이

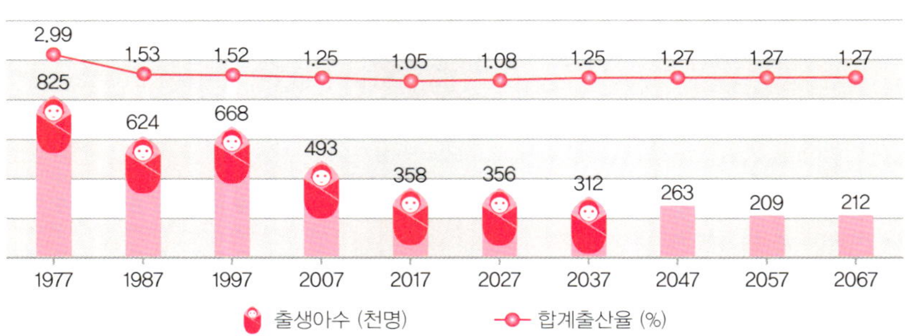

■ 자료 : 통계청, 국가통계포털, 인구로 보는 대한민국, 출생아수와 합계출산율

우리나라의 출산율은 2008년 1.19명으로 2005년 1.08명을 저점으로 2009년 감소하는 상황이며, 연령별 출산 추이를 보면 20대 연령층의 출산율은 감소세, 30대는 90년 이후 다소 증가세를 보이며, 출산율이 낮은 이유는 사회, 경제적 환경 및 가치관 변화에 따라 결혼 기피 및 연기로 결혼연령 상승과 출산 기피 현상 때문으로 판단된다.

(2) 고령화 문제

UN은 전체 인구 중 65세 이상 인구 7% 이상이면 고령화(Aging Sociaet) 사회, 14% 이상이면 고령사회(Aged Society), 20% 이상이면 초고령 사회(Super Aged Society)라 한다. 통계청(2000) 발표에 의하면 우리나라의 65세 이상 노인 인구 비율은 2008년 총 인구의 10.3%로 낮은 출산율에 비해 매우 높은 노령화 추세를 나타내고 있다.

그림 1-4 고령 인구(65세 이상)

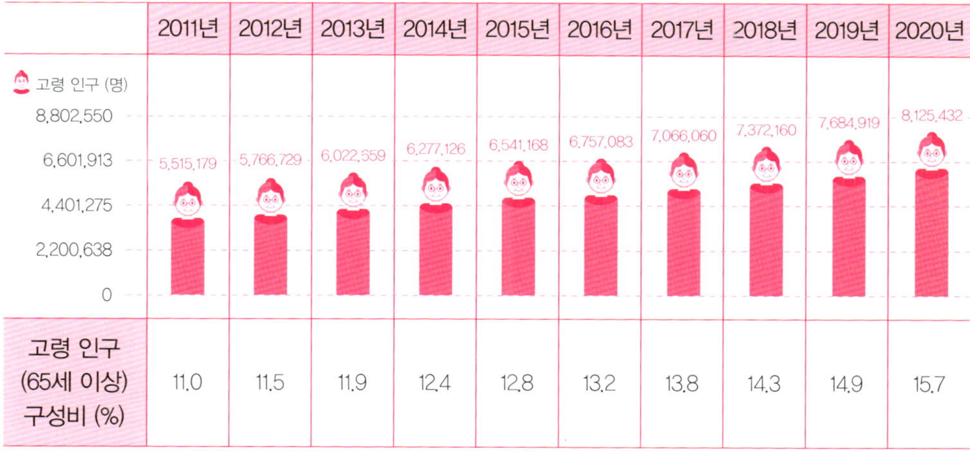

	2011년	2012년	2013년	2014년	2015년	2016년	2017년	2018년	2019년	2020년
고령 인구 (명)	5,515,179	5,766,729	6,022,559	6,277,126	6,541,168	6,757,083	7,066,060	7,372,160	7,684,919	8,125,432
고령 인구 (65세 이상) 구성비 (%)	11.0	11.5	11.9	12.4	12.8	13.2	13.8	14.3	14.9	15.7

■ 자료 : 통계청, 장래인구추계

(3) 저출산 및 고령화 대책

여성의 경제활동이 필수적이 되는 사회에서 여성의 육아 문제의 해결과 양육에 대한 사회보장시스템 강화와 양육비 지원, 교육비의 경감 대책이 필요하다. 구체적으로는 출산, 양육에 대한 사회적 책임 강화를 위한 출산장려에 대한 보상과 양육 · 육아에 대한 인프라 형성, 가족의 필요성에 대한 교육과 아동 · 청소년을 위한 안전한 보장을 해주어야 한다. 고령화 대책으로는 노후 삶의 질의 향상을 위한 노령연금제도의 확립으로 노후생활 안정이 확보되어야 한다. 다시 말하면 공적 연금을 내실화하고 안정적인 노후를 보장하여 주며, 고령화 사회 대비를 위한 주거환경과 노인 인구 일자리 창출 등이 동반되어야 하며, 여가에 대한 프로그램 개발, 사회 보장제도의 구체화가 필요하다.

그림 1-5 인구구조 변동추이 및 전망

	1987년	1997년	2007년	2017년	2027년	2037년	2047년	2057년	2067년
65세 이상 / 15~64세 / 0~14세									
총인구(만명)	4,163	4,595	4,868	5,136	5,194	5,138	4,891	4,439	3,929
생산 가능 인구(만명)	2,800	3,279	3,521	3,757	3,508	3,024	2,562	2,194	1,784
노인 인구(65세 이상, 만명)	188	293	476	707	1,159	1,614	1,879	1,879	1,827
유소년 인구(0~14세, 만명)	1,175	1,023	871	672	527	500	450	366	318

■ 자료 : 통계청, 국가통계포털, 인구로 보는 대한민국, 연령계층별 인구구성비 · 생산가능인구

공중보건학
PUBLIC HEALTH

공중보건학

PUBLIC HEALTH

제 ② 장

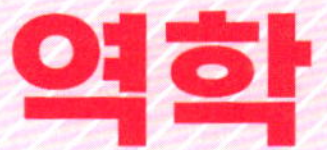

역학

1. 역학의 개념

1 역학의 개념

1 역학의 정의

Epidemiology는 Epi(Upon)+Demos(People)+Ology(Study)의 합성어로서, Study Upon the People의 의미를 지닌다. 유행병(Epidemic)은 히포크라테스(Hippocrates, B.C. 460~377)의 저서 〈Epidemic〉에서 유행병의 집단 발생 현상을 기술하며 유래되었다. 역학은 인구의 증감과 질병에 관한 학문이라 한다.

1930년대까지 역학은 감염병에 관한 연구가 대부분이었으나 1930년대 이후는 감염병에 국한하지 않고 비감염성 질환과 각종 현상(건강, 비행, 자살, 중독, 교통사고, 환경오염, 직업병 등)으로 확대되고 있다. 역학(Epidemic)은 1850년대 영국에 런던 역학 협회(London Epidemiological Society)가 있었던 점을 생각하면 오래된 역사를 가진 용어라 할 수 있다.

학자들의 정의를 보면 앤더슨(G.W. Anderson, 1935)은 "역학이란 모든 질병을 집단 현상으로 연구하는 학문이다."라고 하였으며 고든(J.E. Gordon)은 "역학이란 유행병을 연구하는 학문이며, 의학적 생태학(Medical Ecology)으로서, 보건학적 진단학이다."라고 하여 폭넓은 해석을 한 바 있다. Clark는 '역학은 개인의 집합체인 인간 사회에서 일어나는 질병, 불구, 무능력 또는 사망의 발생과 분포에 영향을 주는 여러 가지 요인을 연구하는 학문"이다. 그 밖에도 맥마흔(MacMahon)은 "인간 집단에 발생하는 질병 분포와 그 결정요인에 관한 학문이다."라고 하는 등, 다양한 시각을 통해 역학의 의의를 해석했다.

따라서 역학이란 인간집단을 대상으로 집단 안에서 일어나는 질병의 발생이나 분포 및 일어날 수 있는 모든 경향을 관찰하고, 양상을 명백히 밝히고 이에 해당하는 모든 원인을 탐구하는 학문이다.

2 역학의 범위와 역할

과거 역학은 유행되는 감염병을 대상으로 일어날 수 있는 현상 및 질환에 관한 학문으로 연구되었으나 최근에는 감염병에 대한 꾸준한 관리로 인해 역학의 중요성이 감소되었다. 그러나 현재 의학의 개발, 생활 수준의 향상, 직업의 다양화, 노인 인구의 증가 등으로 인해 각종 대사 질환과 만성 퇴행성 질환 등의 문제점이 재개되면서 역학에 대한 연구가 꾸준히 필요함을 알게 되었다. 이에 역학의 역할은 임상의학에서부터 공중보건에 이르기까지 전반적인 부분에 중요한 기반이 되어 연구가 진행되고 있다.

(1) 질병 발생의 원인 규명 역할

질병에 대한 원인을 규명하기 위한 목적으로 19세기 말엽에 코흐(Robert Koch)가 병원 미생물을 발견하기 전까지는 감염병의 직접적인 병인을 모르고 있었다. 마찬가지로 콜레라균에 의해서 콜레라가 전염된다는 사실이 알려지지 않았지만, 스노(John Snow)가 콜레라 환자나 콜레라 환자의 배설물에 접촉 또는 이에 오염된 물을 마심으로써 감염된다는 것을 규명했다.

(2) 질병 발생과 유행상태의 감시 역할

역학은 질병의 발생 및 유행상태를 감시하여 질병에 대한 예방 및 질병 관리를 위한 효과적인 방법을 제시하는 데 중요한 역할을 한다.

(3) 질병의 자연사에 대한 연구

질병이 발생한 전 시기에서부터 질병으로 인해 사망에 이르는 모든 시기에 일어날 수 있는 원인을 지역별, 연령별, 계절별 등의 자료로 분석하는 방법이다.

(4) 보건의료 기획과 평가자료 제공 역할

역학은 각종 공중보건 사업의 기획과 집행 및 효과와 결과를 평가하는 역할이 있으며, 예방접종의 효과 판정이나 성패 여부 판정 등에도 활용된다.

변화하는 질병 구조에 맞춰 효과적인 의료 전달체계를 확립하는 것이 무엇보다 중요하므로 보건기획의 필요성이 대두되고 있다.

(5) 임상 연구에 활용

역학은 임상학적 연구에 많은 기여를 하고 있다. 환자의 치료 효과 판정 및 실험 설계에도 활용이 되며 이러한 분야를 임상역학(Clinical Epidemiology)이라고도 한다.

3 질병 발생의 역학적 모형

인간은 다른 생물체와 더불어 살아가며 환경의 영향을 받으며 상호 관련을 맺으며 다양한 원인을 갖고 직 · 간접적으로 변화를 보이며 살아가게 된다. 여기서 병원체는 직접적인 원인이 되며 면역력은 간접적인 원인이 된다. 그 밖에 위생 수준, 접촉의 정도에 따라 질병의 전이는 달라진다. 질병 발생의 역학적 요인에 관한 학설은 삼각형 모형설, 거미줄 모형설, 수레바퀴 모형설 등이 있다. 삼각형 모형설은 질병 발생이 병인, 숙주, 환경의 3대 요인의 상호작용에 의하여 일어난다고 보는 설이다.

거미줄 모형설은 질병이 어떠한 요인에 의해서 발생하는 것이 아니라, 선행되는 여러 가지 요인들과의 상호작용에 의해 발생한다고 보는 설이고, 수레바퀴 모형설은 숙주를 중심으로 환경적 요인과 숙주를 둘러싼 유전적 요인의 상호작용으로 질병이 발생된다고 보는 설이다.

(1) 3대 요인설(삼각형 모형설)

질병의 발생은 병인적 인자, 숙주적 인자, 환경적 인자 등 3대 인자의 상호관계에 의해 질병이 발생된다는 설이다. 예를 들어 성인병을 일으키는 당뇨, 고혈압, 관상동맥경화증, 심장병 등은 3대 요인 중 숙주의 인자가 가장 중요한 인자이지만 병인적 인자나 환경적 인자도 중요한 요인이 되고 있다. 또한, 직업병을 일으키는 진폐증, 열중증, 난청 등은 환경과, 병인적 인자도 중요하지만, 숙주도 중요한 요인이 되고 있다.

삼각형 모형설은 감염병 발생과 잘 맞는 장점이 있는 반면에 유전적 소인이 있는 비감염성 질환이나 선천성 질환 등의 발생을 설명하기에는 제안이 되고 있다.

① **병인 요인**(Agent Factors) : 질병 발생의 병인적 인자로써는 생물학적 요인(세균, 바이러스, 기생충, 곰팡이 등), 물리적 요인(계절, 대기오염, 기상, 수질, 각종 유독성 물

질, 열 등), 사회적 요인(정신적 긴장과 정신적인 스트레스, 생활 스타일 등)이 있다.

② **숙주 요인**(Host Factors) : 숙주의 특성은 병인에 대한 감수성이나 저항력이 다양한 변수로 작용하며, 내 · 외적인 요인의 상호작용에 의해 이루어진다. 숙주에 영향을 미치는 요인으로는 유전적 인자(내적 요인) 생물학적 인자(성별, 연령별), 체질적 인자(가족력, 영양 상태, 성격 등)이 다양한 변수로 작용한다.

③ **환경 요인**(Environmental Factors) : 병인과 숙주를 제외한 모든 요인을 환경 요인이라고 한다. 환경 요인은 외적인 요인이 주를 이루며, 물리 · 화학적 환경(고열, 환경, 공기, 계절의 변화, 실내외의 환경 등)과 생물학적 환경(병원소, 활성 전파 체인 매개 곤충, 기생충의 중간숙주의 존재 등), 사회적 환경(직업, 인구밀도, 풍습, 경제 활동, 사회적 융합 및 이동 등)이 포함된다.

그림 2-1 질병 발생의 삼각형 모형

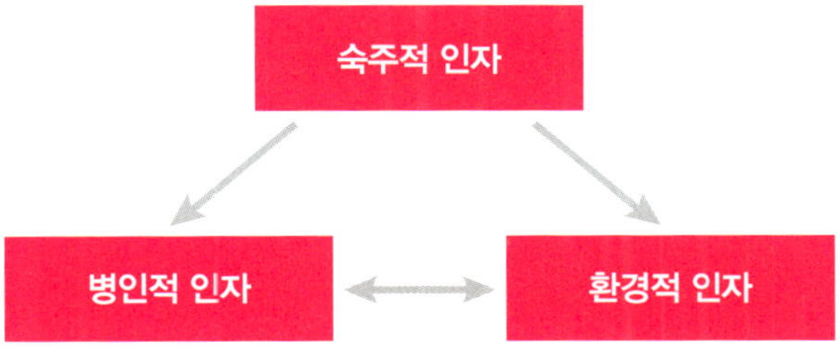

숙주적 인자

병인적 인자

환경적 인자

(2) 수레바퀴 모형설

수레바퀴 모형설은 바퀴의 중심부는 유전적인 소인이 중심이 되고, 그 핵심의 바깥은 숙주 요인이 감싸고 있으며, 외부에는 물리 화학적 환경 요인, 생물학적 환경 요인, 사회적 환경 요인이 둘러싸고 있다. 가장 중요한 유전적 소인은 질병의 발생에 크게 영향을 주며, 이러한 분석 방법은 원인망 모형의 근본적인 개념을 갖고 있으면서도 숙주와 환경의 영향을 받으며 역학적인 분석의 개념과 일맥상통한다.

그림 2-2 수레바퀴 모형설

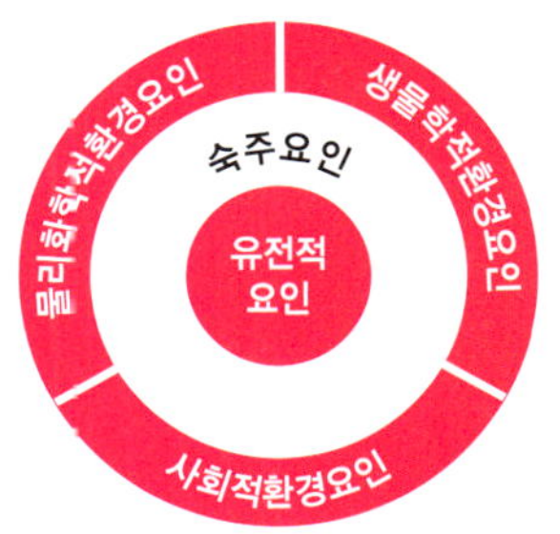

(3) 거미줄 모형설

이 모형은 맥마흔(Macmahon)과 그의 동료들이 제창한 것(1970)으로 질병의 발생은 한 가지 원인에 의해 이루어질 수 없으며 그 질병의 발생과 관계되는 모든 요소는 서로 거미줄 모양과 같은 복잡한 관계로 얽혀있다는 설이다. 원인망에 관계되는 여러 요인을 제거하면 질병의 예방이 가능하다.

그림 2-3 거미줄 모형설

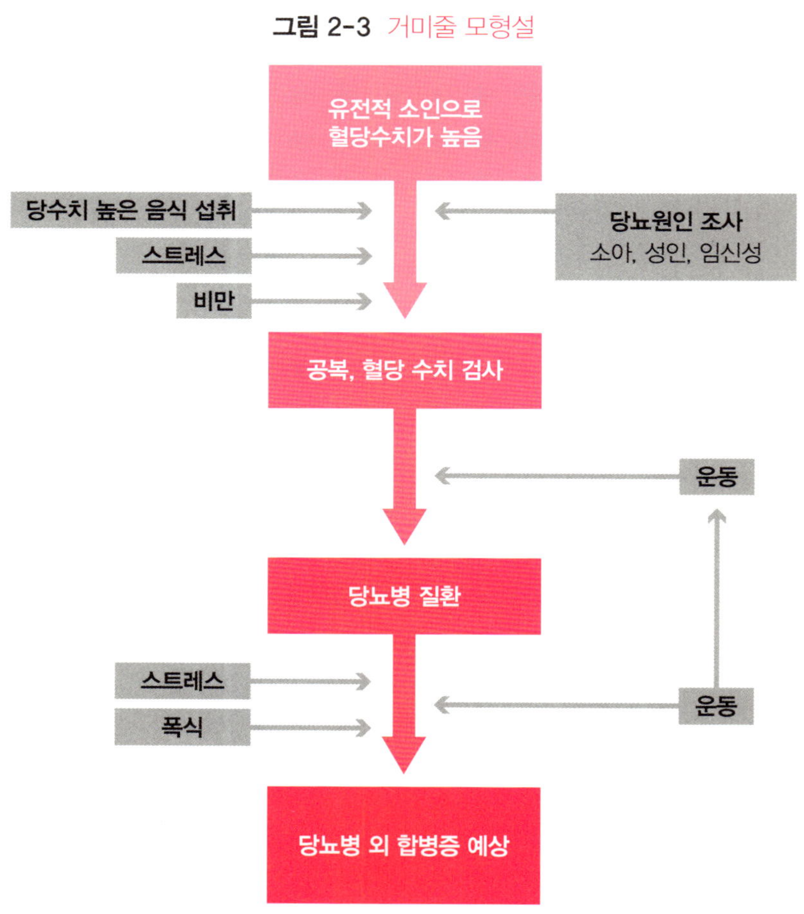

4 역학조사 연구 방법

역학적 연구를 위한 조사의 실제적 접근 방법은 관찰적 연구(Observational Study)와 실험적 연구(Experimental Study)로 나누어 볼 수 있다. 또한, 역학조사관은 기술역학적 조사를 통하여 얻은 여러 가지 자료를 수집 · 분석하여 가설을 설정하고 그 가설이 옳고 그름을 알아내기 위한 가설 검정을 실시하는 일련의 연구로 현재 연구되는 종류는 다음과 같다.

① **관찰적 연구** : 어떤 조사대상에 대해서 실험적 처리나 자극을 가하지 않고 자연 상태 그대로 비교, 평가하며 분석하는 간단한 관찰과 통계적 처리에 이르기까지의 연구를 말한다. 관찰적 연구의 조사 방법으로는 기술역학적 방법과 분석역학적 방법이 있으며, 분석역학적 방법은 단면조사 연구와 환자－대조군 연구, 코호트 연구로 구분한다.

② **실험적 연구** : 실험실 내의 화학적 또는 기계적 처리에 의한 조사가 아닌 인간을 상대로 실험을 하기 때문에 실험군과 대조군 간의 차이를 비교 · 평가 · 분석하는 방법이다.

(1) 기술 역학

기술 역학(Descriptive Epidemiology)이란 인구 집단을 대상으로 발생하는 모든 질병의 발생의 원인에 대한 가설을 얻기 위해 시행하는 연구를 말한다. 즉, 현상 그대로를 기록하는 1 단계적 역학이다.

[집단의 특성]

- 인적 특성(Who:연령, 성별, 인종, 결혼, 경제적 상태, 직업, 가족 상태)
- 지역적 특성(Where : 국가나 지역사회의 특성)
- 시간적 특성(When : 질병 유행의 주기적 · 계절적 변화)
- 질병 발생의 원인적 특성(What)

TIP

인구학적 특성

구별	내용
연령	• 10세 이하 – 급성호흡기 질환 • 50세 이후 – 만성질환 • 1~4세 – 홍역
성별	• 남자 – 전립선암, 대장암, 폐암, 동맥경화증 등 • 여자 – 위암, 유방암, 자궁암, 갑상선암, 백일해, 이질 등
인종	• 백인 – 유방암, 동맥경화성 심장질환, 백일해 등 • 흑인 – 자궁암, 결핵, 뇌혈관질환 등 • 황인종 – 백인에 비해, 피부질환, 성홍열 등

지역적 특성

구별	내용
범세계적	독감
전국적	장티푸스
지방적	낙동강(간디스토마)
산발적	렙토스피라증

시간적 특성

구별	내용
추세변화	장티푸스(30~40년), 디프테리아(10~24년), 인플루엔자(약30년) 등
주기변화	인플루엔자A(약30년), 인플루엔자B(4~6년), 백일해(2~4년), 홍역(2~3년) 등
계절변화	여름철(식중독, 소화기질환등), 가을철(렙토스피라증, 유행성출열혈, 쯔쯔가무시병 등), 겨울철(호흡기 질환 등)
그 외 단기변화, 불규칙변화	

(2) 분석 역학

분석 역학(Analytical Epidemiology)이란 기술역학을 통해 얻은 결과를 바탕으로 질병 발생에 대한 가설을 설정하고, 가설에 대한 'Why'를 규명하려는 2단계 역학이다.
분석역학은 가설을 설정하여 옳고 그름을 판단하여 질병 발생의 요인과 인과관계를 밝혀내고자 하는 특성이 있다.
가설을 검정하기 위한 분석역학적 조사 방법으로는 단면 조사 연구, 환자-대조군 연구, 코호트 연구 등이 있다.

① **단면적 연구**(Cross Sectional Study) : 단면적 연구는 일정한 인구 집단을 대상으로 특정 기간 내에 어떤 질병 또는 상태의 유무를 조사하고 그 인구 집단이 가지고 있는 속성(연령, 성별, 사회 · 경제적인 요인, 교육 정도, 인종, 종교, 거주지 등)과의 관계를 찾아내는 방법이다. 분석역학적 조사에서 단면조사는 구체적 가설을 가지고 이를 검증하기 위한 조사이고, 기술역학적 조사는 단지 상황 판단을 위한 사실 현황조사라는 점에서 차이가 있으며 단면적인 연구를 상관관계 연구(Cor-Relation Study)라고도 한다.

[장점]

- 비교적 단시간에 결과를 얻을 수 있다.
- 여러 종류의 질병과 발생 요인과의 관련성을 동시에 비교 조사할 수 있다.
- 연구주제 및 가설의 선정이 쉽다.
- 비용이 저렴하다.

[단점]

- 빈도가 낮은 질병이나 이환 기간이 짧은 급성 감염병을 조사하는 경우는 조사 의미를 잃기 쉽다.
- 단순한 원인에서 요인을 찾을 수 있다.
- 일정 시점에서의 조사이므로 질병 발생과 원인이 되는 요인과의 시간적인 선후관계 규명이 어렵다.

• 발생이 비교적 커야 연구가 가능하다.

② **환자 – 대조군 연구**(Case – Control Study) : 환자 – 대조군 연구는 현재 조사하려는 질병에 이환된 환자군과 비교되는 대조군을 대상으로 기술역학을 통하여 이미 가설로 설정된 부분의 원인을 파악하고, 그 원인이 차이가 있을 것인지 비교 · 분석하는 방법이다. 환자 – 대조군 연구는 과거 질병이 있는지를 알아보는 후향적 연구 또는 기왕력 연구라고도 한다.

[장점]

• 비교적 경비가 적게 든다.
• 비교적 단기간에 결론을 얻을 수 있다.
• 희귀한 질병이나 잠복 기간이 매우 긴 질병도 연구 가능하다.
• 발생이 적은 연구도 가능하다.
• 적은 대상도 가능하다.

[단점]

• 환자군과 대조군의 모든 조건이 비슷한 대조군 선정이 어렵다.
• 가설로 설정된 원인이 아닌 다른 요인(성별, 연령 등)들은 환자군과 대조군이 같아야 한다.
• 과거 행위를 가지고 원인 분석을 할 경우 편견이 발생하여 연구에 착오가 생길 수 있다.
• 필요로 하는 요인의 정보수집이 한정적이다.

③ **코호트 연구**(Cohort Study) : Cohort의 의미는 '동일한 특성을 가진 인구 집단'으로서, 2010년 출생코호트라 하면 2010년에 출생했다는 공통적인 특성이 있다.
코호트 연구는 질병의 원인과 관련이 된 집단과 관련이 되어 있지 않은 대조군과의 비교를 통하여 서로 간의 질병의 발생률의 차이를 비교하는 방법이다. 코호트 연구에서는 연구하려는 집단과 대조되는 집단과의 차이를 통한 질병 발생을 향후(미래) 예측하는 것으로 계획 연구 또는 전향적 연구(Prospective Study)이다.

[장점]

- 질병 발생의 위험률을 직접 구하여 연구할 수 있다.
- 다른 질환과의 관계도 알 수 있다.
- 집단군과 대조군의 정확한 비교 분석을 통하여 신뢰도가 높다.
- 여러 가지 가설을 검증할 수 있다.

[단점]

- 대상자가 중도에 탈락할 수 있다.
- 시간과 비용이 많이 든다.
- 많은 대상자가 필요하므로 발병률이 낮은 질병은 부적절하다.
- 장기간 계속 관찰해야 한다.

(3) 실험 역학

가설적인 요인을 주거나 제거한 후 나타난 결과로 질병의 유무를 관찰하는 방법으로, 과학적인 여러 방법 중 실험역학(Experiment Epidemiology)은 연구 결과에 영향을 미칠 수 있는 주요 변수들을 직접 통제할 수 있다. 실험적 연구가 실시될 수 있다면 가장 강력한 방법이다. 가장 많이 사용하는 임상역학의 하나이다. 임상역학은 인간집단을 대상으로 하여 윤리적 견지에서 실험이 어려우므로 시행되기가 어렵다. 주로 백신의 효과 측정이나 치료 약품, 처치 방법 등에 사용된다. 실험역학에서는 실험군과 대조군을 설정하여 조사하는 경우, 조사대상이 되는 모집단으로부터 조사대상을 선정하는 방법은 다음과 같다.

① 연구대상으로 선정될 기회를 동일하게 부여하는 무작위 추출 방법(Randomization)

② 실험대상자가 실험군인지, 대조군인지 모르게 하는 단일맹검법(Single Blinded Method)

③ 피실험자와 실험자 둘 다 실험군과 대조군을 모르게 하는 이중맹검법(Double Blinded Method)

(4) 작전 역학

Omran이 개발한 역학조사 방법으로 보건의료 서비스를 포함하는 지역사회 서비스의 운영에 관한 계통적 연구를 통한 서비스 향상을 목적으로 한다. 산업안전 교육 실시 전 · 후 재해 발생율을 조사하여 재해를 예방하는 것이다.

[장점]
- 원인의 제거로 인과관계의 예방효과를 측정할 수 있다.
- 사전 교육을 통한 체계적인 접근이 될 수 있다.

[단점]
- 여러 요인과 함께 작용하여 구별하기 어려움이 있다.
- 시간과 비용이 많이 걸릴 수 있다.

5 역학조사시 고려사항

역학조사의 오차 발생 요인과 고려 사항은 다음과 같다.

① **조사자의 오차** : 실험, 연구자의 오차로 객관성과 과학적인 탐구와 정확한 이론이 필요하다.

② **실험도구의 신뢰성과 정확성 요구** : 도구를 사용함에 있어 신뢰성과 정확성을 검증 받도록 한다.

③ **실험 대상의 범위** : 광범위한 범위를 줄일 수 있도록 한다.

④ **결과의 정확성** : 사실에 근거한 정확성을 표현한다.

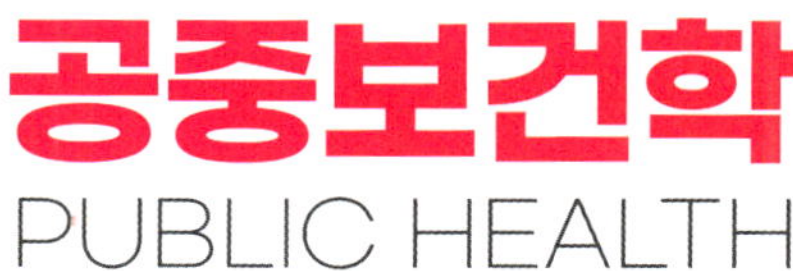
공중보건학
PUBLIC HEALTH

공중보건학

PUBLIC HEALTH

제 3 장

감염병의 질병관리

1. 감염병의 발생 및 유형

2. 급·만성 감염병 관리

3. 성인질환 관리

4 기생충질환 관리

1 감염병의 발생 및 유형

인류 과학의 발달과 생활 수준의 향상으로 감염병의 관리는 감소되었다. 그 대표적인 예로 천연두의 박멸이 1979년 10월 26일 세계보건기구의 공식 선언으로 인해 감염병의 발생과 유행을 막으려는 노력이 활발히 연구되었다. 감염병은 감염된 사람 또는 동물 등의 병원소로부터 감수성이 있는 새로운 숙주로 병원체가 전파되어 발생하는 것으로 숙주의 외부로 받는 영향이나 내부적인 영향이 꾸준히 연구되어 오고 있다. 산업의 발달로 과학의 진보로 인간 건강에 대한 관심이 급증함으로 인해 공중보건에 대한 연구는 계속되어 오고 있으며 향후 생겨날 신종 감염병에 대처하기 위한 관심이 내포되어 있음을 알 수 있다.

감염병의 발생설은 종교설 → 점성설 → 접촉전염설 → 미생물병인설(삼요인설)로 변천되었다.

1 감염병 발생설

(1) 종교설 시대

원시인들은 선신(善神)과 악신(惡神)이 있는 것으로 믿었으며 종족의 번영, 영광 전쟁의 승리, 무병 등의 좋은 일이 있을 경우는 선신(善神)의 덕이라 믿었고, 반대로 한발, 홍수, 질병의 유행, 사망, 패전, 기아, 불행, 폭풍우 등은 악신(惡神)때문이라고 생각했다. 질병 치료를 위해선 신에게 재물을 제공함으로써 해결할 수 있다고 하였다.

또한, 질병에 관한 생각도 신이 내린 벌이라고 생각하는 신벌설 또는 선악설이라고도 한다. 우리나라는 대표적인 토테이즘과 샤머니즘이 있다.

(2) 점성설 시대

별자리 이동에 따라 날씨와 동물의 움직임을 보고 전쟁의 발생, 감염병의 유행, 사망, 전쟁, 기아 등을 점치던 시대이다.

(3) 장기설 시대

환경(계절, 기후, 온도 등)에 의해 질병이 전이된다는 것을 알게 된 후 감염병의 전파는 나쁜 공기나 공기에 의해 발생한다고 믿었던 시대이다.

예를 들어 Malaria(Mal+Aria)는 모기가 매개한다는 사실을 증명할 수 있었던 19세기 말 이전에는 나쁜(Mal) 공기(Aria)가 전파한다고 생각했다. 그렇기에 주변을 격리하기 위한 방법으로 소각을 선택하였다.

(4) 접촉 감염설 시대

질병에 대한 경험이 많아짐으로 인해 사람과 사람의 접촉에 의해 병이 전파되는 접촉 전염설이 나타나게 되었다. 13세기 패스트, 14세기 한센병(나병), 16세기 매독이 유럽 전역에 유행됨으로써 접촉 감염설을 크게 뒷받침했다.

(5) 미생물 병인론 시대

네델란드의 레벤후크(Anton Van Leeuwenhoek, 1676)가 렌즈를 사용하여 설사에 미소동물을 확인할 수 있게 이는 세균의 기초가 되었다. 그 후, 미생물이 질병 발생의 원인체라는 사실이 인정되기 시작하였다. 파스퇴르(Louis Pasteur, 1822~1895)는 질병이 현미경적 미생물에 의해서 발생한다고 하였고, 미생물 병인론의 연구가 많이 진전되었다. 질병의 발생은 현미경적 미생물에 의한 것이라고 증명하였으며, 코흐(Robert Koch, 1843~1910)는 결핵균과 탄저균을 발견하였고 콜레라의 병원체 Vibrio Cholerae를 발견하여 미생물 병인설을 확인하였다.

TIP

토테이즘과 샤머니즘, 애니미즘

토테미즘(Totemism)	샤머니즘(Shamanism)	애니미즘(Animism)
집단과 특수한 관계가 있다고 믿고 그 동·식물류 (독수리·수 달·곰·메기·떡갈나무 등)를 토템이라 하여 집단의 (자연물) 상징	원시적 종교의 한 형태 또는 단계로 엑스터시(忘我, 脫我, 恍惚)와 같은 이상심리 상태에서 초자연적 존재와 직접 교섭하여 이 과정 중에 점복(占卜), 예언, 치병(治病), 제의(祭儀), 사령(死靈)의 인도 등을 행하는 주술, 종교적 직능자인 샤먼을 중심으로 하는 종교 현상	자연계의 모든 사물에 영혼이 존재한다는 생각이나 신앙을 말함 원시인은 인간과 기타 자연물 사이에 하등의 본질적인 구별을 두지 않았으므로 동식물들도 우주 삼라만상도 인간과 마찬가지로 영혼과 정령을 소유하였으며, 인간이 죽으면 그 영혼은 死의 세계에 들어가 영원히 정령이 되든지, 아니면 동물의 육체에 들어가 동물 혼이 되든지 하는 것
북아메리카 인디언인 오지브와족에서 유래	선사시대의 집단의 무속인들이 존재	1871년 영국의 인류학자 Taylor가 이론적으로 완성하여 발표한 때로부터 일반화

2 감염병의 3대 요인

질병은 병인, 숙주 및 환경의 3요소가 관련이 되어 있다.

(1) 병원체(Infatious Agent)

감염원이라고도 하며 병인으로 불리우기도 한다.

① **병원체의 종류** : 체내에 침입하여 감염을 일으키는 생물체는 크기에 따라 세균, 바이러스, 원생동물, 곰팡이(진균), 기생충 등이 있다.

- 세균(Bacteria) : 육안으로 관찰할 수 없는 우리 환경 어디나 존재하며, 번식이 빠르다. 생김새에 따라 간균은 디프테리아, 장티푸스, 결핵균 등이 있고, 연쇄상구균으로는 폐렴균, 임균 등이 있고 섬모를 가지고 있는 나선균은 성병, 매독균 등이 있다.

- 바이러스(Virus) : 세균보다 더 미세한 생물로서 전자 현미경으로 볼 수 있을 정도로 크기가 작고 증식은 살아있는 숙주 내에 기생한다. (인플루엔자, AIDS, 소아마비, 유행성 이하선염, 홍역, 일본뇌염, 광견병, 유행성 간염 등)
- 진균(Fungi) : 광합성이나 운동성이 없는 생물로서 단단한 보호벽을 갖는 백선, 칸디다증 등이 있다.
- 리케차(Rickettsia) : 살아있는 세포 내에 기생하는 점은 바이러스와 비슷하나 크기는 박테리아와 비슷하다. (발진티푸스, 발진열, 양충병, 쯔쯔가무시병(양충병) 등)
- 기생충(Parasite) : 동물에 기생하는 것으로 원충류(단세포)와 후생동물(다세포)이 있다(회충, 구충, 사상충, 유 · 무구조충, 이질, 말라리아, 간디스토마, 페디스토마, 아메바 등).
- 클라미디아(Chlamydia) : 리케차와 같이 세포 내에서만 증식하는 세포 내 기생체이나 리케차와 다른 점은 균체계 내에 에너지를 생산계를 갖지 않은 점이 리케차와 구분되며, 트라코마 앵무새병 등이 있다.

② **병원소(Reservoir of Infection)의 종류** : 병원소란 병원체가 증식하여 다른 숙주에 전파시킬 수 있는 상태로 저장되는 장소로 숙주라고 하며 감염원이라 하겠다. 또한, 병원체가 증식하려면 영양소가 있어야 하므로 병원소는 꼭 필요한 요소라고 할 수 있다.

- 인간 병원소 : 병원소가 될 수 있는 것은 인간(환자, 보균자), 동물, 토양 등이 있으며, 이 중에서 가장 중요한 병원소는 인간과 동물이다. 인간 병원소는 크게 2가지로 임상증상이 보이는 사람으로 환자와 증상을 가지고 있으나 보이지 않으며, 다른 이에게 전이시킬 수 있는 감염자라 하는 보균자가 있다.
- 동물 병원소 (Animal Recervoir) : 병원체가 동물에 숙주를 두고 있으며 크게 절지(절족) 동물과 절지(족) 동물이 아닌 2가지 형태로 나뉜다. 또한, 동물 병원소와 인간 숙주 2가지에 감염시킬 수 있는 감염원을 인수 공통 감염병(Zoonosis)이라 한다.
- 토양 : 토양(Soil)은 진균류의 히스토플라스마증(Histoplasmosis), 분아균증(Blastomycosis)의 병원소로서 작용하며, 파상풍 등의 질병을 일으킨다.

표 3-1 환자와 보균자

환자	현성 환자 (Frank Case)	현성 환자는 병원체에 감염되어 자각적 또는 타각적으로 임상 증상이 뚜렷하게 나타나는 환자이며, 환자 본인이 증상을 인식하고 있어 관리가 수월한 장점이 있음. 홍역, 두창 등은 감염성이 강한 질병으로 현성 환자에게 나타나지만 관리가 특별히 필요한 자
	불현성 환자 (Inapparent Infection)	부증상자(Subclinical Infection)는 임상 증상이 아주 미약하여 본인이나 타인의 증상이 눈에 띄게 보이지 않기 때문에 행동이 자유로우나 감염병의 관리상 중요 관리대상이며 관련 질병으로는 일본뇌염, 폴리오, 장티푸스, 세균성 이질, 콜레라, 성홍열 등
보균자	회복기 보균자	감염성 질병에 걸린 후 그 임상 증상이 완전히 소실되었는데도 불구하고, 병원체를 계속 배출하는 보균자로서 위장관 감염성 질병, 세균성 이질, 디프테리아 감염자 등
	잠복기 보균자	어떤 감염성 질환에 노출된 후 증상이 나타나지 않는 잠복기간에 병원체를 배출하는 보균자로서 호흡기 감염성 질병, 디프테리아, 홍역, 백일해 감염자 등
	건강기 보균자	불현성 감염과 같은 상태로 임상 증상이 전혀 없고, 건강한 사람과 다름없지만 병원체를 보유한 감염자로서 B형 바이러스, 폴리오, 일본뇌염, 디프테리아 감염자 등이 해당하며 가장 통제하기 힘든 질환자
	만성기 보균자	병원체를 장기간 지속적으로 지니고 있는 보균자이며 장티푸스나 B형 바이러스 감염자 등

표 3-2 동물 매개 감염병의 종류

절지(족) 동물 매개 감염병	• 이 : 재귀열, 발진티푸스 등 • 진드기 : 쯔쯔가무시병, 유행성 출열혈, 렙토스피라증 등 • 바퀴벌레, 파리 : 이질, 장티푸스, 대장균 등 • 모기 : 심장사상충, 일본뇌염, 말라리아
동물 매개 감염병	• 소 : 결핵, 탄저(Anthrax), 파상열(Brucellosis), 살모넬라증(Salmonellosis) • 돼지 : 살모넬라증, 파상열, 탄저, 일본뇌염 • 양 : 탄저, 파상열 • 개 : 광견병(Rabies), 톡소플라마증(Toxoplasmosis) • 말 : 탄저, 유행성 뇌염, 살모넬라증 • 쥐 : 페스트, 발진열(Murine Typhus), 살모넬라증, 렙토스피라증(Leptospirosis), 양충병(Scrup Typhus) • 고양이 : 살모넬라증, 톡소플라스마증

3 감염로의 경로(Escape from Reservoir)

병원소로부터 병원체가 탈출하면서부터 시작되는데, 병원체의 종류와 숙주의 기생부위에 따라 다르게 분류한다.

(1) 호흡기관 탈출

호흡기관에는 해부학적으로는 코, 비강, 인후, 기도, 기관지, 폐, 입 등이 중심이 되며 호흡기계 감염병이 주가 된다. 그중 비말감염(Droplet Infection)은 기침이나 재채기를 할 때 2~3m의 범위를 가지며 공기에 의해 멀리까지 운반되어 폐결핵, 폐렴, 천연두, 수두, 백일해, 홍역 등이 해당된다. 이외에 주로 성홍열 또는 디프테리아도 해당된다.

(2) 위장관 탈출

소화기계 감염병 또는 기생충질환의 경우, 병원체가 분변이나 토사물을 통해 탈출하여 특히 이질, 장티푸스, 파라티푸스, 콜레라, 소아마비 등과 장관련 질환들은 대부분 분변에 의해서 병원체가 탈출한다.

(3) 비뇨생식기관 탈출

소변이나 성기 분비물이 비뇨기계를 통해 탈출한다. 성병, 질염, 방광염, 요도염 등이 있다.

(4) 개방된 상처로 직접 탈출

피부의 상처나 종기 또는 표면의 결막을 통해 피부병, 옴 등은 체표의 농양 등 상처 부위로 직접 탈출하며 나병도 포함이 된다.

(5) 기계적 탈출

흡혈성 곤충인 이 · 벼룩 · 모기는 곤충의 흡혈로 탈출되며, 말라리아, 발진열 발진티푸스 등은 주사기에 의해 감염이 된다.

4 전파(Transmission)

병원소로부터 탈출한 병원체가 새로운 숙주로 침입되는 전파는 직접 전파와 간접 전파로 나뉜다.

(1) 직접 전파

직접전파(Direct Transmission)란 숙주로부터 나온 병원체가 중간매체의 전달이 없이 감염을 일으키는 질환으로 나병, 성병 등과 같은 신체 접촉 및 신체의 일부가 직접 토양에 접촉하여 생기는 탄저, 파상풍, 사상균, 구충증 등에 감염되는 것을 직접 접촉감염이라고 한다. 또한, 비말(Droplet)에 의해 전파되는 기침, 재채기, 인플루엔자, 홍역 등이 이에 속한다.

(2) 간접 전파

간접 전파(Indirect Transmission)란 어떤 매개체가 감염을 통해 전파됨으로써 감염이 성립되는 것을 말한다. 간접 전파의 경우 병원체를 옮기는 매개체가 꼭 있어야 하며, 병원체가 탈출하여 일정 기간 생존이 가능해야 한다. 활성전파매개체(Animate Vehicle)는 주로 파리 · 모기 · 이 · 벼룩 등과 같은 절지(족)동물(Vector)과 패류나 담수어 같은 흡충류의 중간숙주 그리고 뱀이나 개구리 같은 고충(孤蟲, Sparganum)의 중간숙주 등이 있다. 비활성 전파매개체(Inanimate Vehicle)는 매개 역할을 하는 것이 무생물로 병원체를 전달하는 역할을 하는 기능을 하며 물, 식품, 생활 용구, 완구, 수술기구, 종이 등이 있다. 이를 무생물이라고도 한다. 특히 이를 물, 식품과 같이 섭취하는 것과 전달만 하는 의복, 침구, 완구, 책, 의복 등의 매개체로 나누는데 이를 개달물(Formites)이라 하고 개달물에 의한 전파라고 한다. 개달물에 의한 감염으로는 트라코마, 안질환 등이 속한다. 공기와 먼지에 의한 전파와 비말핵에 의한 전파로 나뉘어지며 Q열, 브루셀라병, 앵무새병, 시스토라즈병, 결핵 등이 해당된다.

TIP

활성 매개체

절지(족)동물	모기	• 말라리아(흡열) – 원충 • 사상충증(흡열) – 선충류 • 일본뇌염(흡열) – 바이러스 • 황열(흡열) – 바이러스 • 뎅구열(흡열) – 바이러스
	이	• 발진티푸스(피부, 외상) – 리케차 • 재귀열(피부, 외상) – 스피로헤타
	벼룩	• 흑사병(흡열) – 세균 • 발진열(피부, 외상) – 리케차
	참진드기	• 재귀열(피부, 외상) – 스피로헤타
	털진드기	• 쯔쯔가무시병(흡열) – 리케차
	옴(좀)진드기	• 농가진, 농창, 종기, 연조직염 – 세균

부위별 감염 종류

부위	피부 점막	• 트라코마 – 바이러스 • 파상풍 – 세균 • 페스트 – 세균 • 발진티푸스 – 리케차
	성병	• 매독 – 세균 • 임질 – 세균
	소화기	• 콜레라 – 세균 • 이질 – 세균 • 장티푸스 – 세균 • 파라디푸스 – 세균 • 폴리오 – 바이러스 • 간염 – 바이러스
	호흡기	• 결핵 – 세균 • 디프테리아 – 세균 • 성홍열 – 세균 • 수막염 – 세균 • 백일해 – 세균 • 폐렴 – 세균 • 수두, 두창, 홍역, 이하선염 – 바이러스

비활성전파 매개체

- 공기에 의한 전파 : 비말전파, 먼지에 의한 전파에 해당된다.
- 물에 의한 전파 : 수인성 감염병에 해당된다.
- 식품에 의한 전파 : 생식 또는 가열하지 않은 식품을 섭취 시 해당된다.
- 우유에 의한 전파 : 우유를 섭취 시 해당된다.

5 법정 감염병

보건복지부의 질병 정책과(개정 2010.1.18)에 의해서 감염병의 관리는 감염병 관리사업지원기구의 운영, 감염병 관리위원회, 신고에 대한 내용으로 나뉜다. 감염병 관리사업지원기구는 기본계획 및 시행계획의 시행과 국제협력 등의 업무를 지원하기 위하여 민간전문가로 구성된 감염병 관리사업지원기구로써 감염병에 대한 예산과 운영으로 국가지원을 받는다. 또한, 이는 대통령령으로 정한다. 감염병 관리위원회는 감염병의 관련의료를 제공하고, 조사 및 연구, 예방관리를 위한 모든 사항을 준비하며, 감염병의 예방, 치료, 의약품 및 장비 등의 사전 미축, 장기 구매 및 생산에 관한 사항들을 처리하고 있다. 의사나 한의사는 예방접종 후 이상이 있는 경우 감염병환자등이 제1군 감염병부터 제4군 감염병까지 해당하는 감염병으로 사망한 경우, 제5군 감염병 및 지정감염병의 경우에는 7일 이내에 관할 보건소장에게 신고하여야 한다.

또한, 일반 가정에서는 세대를 같이 하는 세대주. 다만, 세대주가 부재 중인 경우에는 그 세대원이 의심이 되는 경우, 학교, 병원, 관공서, 회사, 공연장, 예배장소, 선박 · 항공기 · 열차 등 운송수단, 각종 사무소 · 사업소, 음식점, 숙박업소 또는 그 밖에 여러 사람이 모이는 장소의 관리인, 경영자 또는 대표자는 보건소장에게 알려야 한다.

표 3-3 법정 감염병

구분	제1급감염병 (17종)	제2급감염병 (20종)	제3급감염병 (26종)	제4급감염병 (23종)
유형	생물테러감염병 또는 치명률이 높거나 집단 발생 우려가 커서 발생 또는 유행 즉시 신고하고 음압격리가 필요한 감염병	전파가능성을 고려하여 발생 또는 유행시 24시간 이내에 신고하고 격리가 필요한 감염병	발생 또는 유행 시 24시간 이내에 신고하고 발생을 계속 감시할 필요가 있는 감염병	제1급~제3급 감염병 외에 유행 여부를 조사하기 위해 표본감시 활동이 필요한 감염병

종류	• 에볼라바이러스병 • 마버그열 • 라싸열 • 크리미안콩고출혈열 • 남아메리카출혈열 • 리프트밸리열 • 두창 • 페스트 • 탄저 • 보툴리눔독소증 • 야토병 • 신종감염병증후군 • 중증급성호흡기증후군(SARS) • 중동호흡기증후군(MERS) • 동물인플루엔자인체감염증 • 신종인플루엔자 • 디프테리아	• 결핵 • 수두 • 홍역 • 콜레라 • 장티푸스 • 파라티푸스 • 세균성이질 • 장출혈성대장균감염증 • A형간염 • 백일해 • 유행성이하선염 • 풍진 • 폴리오 • 수막구균 감염증 • b형헤모필루스 인플루엔자 • 폐렴구균 감염증 • 한센병 • 성홍열 • 반코마이신내성황색포도알균(VRSA) 감염증 • 카바페넴내성장내세균속균종(CRE) 감염증	• 파상풍 • B형간염 • 일본뇌염 • C형간염 • 말라리아 • 레지오넬라증 • 비브리오패혈증 • 발진티푸스 • 발진열 • 쯔쯔가무시증 • 렙토스피라증 • 브루셀라증 • 공수병 • 신증후군출혈열 • 후천성면역결핍증(AIDS) • 크로이츠펠트-야콥병(CJD) 및 변종크로이츠펠트-야콥병(vCJD) • 황열 • 뎅기열 • 큐열 • 웨스트나일열 • 라임병 • 진드기매개뇌염 • 유비저 • 치쿤구니야열 • 중증열성혈소판감소증후군(SFTS) • 지카바이러스감염증	• 인플루엔자 • 매독 • 회충증 • 편충증 • 요충증 • 간흡충증 • 폐흡충증 • 장흡충증 • 수족구병 • 임질 • 클라미디아감염증 • 연성하감 • 성기단순포진 • 첨규콘딜롬 • 반코마이신내성장알균(VRE) 감염증 • 메티실린내성황색포도알균(MRSA) 감염증 • 다제내성녹농균(MRPA) 감염증 • 다제내성아시네토박터바우마니균(MRAB) 감염증 • 장관감염증 • 급성호흡기감염증 • 해외유입기생충감염증 • 엔테로바이러스감염증 • 사람유두종바이러스감염증
감시	전수	전수	전수	표본

■ 자료 : 질병관리본부, 법정감염병분류체계개편

6 숙주로의 감염성과 면역

(1) 감수성(Susceptivillty)

"감수성이 있다"의 의미는 숙주에 침입한 병원체에 대항하여 발병 또는 감염을 막을 수 있는 능력이 안되는 방어력의 상태이다. 감수성 보유자란 병원균을 물리칠 힘이 없고 몸속으로 받아들여야 하는 사람으로 감수성에 영향을 받고 있다.

(2) 감수성 지수(=접촉감염지수)

① Gottstein : "병원균에 의해서 감수성의 차이가 난다"라고 발표하였다.

② De Rudder : 감수성 지수를 %로 표시하였다.

- 두창 : 95%, 홍역 95%, 백일해 60~80%, 성홍열 40%, 디프테리아 10%, 폴리오 0.1% 이하
- 가장 높은 감수성 지수 : 두창, 홍역
- 가장 낮은 감수성 지수 : 소아마비(폴리오)

(3) 면역(Immunity)

면역이란 병원균(항원)에 대한 방어체계(항체)를 몸 안에서의 방어작용을 말한다.

표 3-4 면역의 종류

분류	내용
선천적 면역 (자연면역)	자가 방어능력으로 종속 저항력, 인종 저항력이 이에 해당

후천적 면역	능동면역	자연	각종 감염병의 이환된 후 얻어지는 면역이며 불현성 잠복에 의한 면역이다. 해당 질병으로는 한 번 감염병이 발생된 후 영구면역이 되는 것으로는 홍역, 수두, 유행성 이하선염, 콜레라, 백일해, 성홍열, 발진티푸스, 장티푸스, 패스트 – 면역력이 높음, 매독, 임질은 면역력이 낮음
		인공(획득)	백신을 통해 인공적으로 형성이 됨
	수동면역	자연	면역을 보유하는 개체가 가지고 있는 항체를 다른 개체에게 전달하여 면역을 형성시키는 것이다. 태아가 모체의 태반으로부터 항체를 받거나 생후 모유를 통해 항체를 받음
		인공(획득)	회복기 혈청, 면역혈청, 감마 글로블린 등을 주사하여 항체를 얻음

TIP

백신의 종류

분류	내용	종류
사균백신	병원미생물을 물리적 · 화학적 방법으로 죽이는 접종으로 면역을 유지하기 위하여 추가접종이 필요함	장티푸스, 파라디푸스, 콜레라, 백일해, 일본뇌염 폴리, 소아마비등
생균백신	병원미생물의 독력을 약하게 만든 생균의 현탄액으로 하는 살아있는 균을 접종하는 방법	탄저, 광견병, 결핵(B.C.G), 황열, 폴리오, 홍역, 등
순환독소	세균의 체외독소를 변질시켜 약하게 하여 접종하는 방법	디프테리아, 파상풍 등

생균 사균의 비교

분류	생균	사균
특성	체내증식	체내증식하지 못함
생균백신	장기간 지속	단기간 지속 – 처음 접촉 시 2~3회 추가 접종
순환독소	• 백신, 바이러스 자체에 의해 일어남 • 위독 증세가 보임	• 이물질, 알레르기에 의해 발열, 쇼크 발생 가능 • 접종 후 24시간 이내 처치 필요

2 급 · 만성 감염병 관리

감염병의 관리는 외래 감염병 관리로 우리나라에 들어오는 외래 감염병을 위한 검역(Quarantine)을 실시한다. 검역은 해외여행의 자유화와 외국 근로자들의 유입으로 감염병의 이동이 활발해졌다. 남아프리카 지역이나 동남아의 콜레라와 페스트의 발생을 막기 위한 노력이 꾸준히 필요하다. 검역은 강제 격리라고도 하며 병원소 관리, 위생관리, 법정 감염병 관리가 있다.

1 급성 감염병 관리(Acute Communicable Disease)

급성 감염병은 발병률이 높고 유병률이 높은 특성이 있다. 침입 형태별로 나누면 소화기계, 호흡기계, 피부 점막 기계 침입으로 나뉜다.

(1) 소화기계 감염병

소화기계에 침입하여 구토, 동통, 설사, 발열을 일으키는 증상으로 환자나 보균자의 분뇨를 통해 병원체가 음식물이나 식수에 오염되거나 그 밖에 개달물 등으로 침입됨으로써 감염이 성립되는 감염병을 말한다.
제1군 법정 감염병 중 가장 많이 발생하는 감염병으로 수인성 질병의 대표적이다. 증상으로는 고열, 불쾌감, 식욕감퇴, 림프절종창, 피부 발진(장미진), 변비, 서맥(Brady Cardia) 등이 나타난다.

① **장티푸스**(Typhoid Fever) : 장티푸스는 제1군 법정 감염병 중 가장 많이 발생되는 감염병으로 수인성 질병의 대표적이다. 증상으로는 고열, 불쾌감, 식욕감퇴, 림프절 종창, 피부 발진(장미진), 변비, 서맥(Brady Cardia) 등이 나타난다. 때로는 증상이 아주 가볍거나 무증상인 경우도 있다. 항생제 요법이 일반화되면서부터 사망자가 거의 없지만, 우리나라의 보건의료 및 환경위생 면에서 관리가 어려운 질환 중의 하나이다.

㉮ 병원체 : 티푸스균(Salmonella Typhi)으로 간상균이다.

㉯ 병원소 및 감염원 : 병원소는 사람이며, 오염 음식물 등이 감염원이 된다.

㉰ 전파(탈출, 전파, 침입) : 대소변으로 배설되어 오염된 매개물(파리, 바퀴벌레 등)로 인한 경우는 간접 전파 잠복이다. 잠복기는 1주 전후이다.

㉱ 예방 대책 : 감염원으로부터 격리(환자 및 보균자 색출). 감염경로 대책(분뇨, 물, 음식물, 파리 등 환경관리). 감수성 숙주에 대한 예방접종 및 교육의 대책이 필요하다.

② **콜레라**(Cholera) : 콜레라는 17세기~20세기에 걸쳐 범세계적으로 증가하고 있으며 지금까지도 관리해야 하는 대상이다. 제1군 급성 법정 감염병으로서 발병이 빠르고 구토, 설사, 탈수, 허탈 등의 증세로 즉시 신고를 하여야 한다.

㉮ 병원체 : 비브리오 콜레라(Vibrio Cholerae)로 그람음성 간일균이다.

㉯ 병원소 및 감염원 : 병원소는 환자의 배변 및 토사물에 의한 오염수, 오염음식원 및 오염 식기 등이다.

㉰ 전파 : 분변이나 토사물로 오염된 오염 식수나 오염음식물로 전파되며, 잠복기는 보통 1~3이다.

㉱ 감수성 및 면역성 : 감수성은 높으며, 사균 백신에 의한 인공 능동면역으로 예방한다.

㉲ 예방 대책 : 철저한 검역 관리와 환자의 신속한 신고 및 격리가 중요하며, 철저한 위생관리와 예방접종이 필요하다.

③ **세균성 이질**(Shigellosis) : 세균성 이질은 급성 세균성 질환으로 설사를 동반하는 질환으로 심한 경우에는 대장 점막에 궤양성 병변을 일으키며 발열, 구토, 경련, 점액성 혈변의 혈액이나 고름이 섞여서 나오는 증상을 보이는데, 우리나라 제1군 감염병으로서 혈변 없이 설사를 일으키는 경우도 많으며 온대지역에서 발생빈도가 높다.

㉮ 병원체 : 이질균(Shigella Dysenteriae), 시겔라 플렉스네리(Shigella Flexneri), 시겔라 보이디(Shigella Boydii), 시겔라 소네이(Shigella Sonnei) 등이 있다.

㉯ 병원소 및 감염원 : 병원소는 환자와 보균자의 배변이며, 오염수 및 오염음식물이 감염원인데, 잠복기간은 2~7일 정도이다.

㉰ 전파 : 분변을 통한 파리에 의한 경구침입된다.

㉱ 예방 대책 : 상하수도 완비와 음료수의 정화, 모든 우유나 식료품은 살균하고 우유를 생산과정을 감독한다. 유아는 모유수유를 권장하며 우유나 물을 소독한다. 보균자를 가지고 있는 사람은 위생업이나 조리업에 종사하지 않도록 해야 한다. 예방백신은 시도하고 있으나 유용한 백신이 없다.

④ **폴리오(급성회백수염 : Poliomyelitis)** : 폴리오(소아마비)는 제2군 감염병으로 소아에게 주로 발생되며 중추신경계 손상을 시키는 급성 감염성 질환이며 사람에게만 유일하게 나타내는 병증이다. 90%가 불현성 · 무증상이다.

㉮ 병원체 : Polio Virus로 면역학적으로 Ⅰ형, Ⅱ형, Ⅲ형의 3종이 있다(Ⅰ형이 가장 많고 소아마비와 관련이 있다).

㉯ 병원소 : 불현성 감염자가 병원소이고, 음식물이 감염원이다.

㉰ 전파 : 불현성 감염자의 분변 등을 통해서 탈출하여 오염음식물로 경구침입되는 과정이다.

㉱ 감수성 및 면역성 : 면역항체가 없는 감염자는 연령에 관계없이 감염되지만 일반적으로 소아기에 면역을 획득한다. 잠복기는 1~2주(7~14일) 전후이며 대부분 불현성 감염으로 끝난다.

㉲ 예방 대책 : 예방접종이나 자연적인 폴리오 바이러스 감염에 의해 이루어진다. 예방접종은 경구용 생균백신이 좋으나, 주사용 불활성화 사균백신을 사용한다. 기본접종은 생후 1개월부터 1~2개월 간격으로 3회 실시후에 추가접종은 18개월에 실시한다.

TIP

폴리오의 생백신과 사백신의 장단점

구별	생백신	사백신
장점	효과적인 체액성 면역유발	안전한(VAPP, VDPV위험 없음)
	집단 면역 획득	면역결핍환아도 접종가능
	경구투여로 접종이 간편하고 저렴	운반보관이 용이
단점	백신과 관련된 마비발생면 (VAPP, VDPV위험)	낮은 장면역 유발, 집단면역이 형성안됨
	면역결핍환아에게 사용불가	투여방법이 주사이기에 다소 불편

⑤ **파라티푸스**(Paratyphoid Fever) : 장티푸스와 비슷한 증상을 보이는 파라티푸스는 설사, 두통, 오한, 고열의 증상이 일어난다. 제1군 감염병으로 병원체는 살모넬라 파라티피 A(Salmonella Paratyphi A), 살모넬라 파라티피 B, 살모넬라 파라티피 C로 분류되는데, 우리나라에서는 A, B, C형 중에 B형이 많다. 관리방법 또한 장티푸스와 같고 예방으로는 상하수도 완비와 음용수 정화, 염소소독이 관리에 있어 중요하다. 유행지역에는 반드시 물을 끓여먹고, 샐러드 보관이나 냉동식품을 다룰 때 주의할 사항에 대해 지도한다. 유아기는 모유수유를 권하며, 우유나 물은 소독한다. 환자나 보균자는 식품을 다루는 업무나 환자의 간호에 종사해서는 안된다.

(2) 호흡기계 감염병

호흡기계로 침입되어 감염되는 질병으로 숙주의 기침, 객담, 콧물, 대화나 재채기 등으로 배출되는데 이를 비말감염이라 하며, 감염원을 비말핵이라 한다. 비말핵은 담화시 1m, 재채기는 3m의 영향을 갖는다. 관리는 환경개선으로 효과가 없고 전염원 관리 및 감수성 보유자의 예방접종이 중요하다

① **디프테리아**(Diphtheria)

디프테리아는 제2군 감염병으로 보균자감염이 많으며, 인후 · 코 등의 상피조직에 국소적 염증을, 장기조직에는 장애를 일으켜 체외독소를 분비하여, 혈류를 통해 운

반되기도 한다.

㉮ 병원체 : 디프테리아균(Corynebacterium Diphtheriae)으로 그람양성이고, 무포자 간균이다.

㉯ 병원소 : 환자 및 보균자가 감염원이 된다.

㉰ 전파 : 환자나 보균자의 콧물, 인후 분비물, 기침 또는 피부의 상처를 통해 직접 전파된다.

㉱ 감수성 및 면역성 : 모체로부터 생긴 항체가 형성되며, 앓고 나서 약한 면역이 형성된다.

㉲ 예방 대책 : 환자의 격리 및 소독이 필요하며, 폴리오와 같은 간격으로 순화 독소(Toxoid)가 이용되나 감염이 의심될 때는 항독소(Antitoxin)가 이용된다.

② **백일해**(Whooping Cough) : 백일해는 초기증상은 감기와 같아 콧물이 나고 미열이 난다. 제2군 감염병으로서 예방접종에 의한 관리가 가장 효과적이다. 9세 이하에 많이 발생하며, 특히 5세 이하(4세 이하, 15세에 추가접종)에 다발한다. 소아감염병 중에서 사망률이 가장 높은 것 중 하나이다. 또한, 연령이 낮을수록 사망률이 높아 1세 미만에서 사망률이 가장 높다.

㉮ 병원체 : 헤모필러스 피터시스(Hemophilus Pertussis)로 운동성이 없으며 그램음성균이다.

㉯ 병원소 : 환자 및 보균자가 감염원이 된다.

㉰ 전파 : 비말로 전파되는 감염이다.

㉱ 감수성 및 면역성 : 모체에서 받은 수동면역은 없고, 감수성은 전반적이며 완쾌 후에는 영구면역을 얻는다. 잠복기는 7~10일 정도이다.

㉲ 예방 대책 : 예방접종이 중요하다. 예방접종은 디프테리아, 백일해, 파상풍을 동시에 실시하는 DPT가 이용된다. 생후 2개월부터 2개월 간격으로 3회 접종하고

생후 18개월에 추가 접종을 한다.

③ **홍역**(Measles) : 홍역은 가장 심각한 합병증을 보이는 증상으로 초기에는 발열, 피로감, 기침 등을 보이고 며칠 뒤에 발진이 계속된다(발진은 얼굴에서 몸으로 4~7일간 지속). 제2군 감염병 중 가장 많이 발생하는 감염병으로 주기적이어서 2~3년 간격으로 유행한다. 일반적으로 1~2세에 많이 감염되는데, 열과 전신에 발진이 생기는 급성 감염병이며, 합병증으로 귀나 폐에 염증이 생기는 2차 감염이 유발된다.

㉮ 병원체 : 홍역 바이러스(Measles Virus)는 Morbillivirus속 홍역의 병원 바이러스로 피막이다.

㉯ 병원소 : 환자 및 보균자가 감염원이 된다.

㉰ 전파 : 환자의 목, 콧구멍의 분비물로 비말감염(공기 중)에 의하여 전파된다.

㉱ 감수성 및 면역성 : 신생아는 모체로부터 받는 항체로 방어가 되며, 완쾌 후에는 영구면역을 갖는다.

㉲ 예방 대책 : 예방접종이 최선의 방법이다. MMR은 아이가 처음 12개월에 1차, 4세에 2차 접종을 한다. 1966년 이후에 출생했으며 과거에 홍역에 감염된 적이 없거나 MMR 백신을 안 한 사람은 적어도 4주 간격을 백신을 접종한다.

④ **인플루엔자**(Influenza) : 급성 호흡기 감염병의 대표적인 질병이다. 인플루엔자 바이러스 A나 B, 드물지만 C에 감염되어 초래된다. 주로 목과 폐에 피해를 주지만 특히 다른 건강상의 문제가 있는 사람들의 경우 심장이나 기타 신체부위에도 문제가 생길 수 있다. 인플루엔자 바이러스는 정기적으로 변화하며 겨울철마다 뉴사우스웨일스 주 내에서 유행병을 불러일으킨다. 이 질환이 감염성 질병 중에서 중요한 의미가 있는 것은 다른 질병들은 거의 성공적으로 관리가 되고 있지만, 인플루엔자는 아직도 세계적인 유행을 보이고 있기 때문이다. 발열, 오한, 사지통, 근육통, 전신쇠약감 등이 나타난다.

㉮ 병원체 : 인플루엔자 바이러스(Influenza virus) A, B, C형이 있으며 주로 A형이 유행하고 있다.

㉯ 병원소 : 환자 및 보균자가 감염원이 된다.

㉰ 전파 : 환자의 호흡기를 통한 감염된다.

㉱ 감수성 및 면역성 : 감염 후에 능동면역은 6~12개월 정도이며 그 후에 항체의 역가가 급격히 감소한다.

㉲ 예방 대책 : 65세 이상 모든 성인, 호주 원주민 및 토레스 해협 군도 주민으로 50세 이상인 사람, 심장 및 폐에 손상을 주거나 정기적인 진료를 요하는 만성질환을 앓는 성인과 월령 6개월이 넘은 아동, HIV 감염을 비롯하여 면역 결핍상태인 사람에게 예방접종이 시행되고 있으나, 백신 자체가 결정적인 예방효과를 준다고 말하기가 어렵고, 유행과 동일한 백신을 준비하기가 힘들므로 환경위생관리를 철저히 해야 한다.

⑤ **신종플루(신종 인플루엔자)** : 신종인플루엔자 바이러스 A형 HINI는 인플루엔자바이러스의 일종으로 사람, 조류, 돼지 인플루엔자 바이러스의 유전물질이 혼합되어 나타나는 새로운 바이러스로 2009년 멕시코에서 처음으로 발병되었다. 돼지에 발병하면서 사람에게까지 감염이 되었다. 인플루엔자 바이러스는 한 종에만 영향을 미치는데 요즘에는 한 종류 이상의 바이러스가 영향을 미치는 경우도 발생하고 있다. 즉, 2개 이상의 바이러스가 침투하여 유전자 변형이 일어나 새로운 변종 바이러스를 만드는 것이다.

㉮ 병원체 : 바이러스 A형 HINI, 변종된 바이러스는 돼지 인플루엔자 또는 조류인플루엔자라 한다.

㉯ 병원소 : 환자 및 감염된 동물이 감염원이 된다.

㉰ 전파 : 환자의 호흡기를 통한 감염으로 전파된다.

㉱ 감수성 및 면역성 : 감수성이 아주 높다. 건강하고 젊은 사람에게도 나타나는 특징이 있다.

㉲ 예방 대책 : 37.8℃ 이상의 발열과 더불어 콧물 혹은 코막힘, 인후통, 기침 등의

증상이 1개 이상인 경우, 콧물 혹은 코막힘, 인후통, 기침 등의 증상 중 1개 이상의 호흡기 증상이 있는 12시간 이내 해열제를 복용한 경우 발열 증상으로 인정하여 항바이러스제를 투여한다. 감기나 독감의 예방법과 유사하다.

(3) 절지(족)동물 매개 감염병

매개는 절지(족)동물이며, 인간을 숙주로 하여 전파되는 질병에는 페스트(벼룩), 발진티푸스(이), 일본뇌염(모기), 발진열(벼룩), 말라리아(모기), 사상충증(모기), 양충병(진드기), 황열(모기), 유행성 출혈열(진드기) 등이 있다.

① **발진티푸스**(Epidemic Typhus) : 발진티푸스는 제3군 감염병으로 고열, 발열, 근육통, 전신신경증상, 발진(장미진) 등을 나타내며 발진이 출혈성일 때가 있다. WHO가 보건 규칙에 의한 국제 감시 전염병의 하나이기도 하다. 전쟁과 관련이 깊은 것은 '옷이' 의류나 몸이 더울 때 발생한다.

㉮ 병원체 : 발진티푸스 리케차(Rickettsia Prowajekii)에 감염되어 발생하는 급성 열성 질환이다.

㉯ 병원소 : 환자 및 보균자가 감염원이 된다.

㉰ 전파 : 옷이(Louse)의 흡혈로 인해 장내에서 증식된 병원체가 배설물로 탈출되어 상처로 침입되거나 먼지를 통해서 호흡기계로 감염되기도 하는데, 완쾌 후에는 면역이 생긴다.

㉱ 예방 대책 : 신속한 발생 보고, 격리, 소독, 이의 구제, 발진티푸스 백신 예방접종도 유효하다.

② **페스트(흑사병**:Plague) : 페스트는 기존에는 법정 제1군 감염병으로 야생의 설치류(다람쥐, 쥐, 비버 등)의 돌림병으로 벼룩에 의해 동물 간 유행한다. 임파선종이나 폐렴 또는 패혈증을 일으키는 급성 감염병으로, 현재 제4군 감염병이다.

㉮ 병원체 : 페스트균(Pasteurella Pestis)으로서 그람음성균이다.

㉯ 병원소 : 환자 및 쥐, 야생 쥐

㉰ 전파 : 비말감염이 주요 원인이며 환자의 분비, 배설물이 부착된 물품으로부터 기도의 감염이 있으나 주로 쥐벼룩에 의해서 쥐에서 쥐로 전파된다. 쥐벼룩이 흡혈 시 위로부터 페스트균을 토출해서 사람에게 전파시킨다. 선 페스트는 사람에서 사람으로 전파되지 않으나 폐페스트는 사람에서 사람으로 직접 전파된다. 잠복기는 선페스트는 2~6일, 폐페스트는 3~4일이며, 완쾌 후에는 일시적인 면역이 인정된다.

㉱ 예방 대책 : 철저한 검역, 구서작업 활동, 신속한 발생 보고, 격리 · 소독 · 구충 · 구서를 실시한다. 벼룩에 대한 철저한 구제가 이루어져야 하며, 예방백신으로는 사균백신을 사용한다.

③ **말라리아(화질, 하루거리:**Malaria) : 말라리아는 토착형 말라리아가 열대지방과 온대지방까지 널리 분포하는데, 말라리아를 전파하는 현재는 토착형 말라리아가 아닌 여행자에 의해 생긴 풍토병 지역의 여행 말라리아만 보고되고 있다. 아노펠레스의 분포와 밀접한 관련이 있다. 온대지방에서는 모기의 발생 시기인 여름철에 유행하며 열대지방에서는 1년 내내 유행하는 것이 특징이다.

㉮ 병원체 : 삼일열 원충(Plasmodium Vivax), 열대열원충(P. Faciparm), 사일열원충(P. Malariae), 난형열원충(P. Ovale) 등 4종의 인체감염원충이 있으나 우리나라에서는 삼일열원충만이 유행하고 있다.

㉯ 병원소 : 환자 및 보균자가 감염원이 된다.

㉰ 전파 : 환자로부터 학질모기가 흡혈하면 모기 체내에서는 교자가 매개되어 약 2주일 정도면 인체에 감염된다.

㉱ 예방 대책 : 가급적 모기에 물리지 않도록 하고, 여행지에 따라 적절한 말라리아 예방약을 선택하여 복용해야 한다.

④ **일본뇌염**(Japanese B. Encephalitis) : 일본뇌염은 제2군 법정 감염병으로 유행성 뇌염 중세서는 치명률이 높고, 감염도 많은 편이다. 뇌에 염증을 일으키는 질환으로 우리나라에서는 7월부터 10월 사이에 많이 발생한다. 열이 38~39℃의 고열을 내고

여소자의 경우는 복통, 설사 등의 위장 증세를 나타낸다.

㉮ 병원체 : B형 일본뇌염 바이러스(Japanese Encephalitis B Virus)에 의해 발생하는 급성 신경계 감염증이다.

㉯ 병원소 : 들새이며, 감염된 돼지가 증폭 역할을 하는 감염원이 된다.

㉰ 전파 : 일본뇌염 바이러스를 가진 모기에 의해서 매개되는데, 잠복기간은 7~20일임, 대부분이 불현성 감염이다. 무증상 감염이 많고 감수성은 전반적이고, 완쾌 후에는 영구면역이 생긴다.

㉱ 예방 대책 : 신속한 발생 보고, 모기 구제 및 모기에 물리지 않도록 조심하고, 특히 어린이들은 물리지 않게 건강관리와 예방접종을 해야 한다.

(4) 동물 매개 감염병

① **광견병(공수명:**Rabies) : 광견병은 신경계 감염으로 뇌척수질환을 일으키는 인수공통 감염병 중의 하나이며. 1984년 이후 발생 보고가 없다가 1999년 1명(경기), 2001년 1명(강원), 2002년 1명(강원), 2003년 2명(경기), 2004년 1명(경기)이 발생하여 모두 사망하였다. 예방접종 후 발생이 많이 감소하였다. 물린 곳이 신경통 같은 증세를 유발하며 체온이 38도 정도의 불안과 흥분상태가 심해진다.

㉮ 병원체 : 광견병 바이러스(Rabies Virus)에 의해 발생하는 중추신경계 감염증이다.

㉯ 병원소 : 광견병에 걸린 개, 고양이, 여우 등의 포유동물이며 침(Saliva)이 감염원이 된다.

㉰ 전파 : 공수병 바이러스에 감염된 야생동물(너구리, 여우, 박쥐)이나 사육동물(개, 고양이 등)에 물리거나, 감염된 동물의 타액 또는 조직을 다룰 때 눈, 코, 입 또는 상처를 통해 감염된다. 13일~2년(수 주~수개월), 물린 곳이 중추신경과 가까울수록 짧다.

㉱ 예방 대책 : 동물검역을 실시하고 교상 후는 빠는 세척(포비돈－요오드용액), 또는 백신을 투여한다.

② **탄저병**(Anthax) : 법정 제3군 감염병이며 동시에 인수공통감염병으로 가축인 소, 말, 산양, 양 등에 급성 패혈증을 일으킨다. 소에게 가장 많이 발생하며 사람은 드물지만 피부의 농양을 볼 수 있고 균을 흡입하면 기침, 가래, 호흡곤란 등의 폐탄저를 일으킨다.

㉮ 병원체 : 토양 매개 세균인 탄저균(Bacillus Anthracis)의 감염에 의해 발생하는 급성 열성의 감염병이다.

㉯ 병원소 : 소, 양, 산양, 말 등이 감염원이 된다.

㉰ 전파 : 오염 사료를 섭취한 감염된 동물과 직접 접촉(도살, 절개, 박피 시), 또는 오염된 양모, 털, 뼈 등과 접촉하거나, 오염된 육류를 섭취, 호흡기감염으로 전파된다. 탄저균은 아포를 형성하므로 저항력이 강하다. 잠복기는 1~60일 정도이다. 증상으로는 피부탄저, 폐탄저, 위장관탄저로 나타난다.

㉱ 예방 대책 : 가장 효과적인 방법은 약독 생균백신 접종이다. 탄저균에 오염될 위험이 있는 작업장은 먼지 채집기, 파라포름알데하이드 증기 배출기를 설치하며, 노출 위험이 있는 곳의 직원은 교육이 필요하고, 사육동물은 매년 예방접종을 해야 한다.

③ **렙토스피라증**(Leptospirosis) : 인수 공통 질환의 하나로 제3군 감염병이다. 세계적으로 분포하고 있다고 추정하나 주로 비가 많이 오는 습한 열대 및 아열대 지역에서 10만 명 당 0.1~1명에서부터 습한 열대지역의 경우 10~100명까지 될 것으로 추정된다. 우리나라는 2007년에 208명으로 정점을 보인 이후 점차 감소하는 2012년에의 발생 상황을 보면 9~11월에 주로 신고되었고, 특히 전남, 전북지역에서 많았다. 무엇보다도 남성이 여성보다 많았으며, 50대 이상에서 가장 많이 발생한다.

㉮ 병원체 : 황달 출혈성 렙토스피라(Leptospira Interohaemorrhagiae)균에 의한 급성 감염병이다.

㉯ 병원소 : 설치류와 소, 돼지, 개 등의 일부 가축이 감염원이 된다.

㉰ 전파 : 주로 감염된 동물의 소변에 오염된 물, 토양, 음식물에 노출 시 상처 난 피

부를 통해 전파되나 감염된 동물의 소변 등과 직접 접촉, 또는 오염된 음식을 먹거나 비말을 흡입하여 감염되기도 한다. 잠복기는 2일~4주, 평균 10일이다.

㉣ 예방 대책 : 감염의 위험이 있는 곳에서 작업을 할 경우 피부를 보호할 수 있는 장갑 · 장화 등을 착용하고 피부 상처가 노출되지 않도록 하며, 농부나 하수도 관련 종사자들은 흙이나 물과의 직접적인 접촉을 피하며 작업 후에는 손발을 깨끗이 씻는 습관을 갖도록 보건교육을 철저히 실시한다.

2 만성 감염병 관리

의학의 발전으로 감염성 질환의 발생률과 사망률이 높은 것이 특징이나, 많이 감소되었다. 대표적인 만성 감염병의 종류는 결핵, 나병, 성전파질환, 후천성 면역결핍증 및 B형 간염 등이 있다.

(1) 결핵(tuberculosis)

결핵은 만성 소모성 질환의 하나로 과거 사망의 원인 중 큰 비중을 차지했던 질환이며, 현재 제3군 감염병에 속한 결핵은 사회 · 경제적 상태와 밀접한 관계를 맺고 때문에 아직도 개발도상국 같은 곳에서는 중요한 사망 원인 중 하나이다. 폐결핵인 경우는 오한, 체중감소, 미열이 있으며, 늑막염일 때는 흉통, 기침, 호흡곤란 등의 자각증상이 있고, 장결핵일 때는 전신 증세 외에 복통, 헛배, 설사 등이 따른다.

① **병원체** : 결핵균(Mycobacterium Tuberculosis)의 침입에 의해 발생하며 주로 폐결핵으로 나타난다.

② **병원소** : 환자 및 보균자가 감염원이 된다.

③ **전파** : 주 감염원은 폐결핵 환자에게서 배출되는 객담이나 비말로 인한 균주이다.

④ **감수성 및 면역성** : 감수성은 전반적으로 높으며 개방성 관자에 폭로된 후 3주일 이내에 '투베르쿨린(Tuberculin) 반응'에 민감하다.

⑤ **예방 대책과 관리** : 결핵은 조기 발견과 조기 치료가 강조되는 질환으로 밀집 거주를 막아서 감염 기회를 감소시키고 식품, 수질 위생을 관리하며 영양 섭취를 잘해서 자연의 저항력을 높이고, 환자의 조기 발견, 격리 및 치료와 예방접종 사업 또한 매우 매우 중요하다.

표 3-5 결핵환자의 추이

구분	2010년	2011년	2012년	2013년	2014년	2015년	2016년	2017년	2018년	2019년
신환자수 (명)	36,305	39,557	39,545	36,089	34,869	32,181	30,892	28,161	26,433	23,821
신환자율 (명/10만명)	72.8	78.9	78.5	71.4	68.7	63.2	60.4	55	51.5	46.4

■ 자료 : 질병관리본부, 2019년 결핵환자 신고현황 연보, 연도별 신고 결핵 (신)환자수 및 율

그림 3-1 연도별 결핵환자 현황

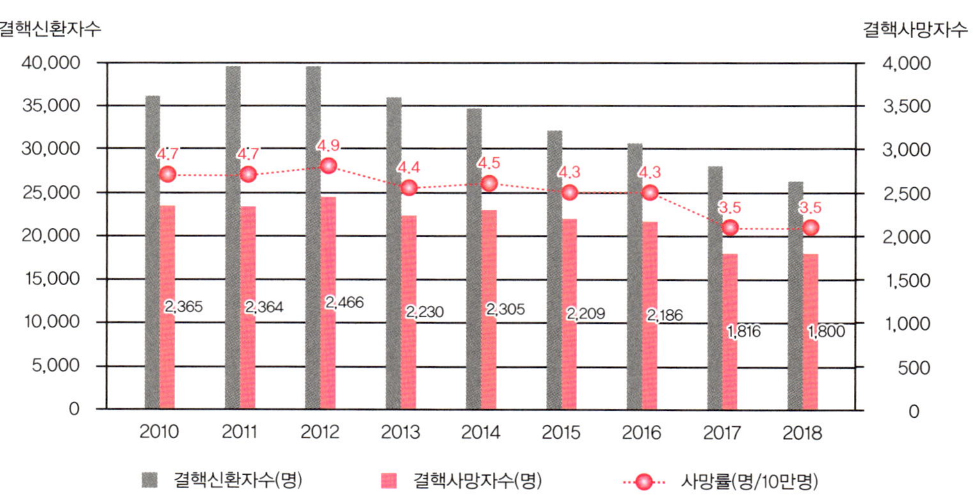

■ 자료 : 질병관리본부, 2019년 결핵환자 신고현황 연보, 연도별 결핵 사망자수 및 율

(2) 성병

성병(Venereal Disease)이라고 하는 것은 세균이나 바이러스에 의한 감염성 질환으로 성적 접촉에 의하여 감염되는 질병의 명칭이다. 그중 매독과 임질이 대표적인 성병이

며 연성하감, 비임균성 요도염, 곰팡이류는 칸디다 질염, 원충성인 질 트리코모나증 등이 있다.

① **매독**(Syphilis) : 매독의 병원체는 나선균이며 병원소는 사람으로 대표적인 성전파 질환의 하나이다. 매독은 크게 선천적 매독과 후천적 매독으로 나뉜다. 후천적 매독은 다시 1, 2, 3기, 선천성, 잠복매독으로 나누어진다. 1기는 감염 후 10~28일 가량 지나면 피부에 궤양이 생기는 증상이고, 1기 발생 후 6~8주 후에 피부에 병변으로 인해 발진이 생기는 2기, 중추신경계의 병변, 근육, 신경, 심장을 침범하여 치명적인 결과를 부르는 3기 등으로 구분된다. 예방으로는 감염이 높은 사람과의 성접촉 시는 콘돔을 사용하고 매독에 감염된 임산부인 경우는 20~28주 안에 확실한 치료를 받아야 한다.

② **임질**(Gonorrhea) : 임균(Gonococcus)의 감염은 쌍구균이라고도 한다. 후부 요도염, 임질 후 요도협착, 부고환염 등이 발생하고 여성의 경우는 난관염, 골반장기염, 질염, 불임 등을 갖게 된다. 병원소는 사람이고 감염자와의 성교에 의한 성기 접촉으로 감염된다. 남, 녀의 임질 증상은 거의 없어 치료를 저해한다.

(3) 간염(Hepatitis)

바이러스성 간염은 A, B, C, E, G로 나뉘며, 우리나라는 A, B, C 바이러스에 의해서 간세포의 변성과 염증성 변화를 주로 만성질환으로 다루고 있다. 간의 종대와 둔통을 호소하고 황달이 생기는 경우가 많은 만성 감염병이다. 2006년 조사 결과 1~4세 55.6%, 5~9세 47.2%, 10~14세 13.6%, 15~19세 8%, 20~29세 15.8%로 10세 이하의 항체 양성은 주로 예방 접종으로 인한 항체 획득 인구로 추정되나, 1997년 이전 출생한 10세 이상 연령층은 위생환경개선으로 자연면역 획득이 안 되고, 예방접종으로 인한 면역도 없는 상태로 감염 가능성이 높은 고위험집단이다.

① **병원체** : 간염 바이러스(Hepatitis Virus) A, B, C로 주로 급성 B형 간염, 급성 C형 간염의 급성 바이러스 질환이다.

② **병원소** : 환자 및 보균자가 감염원이 된다.

③ 전파

- A형 간염바이러스는 B · C형과는 다르게 물과 환자의 분변으로 배설된 바이러스에 접촉하여 감염되며, 대부분 불현성 감염이고 감염성은 강하지만 잘 나으며 만성화 되지 않는다. 익히지 않은 날음식, 충분히 익히지 않은 음식 등과 익힌 후 감염된 조리사에 의해 준비된 음식 등이 집단 발병을 일으킬 수 있다.
- B형 간염 바이러스의 주요 감염경로는 비경구적 감염으로 모체의 혈액이나 분비물에 존재하는 바이러스가 출산 시 혹은 출산 직후 자녀에게 전염되는 수직 감염이 가장 중요한 감염경로이며, 수혈, 성관계, 오염된 주삿바늘을 통해서도 감염될 수 있다. B형 간염 바이러스에 노출된 후 만성화율은 수직감염인 경우 90%에 달하며, 5세 이하의 영유아에서는 25~30%, 성인에서는 10% 이하이다.
- C형 간염 바이러스는 주로 비경구적인 경로로 전파된다. B형 간염 바이러스와 마찬가지로 바이러스에 오염된 주사침이나 바늘이 문제가 되며, 수혈, 오염된 혈액제제 등이 원인이 될 수 있다. 우리나라의 인구 1% 정도가 감염된 것으로 추산되며 C형 간염 바이러스의 만성화율은 대단히 높아서 70~80%에 달하고, 일단 만성으로 되면 자연치유가 되는 경우는 거의 수혈 시 감염되며, 황달이 있을 수 있으나 비교적 가벼운 증상이나 무증상적 경과로 나타난다.

④ **감수성 및 면역성 :** 감수성은 전반적으로 높으며, 예방접종으로 면역이 가능하다.

⑤ **예방 대책 :** 예방접종 및 건강검진을 통한 항원, 항체의 관리를 주기적으로 한다.

- A형 간염 바이러스에 대한 항체가 없는 소아나 고위험군 성인, A형 간염의 풍도성이 높은 지역(미국, 케나다, 서유럽, 북유럽, 일본, 뉴질랜드, 호주 이외의 국가)으로 여행하는 경우나 파견되는 군인 또는 외교관, 혈액 응고 질환자, 만성 간질환자, A형 간염 환자와 접촉하는 사람, 20~30대 성인 중 예방접종력이 없거나 A형 간염을 앓은 적이 없는 경우, 30세 미만에서는 항체 검사 없이 접종하고 30대 이상에서는 항체 검사를 실시하여 항체가 없는 경우 접종의 대상이 된다.
- A형 간염 바이러스는 85℃ 이상에서 1분만 가열하여도 사라지기 때문에, 끓인 물을 마시거나 충분히 익힌 음식을 섭취하는 것으로도 예방이 가능하다. 또한, 예

방 백신이 있어 2회의 예방 접종(한 번 접종한 이후 6~12개월 후 추가접종)으로 95% 이상의 간염 예방 효과를 보인다.

- B형 간염 바이러스의 예방 백신은 대개 3차 접종(0, 1, 6개월)을 시행하는데, 이것을 완료하면 80% 이상에서 예방 항체가 형성된다. 예방접종의 효과가 우수하므로 접종 후 일일이 항체 형성 여부를 확인할 필요는 없으나 B형 간염의 고위험군에 해당하는 사람은 항체 형성 여부를 확인하는 것이 좋다.
- C형 간염 바이러스는 백신이 없어 예방이 어려우므로 접촉을 피하는 것이 가장 좋은 예방법이다.

TIP

간염의 형태

분류	차이점
급성 A 간염	• 바이러스에 오염된 음식과 물, 감염된 사람의 분변, 성접촉 등 • 30일 정도의 잠복기 후의 피로감, 메스꺼움, 근육통, 황달, 흑뇨, 발열 등 증상
만성 B 간염	• 바이러스에 의해 감염된 혈액이나 체액 • 60–150일 잠복기 후의 식욕상실, 메스꺼움, 구토, 헛배부름 • 급성 B형이 만성 B형 간염으로 전환

(4) 후천성 면역결핍증(AIDS)

AIDS는 HIV 바이러스에 의해 발생하는 제3군 감염병이다. 인체에 있는 T림프구에 감염되어 T－세포를 파괴하므로 세포성 면역기능에 이상이 발생한다. 감기와 비슷한 증세를 보이다가 발열, 오한, 설사, 심한 피로감 등을 보이는 시기를 거쳐 신경, 심장 질환, 전신성 소모증후군 등의 여러 증상이 나타난다.

후천성 면역결핍증은 1950년대 중앙아프리카의 녹색 원숭이에서 유래되었다고 한다. 에이즈 환자는 1981년 미국에서 처음으로 발견되었고, 인체 면역결핍 바이러스－1 · HIV－1(Human Immunodeficiency Virus－1)라 한다. 최근에는 동남아시아,

태평양 지역 국가에서 급격히 증가하고 있으며 우리나라에서도 주로 외항선원이나 외국 여행 또는 국내 외국인과의 접촉이 주된 감염원으로 작용하며, 내국인 간의 감염도 증가하고 있는 추세이다.

예방법은 위험군의 검사 및 감시, 환자나 양성반응자의 관리, 혈액제제의 검역, 철저한 검사와 보건교육을 통한 예방이 중요하다. 1985년에 첫 HIV/AIDS 감염자가 신고되었으며, 2012년 현재 생존 HIV/AIDS 내국인은 7,788명이다. 2012년 한 해 953명의 신규 HIV/AIDS로 신고되었으며(내국인 868명, 외국인 85명), 성별로는 남성이 여성보다 9.7배 많았고, 연령 구성은 20대가 30%로 가장 많았고, 20~40대가 전체의 73.7%를 차지한다.

① **병원체** : Human Immunodeficiency Virus-1에 의한 혈액과 체액에 의해 전파되는 감염성 질환이다.

② **병원소** : 환자가 감염원이 된다.

③ **전파** : 성접촉에 의한 감염력이 높으며, 수혈, 동성연애가의 문란한 성접촉으로 감염이 잘된다. 혈액, 혈액 체제를 통한 감염으로 수형, 주삿바늘의 공동 사용의 원인이 된다.

④ 예방 방법 : 건전한 성문화의 정착이 가장 중요하며, 보건교육을 통하여 성교육을 하며, 피임의 사용을 권장한다.

그림 3-2 연도별 신규 HIV/AIDS 감염인 현황

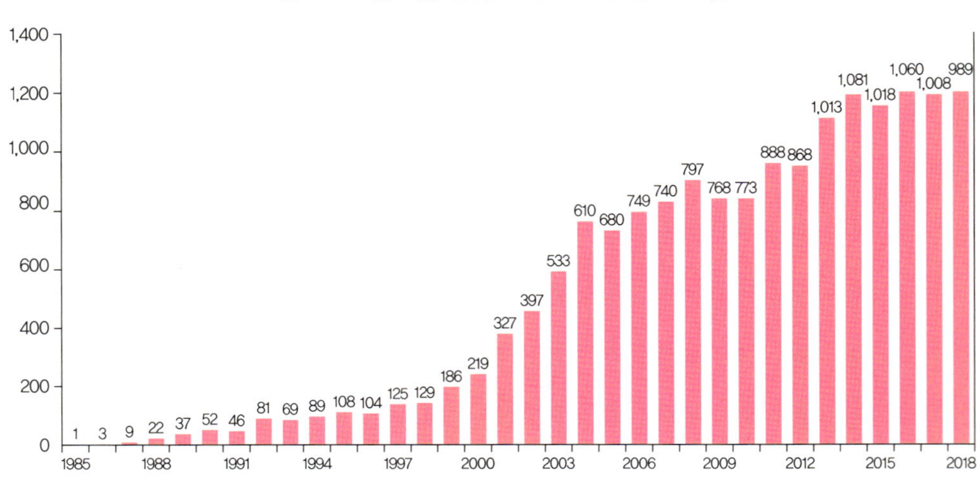

■ 자료 : 질병관리본부, 2018 HIV/AIDS 신고 현황 연보

TIP

바이러스의 공격

1. 바이러스의 활성화의 원인

1) 지구 온난화

매개체들의 활동이 늘어나고 범위가 및 수명이 연장되어 바이러스가 크게 전이된다.

EX) 작은 빨간집모기– 일본뇌염 매개체

흰줄숲모기– 뎅기열 매개체

2) 백신에 대한 내성이 생긴 전이형 바이러스의 전환되어 전이된다.

EX) AI(조류 인플루엔자)

HIV(인간 면역결핍 바이러스– 에이즈)

내성 결핵

3) 서구식 식습관

식물성 식품보다 동물성 식굼의 섭취가 늘어남으로 인한 동물성 식품의 사료나 내재된 바이러스의 노출로 인해 전이된다.

2. 바이러스의 종류

현재의 바이러스	독감 인플루엔자 바이러스	원인 : 인플루엔자 바이러스(influenza virus) 증상 : 37도 이상의 고열, 인후통, 근육통, 콧물, 호흡기 증상 등 대상 : 생후 6개월에서 12개월의 어린이, 임산부, 65세 이상의 면역이 취약한 사람 방법 : 3가, 4가 백신이 있음, 손 소독, 다스크
	사스 코로나 바이러스 (중증급성 호흡기 증후군 : Severe Acute Respiratory Syndrome:SARS)	원인 : 파라믹소 바이러스 증상 : 38도 이상의 고열, 인후통, 호흡곤란, 독감 증세와 비슷, 심하면 폐렴으로 전이 대상 : 면역이 약한 사람, 발병환자의 비말 감염으로 인한 접촉 방법 : 손소독, 마스크, 발병 환자의 자가 격리, 백신
	메르스 바이러스 (중동 호흡기 증후군 : Middle East Respiratory Syndrome	원인 : 메르스 코로나 바이러스 증상 : 7–14일 잠복기 후에 38도 이상의 고열, 흉통 및 가래, 폐렴 증상 동반, 일부 구토 설사, 신부전의 합병증 가능 대상 : 여행 시 낙타, 박쥐, 염소 등의 접촉, 발병환자의 비말감염으로 인한 접촉 방법 : 손소독, 마스크, 발병 환자의 자가 격리, 백신
	코로나 바이러스–19	원인 : 코로나바이러스 증상 : 38도 이상의 고열, 인후통, 호흡곤란, 독감 증세와 비슷, 심하면 폐렴으로 전이, 무증상 대상 : 발병환자의 비말 감염으로 인한 접촉, 방법 : 손 소독, 마스크, 발병 환자의 자가 격리, 백신

현재의 바이러스	에볼라 바이러스	원인 : 필로 바이러스의 필라멘트 모양의 6개 유형을 갖는 바이러스가 과일박쥐에서 고릴라, 원숭이, 침팬지에서 감염되다가 사람에게도 전이 증상 : 2–19일 잠복기, 두통 피로, 설사, 고열, 인후통, 흉부에 심한 통증으로 인한 쇼크 발병 후 5–7일 피부 발진으로 인한 피부 벗겨짐 증상 대상 : 모기에 노출이 가능한 사람 또는 지역 주민 방법 : 미국의 렘데시비르 적용 중, 외부 활동 시 모기장을 설치하거나 모기 기피제를 바르거나, 긴소매를 이용하여 모기의 흡혈을 방지
	지카 바이러스	원인 : 플라비 바이러스에 속하는 구형 바이러스에 감염된 혈액의 흡열한 이집트숲모기(Aedes aegypti) 또는 흰줄 숲모기(Aedes Albopitus) 증상 : 7–14일 잠복기, 발열, 발진, 근육통, 눈 충혈 등 및 소두증(신생아) 대상 : 모기의 흡혈 과정을 통한 감염 방법 : 백신 없음, 외부 활동 시 모기장을 설치하거나 모기 기피제를 바르거나, 긴소매를 이용하여 모기의 흡혈을 방지

3 성인질환 관리

1 고혈압(Hypertension)

순환 기능을 하는 심장은 수축과 이완을 통해 혈액을 이동시키며, 이때 발생하는 혈관이 받는 압력을 혈압이라 한다. 심장은 수축 · 이완을 계속하기 때문에 수축기 혈압이란 심장이 수축할 때 혈관 벽에 미치는 압력이고, 이완기 혈압은 심장으로 돌아올 때의 압력이다. 고혈압은 혈관이 받은 압력이 수축기 혈압 160mmHg 이상, 이완기 혈압 95mmHg 이상인 상태를 말하며(WHO), 임상에서는 혈압의 수치가 일정한 이완기 혈압을 더 중요시한다.

표 3-6 세계보건기구(WHO)의 혈압기준

구분	수축기 혈압(mmHg)	이완기 혈압(mmHg)
적정	120 미만	80 미만
정상	130 미만	85 미만
높은 정상	130~139	85~89
1도(경도) 고혈압	140~159	90~99
2도(중증도) 고혈압	160~179	100~109
3도(중도) 고혈압	180 초과	110 초과
1도 수축기 단독 고혈압	140~159	90 미만
2도 수축기 단독 고혈압	160 초과	90 미만

(1) 고혈압의 종류와 원인

① **본태성 고혈압(속발성 고혈압)** : 고혈압의 90~95%가 특별한 원인이 없이 발생한 본태성 고혈압으로 정확한 원인은 밝혀지지 않았으나 유전적 요인, 식염 섭취량, 기호 식품, 스트레스, 기후, 직업 등의 요인으로 고혈압을 일으킨다.

② **이차성 고혈압** : 나머지 5~10%는 신장, 심장 등의 내분비계의 시상인 질환이 원인이 되어 발생하는 고혈압이다. 치료를 위해서는 원인 질환의 치료가 선행된다.

(2) 증상

고혈압은 뚜렷한 증상이 없어 자신도 모르게 지내다가 우연히 신체검사나 진찰 중에 발견되는 경우도 많다. 고혈압은 '소리 없는 죽음의 악마'라고 할 정도로 증상이 없는 경우가 대부분이며 두통이나 어지러움, 심계항진, 피로감 등의 혈압 상승에 의한 증상과 코피나 혈뇨, 시력 저하, 뇌혈관 장애 증상, 협심증 등 고혈압성 혈관질환에 의한 증상으로 발생한다. 또한, 두통이 있는 경우에도 혈압이 올라갈 수 있으므로 혈압 때문에 두통이 생긴 것 보다는 두통 때문에 혈압이 올라간 경우가 대부분이므로 두통을 먼저 조절하는 것이 혈압조절보다 우선이다. 흔히 뒷목이 뻣뻣하다면 혈압이 높다고 생각하는 경우가 많다. 그런데 이는 과도한 스트레스로 목이 뻣뻣한 증상이 있을 수 있고 그로 인해 혈압이 올라갈 수 있으므로 먼저 다른 원인들을 고려해야 한다. 그리고 머리가 무겁고 골치가 아프거나 어지럽고 귀에 윙윙거리는 소리가 나거나, 팔다리가 저리며 숨이 가쁘고 두근거린다거나, 잠이 오지 않고 신경질적인 증상이 나타나거나, 쉽게 피로해지는 등 여러 가지 증세가 보이면 대부분 고혈압인 경우이다.

(3) 예방 및 치료

가능한 정상체중의 범위를 유지하고, 규칙적인 생활 습관을 유지하며 짜게 먹지 않도록 한다. 동물성 지방 섭취를 제한하고 흡연과 과다한 음주를 피하며, 정기적으로 혈압을 측정하고, 정신적 · 신체적으로 무리한 일을 하지 않도록 하는 것이 무엇보다도 중요하다.

① **약물요법** : 고혈압 약은 한 번 복용하기 시작하면 지속적으로 복용해야 하므로 신중하게 검토한 후 복용해야 하며 반드시 의사의 처방에 따른다.

② **식이요법** : 고혈압의 치료요법 중 가장 대중적인 요법으로 지속적인 시행이 중요하다. 식염 섭취 제한으로는 보통 1일 식염섭취량은 15~20g이지만 고혈압 환자의 경우 10g으로 제한하는 것이 좋다. 비타민의 섭취로 피로를 없애고 신선한 과일을 섭취하여 전체적인 영양균형을 갖도록 한다.

③ **운동요법** : 체중과 고혈압은 밀접한 관계를 가지고 있으므르 규칙적인 운동을 하여 정상적인 체중을 유지한다.

④ **건전한 생활 습관** : 흡연을 피하고, 과도한 음주를 금한다. 충분한 휴식을 갖는다.

2 동맥경화(Arteriosclerosis)

동맥혈관에 내경이 좁아지고 탄력성을 잃어 지방, 콜레스테롤, 노폐물의 혈액의 운반이 원활하지 못해서 나타나는 병변을 말한다. 동맥경화가 발성한 부위에 뇌혈관은 뇌졸중과 뇌출혈이 있고, 심장은 심근 경색과 협심증이 생기게 된다.

(1) 동맥경화의 원인

동맥경화의 원인으로는 혈액 속에 콜레스테롤이 많은 고콜레스테롤혈증, 고혈압, 흡연이다. 당뇨병, 비만증, 운동 부족도 원인이 되며 성격이 너무 꼼꼼하고 다혈질인 것도 원인으로 알려져 있다. 그러나 무엇보다 가장 큰 혈관과 관련된 합병증과 신체 면역저하, 기능 저하의 노화에서 온다.

(2) 증상

① **뇌동맥에 발생한 동맥경화증** : 뇌는 신체조직 중 가장 중요한 곳으로 기억력이 감퇴되고 우울증이 심해지는 뇌경색의 원인이 되는 증상과 머리가 무겁고, 현기증이 나고, 불면증이 심해지는 뇌동맥 경화증의 초기증세가 나타난다.

② **심장에 발생한 동맥경화증** : 심장을 둘러싸고 있는 관상동댁에 동맥경화와 혈행 장애가 생긴 것을 허혈성 심장 질환이라 한다. 심장근육에 대한 혈행 장애가 오면 심장근육이 그 기능을 제대로 할 수 없게 되는데, 이때 협심증이나 심근경색 같은 무서운 병을 일으킨다. 심장의 관상동맥에 오는 동맥경화증은 증상 없이 병이 진행되는 것이 특징이다.

③ **콩팥에 발생한 동맥경화증 :** 콩팥에 동맥경화가 오면 이를 신경화증(腎硬化症)이라 하며 고혈압을 일으킨다. 뇌나 심장에 온 경화증과는 달리 갑작스러운 병변을 일으키는 일은 없고 천천히 증세가 진행된다.

④ **말초혈관에 발생한 동맥경화증 :** 말초혈관의 동맥경화증은 주로 손발의 말초혈관에 오는 병인데, 손보다는 발에 많이 생긴다. 발에 냉증이 오고 아프며, 걸으면 다리를 절게 되고 나중에는 걷지 못하게 되기도 한다. 쉬면 다시 피가 통하여 아픔도 덜해지나 걸으면 다시 아파진다. 심해지면 발끝이 썩는데, 이것은 혈액 공급을 못 받아 근육조직이 사멸하기 때문이다. 특히 당뇨병을 앓는 사람 중에 이 말초혈관의 동맥경화가 일어난다.

(3) 예방

① 금연을 하며, 과음을 피한다.

② 콜레스테롤(200 미만), 혈압(120/80 미만)을 넘지 않도록 수시로 건강을 체크한다.

③ 동물성의 음식 섭취를 줄이고, 비타민과 단백질이 풍부한 음식 위주의 식사를 한다.

④ 규칙적인 운동과 정상체중을 유지하기 위한 습관을 갖는다.

⑤ 스트레스를 적게 받기 위한 취미나 특기를 살려 삶의 활력을 갖는다.

3 뇌졸중(Cerebral Apoplexy)

뇌혈관의 장애로 뇌로 공급되는 혈액량이 감소하여 뇌출혈과 뇌경색의 두 가지 증상이 나타난다. 뇌출혈은 혈관이 터져서 뇌조직을 압박하여 발생되는 것이며 뇌경색은 혈전이나 전색으로 혈관이 막혀서 발생되는 증상이다.

(1) 뇌졸중의 원인

주로 동맥경화증과 고혈압이 원인이 되어 연령이 높을수록 증가하며, 남성의 발생률이 높고 여성은 폐경기 이후 많이 나타난다.
계층적으로는 경제적 능력이 낮은 계층의 발생률이 높으며, 흡연자가 비흡연자에 비해 3배 이상 발생 빈도가 높고, 음주의 경우 심장박동 리듬의 부조화로 뇌출혈의 발생 빈도가 높다.

(2) 예방 및 치료

수축기 혈압을 10mmHg 이상 감소시킬 때마다 뇌졸중의 발생빈도가 의미 있게 감소한다. 따라서 고혈압 환자에게서 혈압의 적절한 조절은 뇌졸중의 발생빈도를 35~44%까지 줄인다고 알려져 있다.
2형 당뇨병은 뇌졸중의 원인이 되는 죽경화증의 발생에 밀접한 관계가 있고, 뇌경색을 1.8~6배 정도 많이 발생시키며, 특히 여성에게 더 많은 영향을 끼친다. 따라서 당뇨병 환자에게서 뇌경색을 줄이기 위해서는 혈당의 철저한 관리가 필수적이다.
관상동맥질환과는 달리 고콜레스테롤혈증과 뇌졸중의 관련성에 대해서는 아직 논란의 여지가 있다. 이전까지의 연구들에서 고콜레스테롤혈증은 뇌경색과, 저콜레스테롤혈증은 뇌출혈과 관계가 있다고 보고하여 적극적인 콜레스테롤 저하의 효과에 대해 의심을 가지게 하였다. 약물요법으로는 항응고제, 항혈소판제제, 혈전 용해제 등의 약물을 이용하는 방법이 있다. 혈관을 막고 있는 혈전을 제거하는 외과적 수술도 있으며, 체계적인 운동은 회복 기간을 단축시킬 수 있다. 식이요법으로는 콜레스테롤이 많은 음식, 단 음식, 식염이 많은 음식의 섭취를 제한한다.

4 심장질환(Heart Disease)

심장에 혈액을 공급해주는 관상동맥이 좁아지면서 혈액 공급이 부족(허혈)하여 가슴 통증이 발생하는데 이런 질환을 허혈성 심장질환이라고 한다. 대표적으로 협심증, 심근경색증이 포함되며 심한 경우 심정지를 유발하게 된다. 증상으로는 가슴 통증이 전형적이지만 많이 진행한 경우에는 심장 기능 저하로 인한 심부전으로 호흡 곤란이 오기도 합니다. 또한, 치명적 부정맥을 유발하여 심장이 멈출 수 있는 심각한 질환이다.

(1) 심장질환의 종류와 원인

① **협심증** : 관상동맥에 문제가 생겨 심장으로 공급해야 하는 혈액량이 부족(허혈)하여 나타나는 증상으로 허혈성 심장질환이라 하며 환자는 대부분 급성 통증 또는 활동 시 통증으로 나뉜다. 대개 '가슴을 쥐어짠다', '가슴이 싸한 느낌이 든다'고 호소하며, 주로 가슴의 정중앙 또는 약간 좌측 부위에 통증을 호소하는 경우가 많다.
그러나 이러한 증상 없이도 '명치가 아프다' 또는 '턱 끝이 아프다'라고 호소하는 경우도 있고, 전형적이지는 않지만 '속이 아프다', '가슴이 쓰리다'고 호소하는 환자도 있다. 흉통의 지속 시간은 대개 5분 이내이고, 30분 이상 지속되는 경우는 거의 없다.

② **심근경색** : 관상동맥의 경화로 인한 혈액공급이 원활하지 않아 심장 근육이 경화가 이루어진다. 협심증과 같은 흉통이 있으며 30분 이상 지속이 된다. 창백한 얼굴과 땀이 많이 나며 구역질과 구토를 유발한다. 가장 좋은 방법은 즉각적으로 처치(병원 응급처치)를 한다.

(2) 예방 및 치료

적당한 운동과 휴식, 스트레스를 줄이고 식염을 줄이는 식습관을 갖는다. 가장 중요한 것은 평소 건강관리 체크를 수시로 하며 심장질환에 대한 예방과 처치에 대한 교육이 필요하다.

TIP

심장질환을 위한 건강진단 방법

- 심전도검사 : 심장의 전기적 활동검사
- 흉부 X-Ray 검사 : 심장의 크기 형태 등 검사
- 혈액검사 : 혈중 지질, 혈단백, 혈당검사
- 관상동맥조형술 : 관상동맥의 협착 정도 및 위치 검사
- 운동부하검사 : 운동을 한 후 맥박, 심전의 변화로부터 심장의 활동검사
- 심장 초음파 : 심장의 형태, 움직임 파악, 판막질환, 허혈 등의 질환
- 경동맥 초음파 : 초음파를 통한 목의 경동맥 검사

5 당뇨병(Diabetes)

췌장에서 분비되는 과다한 탄수화물의 섭취로 인한 인슐린(Insulin)의 분비가 부족해서 나타나는 대사장애로, 혈액 중의 포도당 수치가 지나치게 높은 것인데, 당뇨병인 경우에는 혈액에 포도당 농도가 증가하고, 혈액 내의 과도한 당이 소변으로 빠져 나옴으로써 당뇨가 생기며, 수분 및 전해질 대사의 이상으로 순환장애, 신장 장애 등의 병적 상태가 나타난다. 당뇨는 한국인의 식생활이 서구화되고 운동 부족과 과도한 스트레스로 생기는 국민병으로 자리잡았다.

(1) 당뇨병의 종류와 원인

당뇨는 인슐린 의존형과 비의존형으로 나뉘며, 유전적인 소인으로는 부모가 모두 당뇨병일 경우 가능성은 50% 이상 높다. 바이러스에 의한 경우는 소아 당뇨에서 흔히 볼 수 있으며, 유행성 이하선염이나 풍진, 홍역에 걸린 후 당뇨병이 나타나기도 한다. 또한, 다른 질환이 원인이 되어 발생하는 것은 2차성 당뇨병이라고 한다. 환경적인 요인으로는 과식, 비만, 운동 부족, 스트레스, 외상이나 수술 후 임신, 약물 남용 등이 있다.

① **인슐린 의존형 당뇨병 :** 인슐린 의존형으로 전체 당뇨병 인구의 10% 정도를 차지한다. 췌장 베타세포 파괴에 의한 인슐린 결핍으로 발생한 당뇨병으로 주로 어린이나 20세 미만의 청소년기에 발생한다. 체중은 과체중이 아닌, 주로 마른 체격으로 나타나는데 증상이 갑자기 나타나고, 인슐린이 생산되지 않는 특징이 있다. 따라서 매일 인슐린 주사가 필요하다.

② **인슐린 비의존형 당뇨병 :** 비의존형으로 전체 당뇨병 인구의 90%를 차지한다. 인슐린 분비 및 작용의 결함에 의해 발생하는 것으로 일반적으로 40세 이후에 발생한다. 일반적으로 과체중이 주로 발생하며 운동 부족과 비만이 주요 원인으로 췌장에서 분비되는 인슐린의 양이 부족하여 혈당을 분해하지 못해서 발병한다. 40세 이후의 비만 성인에서 흔히 나타나며 오랜 기간(4~5년)을 두고 발병한다. 식이요법과 운동으로 체중을 줄이면 50~80%는 치유가 가능하다.

③ **임신성 당뇨병** : 임신성 당뇨병은 임신 중 발병하였다가 대개 출산 후에 없어진다. 전체 여성의 3~5% 정도에서 발생하며, 태반 호르몬이 인슐린 작용을 억제하여 혈당 조절의 이상을 일으키는 경우이다. 공복 시 혈당이 90mg/dl 이상이며 임신성 당뇨병에 걸렸던 여성은 향후에 당뇨병이 발생할 가능성이 커진다. 가족력이 있거나 거대아 · 기형아를 출산한 경험이 있고 비만 증상이 있었던 경우나 고혈압이 있는 사람, 요당(Glucose Urea)이 높은 사람은 임신 24~48주에 당뇨병 검사를 실시하는 것이 좋다. 의사 처방과 식이조절, 운동요법이 병행되어야 한다.

(2) 증상

전형적인 증상은 많이 마시는 다음(多飮), 화장실을 자주 가는 다뇨(多尿), 많이 먹는다식(多食)이다. 기타 증상으로는 전신 피로, 가려움증, 체중감소, 시력 저하, 말초감각 이상 등으로 매우 다양하지만, 대부분의 경우에는 합병증이 발생할 때까지 증상이 없어 치료에 관심을 기울이지 않게 된다. 초기에는 자각 증상이 거의 없으며 정기 신체검사나 다른 병을 검진하다가 우연히 발견하는 경우가 많다. 인슐린 비의존형 당뇨병의 경우 자각증상을 느끼는 시기가 매우 늦어 발견에 어려움이 있으며, 합병증으로 고혈압 · 신경 · 망막 · 신장 등의 기능장애를 가져오고 시력 저하, 백내장 등의 증상이 나타난다.

(3) 예방 및 치료

① **식이요법** : 당뇨병을 치료하기 위해 필요한 최저의 양으로 균형 있는 식사를 해야 한다. 당뇨 시에는 제시해 주는 열량 이상을 섭취하지 않도록 한다.

② **약물요법** : 식이요법이나 운동요법으로 적절한 효과를 얻지 못할 때 병행하거나 독립적으로 실시하여야 하며, 경구 혈당강하제 및 인슐린 투여 방법이 있다.

③ **운동요법** : 꾸준한 운동으로 적정 체중을 유지한다.

④ **감염증 예방과 조기 치료** : 대표적으로 간장이나 담도 및 담낭의 췌장의 감염증을 들 수 있다. 이는 당뇨병에 위험요소를 더하는 것이므로 되도록 감염증에 걸리지 않도록 주의하고 감염증에 걸리면 즉시 치료하여 악화되지 않도록 한다.

TIP

당뇨에 대한 혈당 조절치 목표

항목	정상	목표	주의 요망
공복혈당	75~115	80~120	80 미만 140 이상
식후 2시간 혈당	혈당 120 이하	160 이하	180 이상
잠자기 전 혈당	혈당 100 이하	100~140	100 미만 160 이상
당화혈색소	6 이하	7 이하	8 이하

당뇨병의 식생활 요령(국민 건강 보험공단 제시)

① 눈대중이 생길 때까지 저울, 계량스푼으로 달아서 사용한다.

② 식품은 조리하지 않은 상태에서 무게를 달아야 한다.

③ 식품은 포만감이 있는 것으로 선택하고 채소군을 섞어서 조리한다.

④ 자극성이 있는 것을 피하고 조리를 싱겁게 하며 국과 반찬을 먼저 섭취한다.

⑤ 섬유질이 많은 식품(나물류, 잎채소, 도정하지 않은 곡식)을 이용한다.

⑥ 껍질째 조리하거나 여러 가지 식품을 섞어서 조리하여 양을 늘려 먹는다. 새우, 조개, 푸른 잎 채소, 버섯류, 해조류, 곤약 등을 넣어 조리한다. 조리 시 설탕의 사용은 가급적 피하고 대신 식초, 겨자, 생강, 레몬 등의 향신료나 양념류를 적절히 사용한다. 외식 시에는 기름이 많은 고기류나 설탕이 많이 들어 있는 빵 등의 음식은 피하고 여러 가지 식품이 골고루 들어 있는 음식을 선택한다.

⑦ 기름기 많은 음식은 피한다.
- 고기는 살코기 위주로 먹도록 하고, 갈비, 삼겹살, 닭 껍질 등은 피한다.
- 눈에 보이는 기름기는 제거한다.
- 튀김보다는 조림, 구이, 찜, 지짐 등의 조리법을 택한다.
- 동물성기름 대신 올리브유와 같은 식물성기름을 사용한다.
- 생선 통조림, 햄, 치즈, 소시지 등 가공식품은 가급적 피한다.

6 암(Cancer)

악성 종양은 인체 내에서 비정상 세포가 이상 증식하여 인체 내 조직을 파괴하고 내분비적, 화학적 장애를 일으키는 질환으로 '한국표준질병사인분류'에서 규정하는 악성 신생물(Maligmant Neoplasm)에 해당된다. 암은 크게 조직 세포에 따라 암종과 육종으로 나뉘며, 발생 부위에 따라 편평상피암, 선암, 기저세포암, 흑색종, 섬유종, 혈관 육종, 림프절암, 백혈병, 근육종, 골격종 등으로 구분된다.

(1) 조직 세포에 따른 암의 분류

조직 세포에 따라 암종과 육종으로 나뉜다.

분류	내용
암종	피부, 점막의 상피세포에 생기는 악성 종양
육종	근육, 결합조직, 뼈, 연골, 혈관 등의 비상피성 세포에서 생긴 악성 종양

(2) 발생 부위에 따른 암의 종류

발생 부위에 따라 표피에 형성되는 편평상피암과 기저세포암, 소장 내벽의 내장기관에 생기는 선암, 모반에 형성되는 흑색종, 섬유조직에 형성되는 섬유종, 그 외 혈관 육종, 림프절 암, 부위에 따라 생기는 근육종, 골격종으로 나뉜다.

구분	내용
편평상피암	표피의 각질 형성 세포에서 유래한 악성종양
선암	소장 내벽의 가장 바깥쪽을 덮고 있는 상피세포의 한 종류인 선세포에서 암세포가 발생한 경우임 선암은 가장 흔한 소장암으로 전체 소장암의 50% 이상을 차지하고, 주로 십이지장과 공장에서 발생
기저세포암	표피의 최하층인 기저층이나 모낭 등을 구성하는 세포가 악성화한 종양
흑색종	보통의 '점'이라 부르는 기존의 색소성 모반(점)이나 이형성 모반에서 발생. 몸 전체에 존재하는 점의 개수가 많을수록 흑색종의 발생 빈도가 높으며, 특히 출생 시부터 존재하는 선천성 모반 세포성 모반에서 악성흑색종의 발생 빈도가 상대적으로 높음
섬유종	섬유 육종은 다양한 교원질을 생성하는 방추상 세포(spindle cell)로 구성되며, 골 및 연골 조직은 형성하지 않는 비교적 드문 원발성 악성 골종양으로, 유골조직(osteoid)을 형성하지 않고 단일한 방추상의 세포로 구성
혈관 육종	악성 연부조직종양 중 드문 형태의 종양으로 주로 노인에게서 발견
림프절암	림프액의 흐름은 림프가 몸을 통해 흐르고 혈류로 되돌아가는 과정으로 이루어지는데, 이러한 과정에서 림프계의 손상이나 막힘 현상이 발생하면 림프액이 체 조직으로부터 흐르지 못하고 고여서 부종이 발생
백혈병	혈액세포, 특히 백혈구가 이상 증식 하는 혈액 종양

근육종	평활근 육종은 악성 섬유성 조직구종, 지방육종, 횡문근육종에 이어 4번째로 많이 발생
골격종	골육종은 주로 긴 뼈 끝부분 특히 무릎 주위에서 많이 발생하며 대퇴골, 경골 순으로 나타남. 골육종은 골반골뼈, 어깨, 안면골 등 어느 뼈라도 발생 가능하며, 다른 장기의 암과 마찬가지로 주변의 근육, 건, 지방, 신경, 혈관을 침범하고, 혈액을 통해 전이를 일으킴

(3) 우리나라 암 발생 현황

2011년 가장 많이 발생한 암은 갑상선암이었으며, 다음으로 위암, 대장암, 폐암, 간암, 유방암, 전립선암의 순으로 많이 발생하는 것으로 나타났다. 남자의 경우 위암, 대장암, 폐암, 간암, 전립선암 순이었으며, 여자의 경우 갑상선암, 유방암, 대장암, 위암, 폐암 순이다.

표 3-7 암 발생 현황 (단위 : 명, %, 명/10만 명)

순위	암종	발생자 수	분율	조발생률	표준화 발생률*
	모든 암	232,255	100.0	453.4	282.8
	갑상선암 제외	206,085	–	402.3	238.3
1	위	29,685	12.8	57.9	33.3
2	대장	28,111	12.1	54.9	30.8
3	폐	26,985	11.6	52.7	27.5
4	갑상선	26,170	11.3	51.1	44.5
5	유방	22,395	9.6	43.7	31.6
6	간	15,405	6.6	30.1	17.0
7	전립선	12,797	5.5	25.0	12.9
8	췌장	7,032	3.0	13.7	7.3
9	담낭 및 기타 담도	6,846	2.9	13.4	6.7
10	신장	5,299	2.3	10.3	6.7

■ 자료 : 국가암정보센터

*연령 표준화 발생률 : 우리나라 2000년 주민등록연앙인구를 표준인구로 사용

표 3-8 성별 주요 암발생 현황 (단위 : 명, %, 명/10만 명)

순위	남자					여자				
	암종	발생자 수	분율	조발생률	표준화 발생률*	암종	발생자 수	분율	조발생률	표준화 발생률*
	모든 암	122,292	100.0	478.1	301.6	모든 암	109,963	100.0	428.6	278.7
	갑상선암 제외	116,257	–	454.5	280.7	갑상선암 제외	89,828	–	350.2	209.8
1	위	19,916	16.3	77.9	47.5	유방	22,300	20.3	86.9	63.0
2	폐	18,657	15.3	72.9	42.7	갑상선	20,135	18.3	78.5	68.9
3	대장	16,653	13.6	65.1	39.9	대장	11,458	10.4	44.7	23.0
4	전립선	12,797	10.5	50.0	29.0	위	9,769	8.9	38.1	21.1
5	간	11,500	9.4	45.0	27.6	폐	8,328	7.6	32.5	15.8
6	갑상선	6,035	4.9	23.6	20.8	간	3,905	3.6	15.2	7.4
7	췌장	3,733	3.1	14.6	8.8	자궁경부	3,469	3.2	13.5	10.5
8	신장	3,617	3.0	14.1	9.6	췌장	3,299	3.0	12.9	6.0
9	담낭 및 기타 담도	3,555	2.9	13.9	8.1	담낭 및 기타 담도	3,291	3.0	12.8	5.5
10	방광	3,525	2.9	13.8	8.2	자궁체부	2,986	2.7	11.6	8.1

■ 자료 : 국가암정보센터

*연령 표준화 발생률 : 우리나라 2000년 주민등록연앙인구를 표준인구로 사용

(4) 예방

현재 암 질환을 앓고 있는 암 환자 수는 약 20만2천 명 수준이며 이에 암을 조기에 발견 하여 완치율을 높이고, 암 환자를 치료하기 위한 의료 서비스 전문인들과 국가 관련기 관들은 노력하고 있다. 그러나 궁극적인 목적은 개인적 고통을 최소화하고 의료 부담을 적게 하기 위함에 있다. 더욱이, 암 예방은 건강한 생활을 위한 지침이며, 삶의 질을 영위하기 위한 방안이기도 하다. 정부는 암 예방 사업을 위해 장기적인 계획을 수립하여야 한다. 국민에게 암 예방을 위한 가이드라인을 마련하여 실천한다.

① 탄 음식을 먹지 말고, 채소와 과일을 섭취한다.

② 규칙적인 식사를 하고, 짠 음식을 피한다.

③ 담배를 피우지 말고, 간접담배조차 금한다.

④ 술은 하루 2잔 이내로 한다(과음을 피한다), 주 2회 30분 이상을 걷는다.

TIP
국민암정보센터 www.cancer.go.kr/
국민암센터 ncc.re.kr/

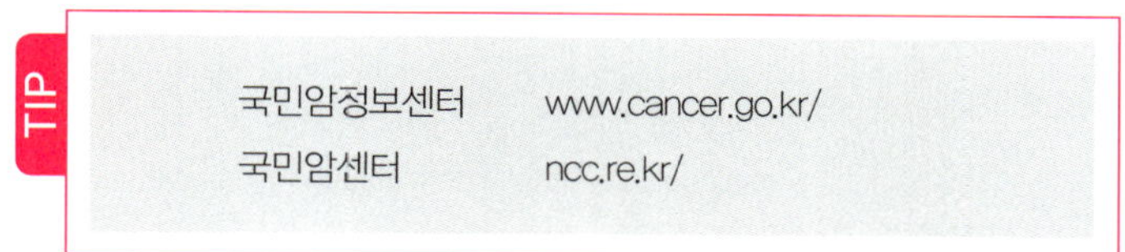

4 기생충질환 관리

기생충은 숙주에 기생하여 인체의 간, 폐, 뇌 및 신경, 혈액 등을 손상시키는 질환으로 기생충은 몸의 대부분이 생식기로 구성되었으며, 기생에 필요한 고착기관(흡충의 피극, 흡충, 촌충의 흡반)이 발달되었다. 질병을 일으키는 것은 200여 종으로 크게 원생동물에 속하는 원충류와 후생동물에 속하는 선충류를 비롯, 흡충류 및 조충류가 있고, 외부기생충인 곤충류로 나뉜다.

1 기생충의 종류

(1) 원충류(Protozoa)

원충류는 단세포로 되어 있어 현미경으로 볼 수 있으며, 섭식, 운동, 신진대사, 생식 등이 이루어진다.

① **이질 아메바**(Entamoeba Histolytica) : 근족충류에 속하고 세계적으로 분포하고 있으며, 아메바증이라고도 불린다.

㉮ 병원체 : 이질 아메바(Entamoeba Histolytica)

㉯ 전파 경로 : 이질 아메바증의 포낭형(Cyst Form)이 환자의 분변에서 이탈하여 음식물, 물 등에 오염되어 경구침입되면 회장 하부에서 탈낭하여 대장으로 이동하고, 점막에 침입해서 분열 증식한다.

㉰ 증상 : 탈수, 복부 팽창감, 급성이질, 만성이질, 간 · 폐 등의 합병증이 있고, 급성이질은 점 혈변을 배설하며 심한 복통을 동반한다.

㉱ 예방 방법 : 식수를 끓이고, 분변의 위생적 처리와 개인위생관리, 음식물 취급자

의 위생관리, 환자의 적절한 조치와 개인위생 관리, 매개 곤충(파리, 바퀴)의 철저한 환경위생 관리가 필요하다.

② **질 트리코모나스**(Trichomonas Vaginalis) : 전 세계적으로 분포하며 대부분 성교에 의해 감염된다.

㉮ 병원체 : 질 트리코모나스(Trichomonas Vaginalis)

㉯ 전파 경로 : 여성의 질부, 남성의 요도에 기생하며, 대부분은 성관계를 통해서 질점막에 기생하는 직접감염이다.

㉰ 증상 : 트리코모나스 질염에 걸리면 여성은 질의 발적, 질구가 따끔거리거나 가려움증, 누런색의 농 같고 거품과 악취가 나는 냉이 흐르는 것이 특징이며, 남자의 경우 요도에 감염되면 별다른 증상이 나타나지 않는다.

㉱ 예방 방법 : 트리코모나스를 예방하기 위해서는 건전한 성행위와 청결함을 약간의 질염이 생기더라도 바로 치료해야 한다.

(2) 선충류(Nematoda)

우리가 아는 기생충은 대부분 선충류이며, 동물에 기생하는 것은 내부기생으로, 소화기, 근육, 혈액에 기생하며, 식물에 기생하는 것은 토양 속에 살면서 식물 뿌리에 해를 끼치는 것이 대부분이다. 이 외에도 민물, 바다, 육상, 온천 등에 기생하는 것들이 있다. 선충은 끝이 가느다란 원추상 기생충으로 회충, 요충, 십이지장충 등 우리에게 비교적 잘 알려진 기생충들이다.

① **회충**(Ascariasis) : 전 세계적으로 분포되어 있으며, 가장 보편적인 기생충이다.

㉮ 병원체 : 회충(Ascaris lumbricoides)

㉯ 전파 경로 : 분변으로 탈출한 수정란이 오염된 음식물, 불결한 손, 파리를 매개로 경구 침입하여 위에서 부화한 뒤 심장, 폐포, 기관지, 식도를 거쳐 소장에 정착하여 기생한다.

㉰ 증상 : 전신 증세로 미열, 구토, 변비, 설사, 복통, 식욕부진, 체중감소가 있으며, 신경 증상으로는 경련, 빈뇨, 두드러기, 불면증이 있다. 유충은 회충성 폐렴, 뇌, 척수, 신장 등에 이행된다. 성충은 소화불량, 식욕 이상, 구토, 복통의 증상이 나타난다.

㉱ 예방 방법 : 파리구제, 분변의 위생처리, 구충에 의한 감염방지, 위생적인 식생활과 보건교육을 통한 예방이 필요하다.

② **구충증**(Ancylostomiasis) : 장에 고착하여 흡혈하기 때문에 빈혈과 부작용이 나타난다.

㉮ 병원체 : 십이지장충(Ancylostoma Duddenalae)과 아메리카 구충(Necator Americanus)

㉯ 전파 경로 : 소장(십이지장)에서 성충이 자라난 후 인체의 분변을 통해 탈출하며 자연환경에서 2주일이면 부화하여 감염형으로 되고 손, 발 등의 피부의 경피로 침입한다. 즉, 경구감염과 경피감염이 있다.

㉰ 증상 : 오심, 구토, 기침, 소화 장애, 복통, 빈혈, 침입 부위의 소양증이 나타난다.

㉱ 예방 방법 : 분변의 위생처리, 감염원의 제거, 작업 시 피부를 보호하여야 한다.

③ **요충증**(Enterobiasis) : 장관 내에 기생충이 침입하는 질환으로 집단감염과 소아 감염이 잘 된다. 산란과 동시에 감염되며, 항문 주위에서 많이 발견된다.

㉮ 병인 : 요충(Enterobius Vermicularis)

㉯ 전파 경로 : 성숙한 충란이 불결한 손이나 음식물을 통해 경구적으로 침입하여 소장에서 부화하여 맹장의 점막 내에서 성충이 될 때까지 발육한 뒤 직장 내에서 기생한다.

㉰ 증상 : 항문 주위, 회음부 등에 기어나와서 충란을 산란할 때 심한 소양증이 발생하며, 항문 주위 발적과 좀 창으로 2차 세균감염, 식욕감소, 불쾌감, 위장장애로 복통,

구토를 일으킨다. 학령기인 경우는 집중력 저하와 성격이상의 증상이 발생한다.

㉣ 예방 방법 : 손 씻기 훈련, 목욕으로 청결을 유지하며 손 빨기의 습관을 고쳐주며, 방안의 청결과 음식물이 먼지에 의해 오염되지 않도록 한다.

④ **말레이 사상충증**(Filariasis, Elephentiasis) : 상피병이라 불리며 인체의 혈액, 림프, 근육, 결체 조직에 기생하며, 중간숙주로는 모기나 흡혈성 파리가 필요하다. 인도, 중국, 일본, 한국, 인도네시아, 말레이시아 특정지역에 극한되어 유행한다.

㉮ 병원체 : 말레이 사상충(Brugia Malayi)

㉯ 전파 경로 : 사상충의 매개체는 모기이다. 모기가 감염자를 흡혈하였을 때 사항충의 자충으로 흡혈하는데 2~3주 후면 필라리아(Filaria)형으로 되어 건강인을 흡혈할 때 감염시킨다. 밤 10시에서 새벽 2시에 활발한 야간 출현성이다.

㉰ 증상 : 림프관이 분포된 생식기나 사지 등에 기생하여 상피증, 림프선염, 오한, 고열 등을 일으킨다.

㉣ 예방 방법 : 환경위생을 철저하게 해야 하며 모기에 물리지 않도록 모기 구제를 실시한다.

⑤ **아니사키스충증**(Anisakiasis) : 고래회충 또는 물개 회충으로 알려져 있으며, 일본에서 많이 발생하며 해산어류를 생식하는 우리나라에서도 발생하고 있다.

㉮ 병원체 : 아니사키스 마리나(Anisakis Marina)

㉯ 전파 경로 : 해산 포유류에 기생하는 성충이 충란으로 산란하여 배출하면 갑각류가 섭취하고 이후 해산어류가 섭취하면 해산어류의 내장, 장관, 근육조직에 기생한 유충에 의해 감염된다.

㉰ 증상 : 소화기관에 궤양 및 종양을 일으킨다.

㉣ 예방 방법 : 해산어류를 날로 먹지 않도록 하며 20일 이상 냉장 보관하면 사멸된다.

(3) 조충류(Cestoda)

① **유구조충증**(Taeniasis, Pork Tape Worm) : 전 세계적으로 분포하며 특히 돼지고기를 생식하는 지역에서 발병한다.

㉮ 병원체 : 유구조충(Taenia Solium), 갈고리촌충

㉯ 전파 경로 : 인체의 소장에 기생하며 배변으로 인해 탈출한 후, 유구조충이 유리되어 돼지에게 섭취된다. 중간숙주인 돼지의 장에서 부화된 유충은 장벽과 혈류를 통하여 각 조직으로 침입하여 2~3개월이면 유구낭충이 되며, 이때 돼지고기를 생식하거나 충분히 익히지 않고 먹은 경우에 소장에서 2개월 이내에 유규낭충이 성충으로 자라서 분변으로 충란이 탈출한다.

㉰ 증상 : 뇌, 근육, 장벽, 심장, 폐 등에 감염되고 불쾌감, 소화불량 등의 증상이 나타난다.

㉱ 예방 방법 : 돼지고기를 날로 먹지 않으며, 도축 과정의 위생을 철저히 한다. 돼지가 먹는 사료가 분변에 오염되지 않도록 주의해야 한다.

그림 3-3 유구조충증의 전파경로

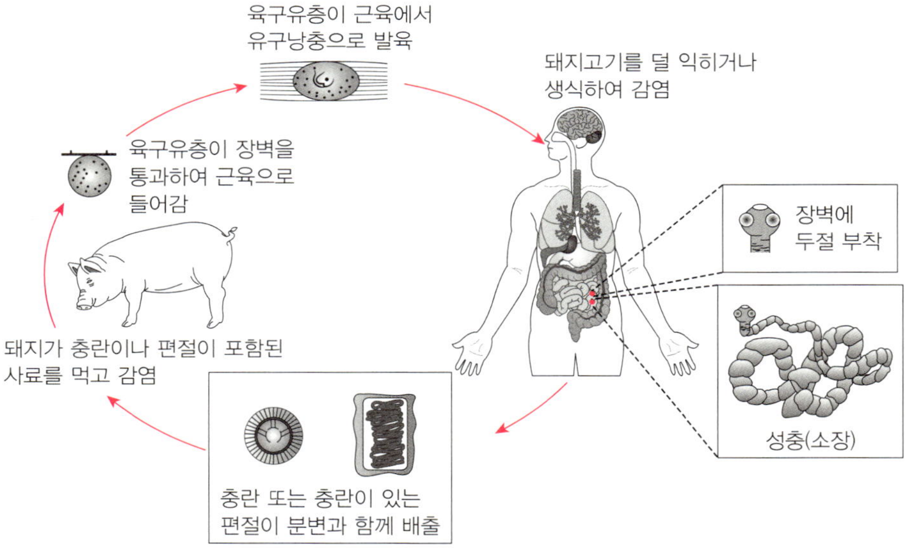

육구유충이 근육에서
유구낭충으로 발육
돼지고기를 덜 익히거나
생식하여 감염
장벽에
두절 부착
성충(소장)
충란 또는 충란이 있는
편절이 분변과 함께 배출
돼지가 충란이나 편절이 포함된
사료를 먹고 감염
육구유층이 장벽을
통과하여 근육으로
들어감

② **무구조충증**(Taenia, Beef Tape Worm) : 전 세계적으로 분포하며, 소고기를 생식하는 지역 주민에게 많이 발생한다.

㉮ 병원체 : 무구조충(Taenia Saginata) 민촌충 또는 소고기 촌충

㉯ 전파 경로 : 감염된 사람의 배변으로 인해 오염된 풀을 중간숙주인 소가 먹으면 소의 장관에서 부화하여 유충이 된다. 이 유충이 장벽을 관통하고 혈류 · 임파를 통해 근육이나 기타 조직에 침입하여 유충을 형성하고 이를 종말숙주인 사람이 생식하면 소장 점막에서 부착하여 2~3개월이면 성충으로 발육한다.

㉰ 증상 : 설사, 복통, 소화 장애, 구토 증상이 나타난다. 또한, 무구조충증의 가장 심각한 임상 양상 중의 하나는 무구조충이 담도에 침입하여 담도무구조충증을 유발하는 경우이다. 이 경우에는 담관 정체 및 담관 폐색을 일으켜 통증이 심하고, 황달이 발생하기도 한다. 치료법으로는 수술이 있다.

㉱ 예방 방법 : 소고기 생식을 금하고 충분히 익혀 먹어야 하며 구충 등으로 예방할 수 있다. 가장 중요한 것은 감염원을 제거하는 것이다.

그림 3-4 무구조충증의 전파경로

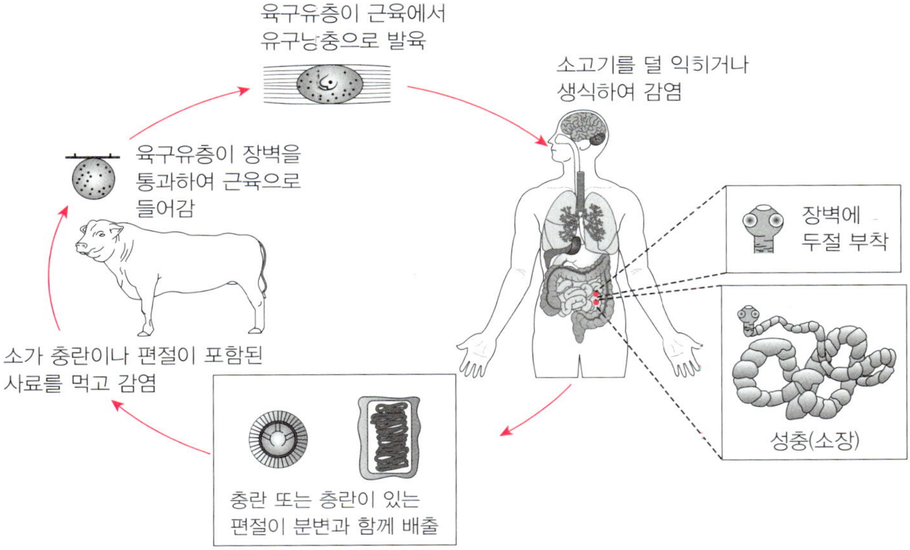

③ **광절열두조충증**(Diphyllobthriasis) : 가장 긴 조충으로 25m에 달한다. 두절에 튀어 나온 흡구를 이용하여 회장과 공장 점막에 기생한다.

㉮ 병원체 : 광절열두조충(Diphyllobothrrium Latum), 긴촌충

㉯ 전파 경로 : 오염된 분변에서 배출된 충란은 수중에서 부화하여 자충으로 성장하며 수중에 떠돌다가 원미충이 되고 이후 충미충으로 숙주에게 침입한다. 제1 중간숙주는 물벼룩, 제2 중간숙주로는 연어, 송어, 농어 등이 있으며, 종말 숙주로는 사람, 개, 고양이, 여우가 대표적이다.

㉰ 증상 : 복부 불편감, 설사, 구토, 쇠약감, 체중감소 등의 증상이 나타나기도 한다. 급성 복통과 장폐색의 원인이 되는 경우도 있고, 드물게 편절이 담도나 담낭으로 들어가 담도염이나 담낭염을 일으킨다.

㉱ 예방 방법 : 생선을 54℃에서 5분 정도 끓이거나, −18℃에서 24시간 얼리면 감염을 예방할 수 있다. 고기를 농도가 짙은 소금물에 오랫동안 담가두어도 유충은 사멸한다.

(4) 흡충류(Trematoda)

흡충류(Flukes)는 단생류(Monogenea), 방패류(Aspidogastrea) 및 이생류(Digenea)로 구분되며, 어류, 파충류, 양서류는 단생류로 어류, 연체동물 등은 방패류, 인체 기생하는 기생충은 모두 이생류에 속한다. 이들은 중간숙주를 필요로 하며 숙주를 전환하면서 세대 교번을 한다. 의학적으로 중요 한 종은 30여 종에 이르고 우리나라에서는 25종이 검출된 것을 보고되어 있다. 주로 감염은 덜 익힌 생선, 갑각류, 낭포성 식물 등을 섭취할 때 감염될 수 있다.

① **간흡충증**(Clonorchiasis) : 간의 감관(좌엽에 다발)에 기생하며, 간디스토마라고도 한다.

㉮ 병원체 : 간흡충(Clonorchis Sinensis)

㉯ 전파 경로 : 유미유충이 수중에서 민물고기에 접하게 되면 비늘 밑이나 지느러미

에 피포하게 되어 피낭 유충으로 자라고 이후 중간 숙주인 사람의 담관에 이르러 성장, 발육한다. 제1 중간 숙주인 쇠우렁(왜우렁이) 또는 몇 가지 담수산 패류이며, 제2 중간 숙주인 잉엇과 담수어로(참붕어, 붕어, 잉어, 모래무치, 몰개, 강준치, 참중고기, 누치 등이 포함된다.)를 통해 성충은 사람, 개, 고양이 등의 담관에 기생한다. 성충이 산란하면 간 담도를 통하여 장관을 거쳐 분변으로 배출된다.

㉰ 증상

위장장애 : 감염 초기에는 보통 식욕 항진을 보이나 점차 식욕감퇴를 포함한 각종 위장장애 증상이 나타나고 영양 상태가 나빠지는데 간장이 종대되어도 해당 부위의 경한 압통 외에는 별다른 증상이 없으나 경우에 따라서는 우견갑부와 양쪽 액와부에 방사성 동통이 오기도 하고 심와부 동통을 호소하기도 한다. 담관염 의합병, 담도의 협착 또는 충체에 의한 담도의 폐쇄 등이 있게 되면 담즙의 장관 내 배출이 방해되어 나타나는 소위 폐쇄성 황달이 생기고 황달이 생기던 전신에 소양감과 담마진이 나타난다. 배뇨의 빈도와 분량이 감소되다가 종국에는 무뇨증으로 발전한다.

㉱ 예방 방법 : 담수어의 생식을 금지하고 조리를 철저하게 하며, 생수를 주의하여 마시고, 분변에 의한 강물의 오명에 대한 철저한 대책을 준비한다.

그림 3-5 간흡충증의 전파경로

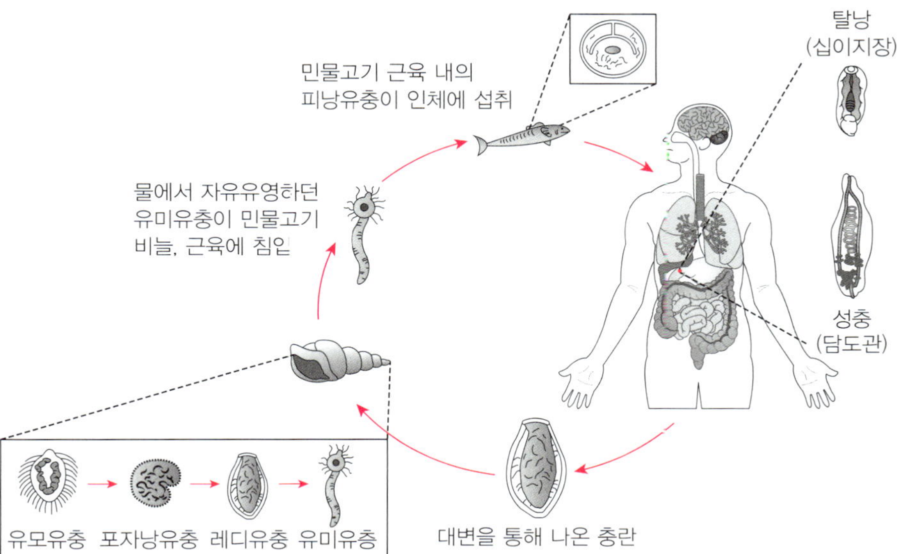

② **폐흡충증**(Paratonimiasis) : 극동지역, 산간지방에 많이 분포하며 병인은 폐흡충(Paragonimus Westermari)이다.

㉮ 병원체 : 폐흡충(Paragonimus Westermari)

㉯ 전파 경로 : 주로 폐에 기생하여 감염 시에는 객담과 함께 기관지와 기도를 통해 외부로 배출된다. 충란은 수중에서 부화되어 2~3일간 발육, 성숙하여 제1 중간숙주인 패류(다슬기)에 침입하여 다슬기 내에서 유미유충으로 형성되어 수중으로 나와 돌아다니다가 제2 중간숙주인 가재나 게의 아가미, 내장 또는 근육에 침입한 후 피낭 유충(Metaceercria)이 된다. 피낭 유충이 사람에게 경구적으로 침입되면 십이장에서 탈낭되어 나온 유충은 소장 벽을 뚫고 복강 내로 들어가 복벽의 근육 속을 통해 7일간의 기간을 두고 다시 탈출하여 흉막을 지나 폐에 이른다. 감염으로부터는 약 60~90일이 소요된다.

㉰ 증상 : 호흡기계 이상(가래, 각혈, 폐조직 파괴 등), 안와부위(안구돌출, 동통, 두통 등), 흉부(동통과, 흉부염, 심낭염 등), 복부(복부팽창, 복통 등), 뇌, 척수(언어 곤란, 지능감퇴 등), 혈액소견 등의 증상이 있다.

㉱ 예방 방법 : 담수간게류나 참가재 등 제2 중간숙주의 생식이나 덜 익은 조리상태로 섭식을 금한다. 게나 가재를 끓는 물에 넣으면 그 속의 피낭 유충은 수분 내에 사멸된다. 민물 가재 · 게 생식 금지, 유행지역 생수 섭취 주의, 환자 객담의 위생적 처리 등을 통해 예방할 수 있다.

그림 3-6 폐흡충증의 전파경로

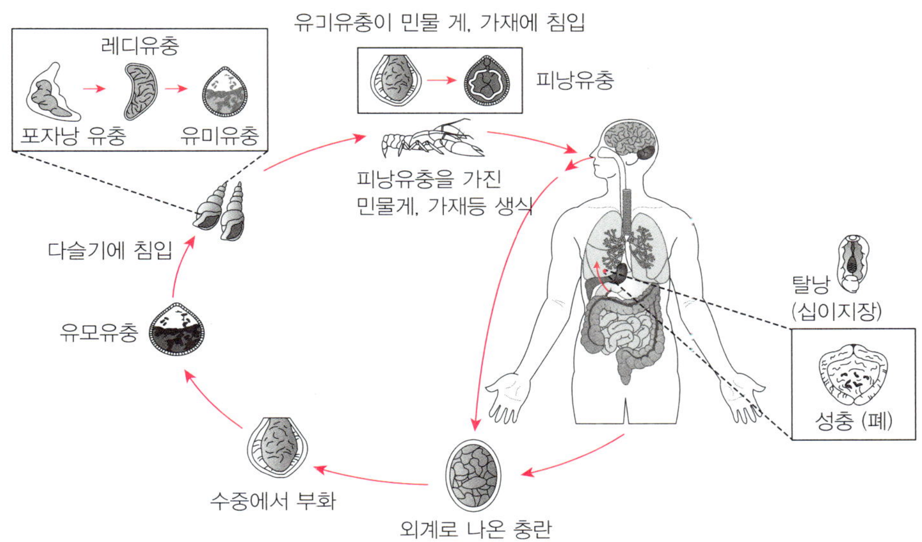

③ **요코가와흡충증**(Metagonimiasis Yocogawai) : 이형흡충류의 한 종으로 극동지방에 주로 분포되어 있으며 우리나라의 경우 경남 하동, 제주, 밀양 등지에서 감염 사례가 있다. 흡충의 종말 숙주는 사람 이외에 개, 고양이, 돼지 등이 있다.

㉮ 전파 경로 : 산출된 충란이 외부로 배출되면 유미유충으로 발육하고 제1 중간숙주인 다슬기에 침입하여 제2 중간숙주인 은어, 황어에 브착하여 비늘 밑, 피부 속, 근육 속, 지느러미 등으로 들어가 피낭 유충이 되고, 사람이 감염된 물고기를 생식하면 소장의 융모 사이에서 기생하며 침입하여 근육 등에서 피낭 유충(MetaCercaria)이 된다.

㉯ 증상 : 복통, 설사, 고열, 복부 불쾌감, 기력쇠진, 식욕부진, 피로감 등 소장 점막에 염증, 설사, 복통 혈변 등을 수반한다.

㉰ 예방 방법 : 은어의 생식을 금하고, 그 외에는 간흡충의 예방법과 동일하다.

2 위생 해충에 의한 질환 관리

(1) 위생 해충의 정의

인체에 직접 또는 간접적으로 해를 주거나, 의학이나 위생학에 관련되는 곤충 질병을 일으키는 곤충뿐만 아니라 진드기와 같은 절지(족)동물들도 포함되고 있으며, 이들이 서식하는 숙주동물과 미생물도 포함시키고 있다. 또한, 질병과의 관계에만 국한시키지 않고 성가심이나 불쾌감을 주거나 알레르기를 2차 유발시키는 매개 곤충까지 포함한다. 일반적으로 위생곤충 속에는 곤충이 아닌 진드기 · 전갈 · 거미 · 지네 등도 포함하는 일이 많고, 가축이나 조수(鳥獸)의 위생, 또는 식품위생과 관계있는 곤충도 포함시키는 일이 많다.

(2) 위생 해충의 종류 및 질환 관리

① **파리**(House Fly) : 우리나라 인가에서 활동하는 파리의 종류는 집파리가 가장 흔하다. 큰집 파리, 공주집 파리, 금파리, 쉬파리, 쇠파리가 대표적이고 그 밖에도 작은 집파리, 돌집 파리, 검정 공주집 파리 등이 있다.

㉮ 발생원 : 집파리는 사람이나 동물의 분변에 주로 생기며, 금파리는 생선을 좋아하며, 침 파리는 흡열을 한다.

㉯ 활동성 : 집파리는 음식물을 즐기며, 금파리는 생선을 즐기고, 쇠파리는 동물의 피를 흡혈한다. 주간 활동성으로 오전 10시부터 오후 2시 사이에 가장 활발하다.

㉰ 파리와 보건

- 소화기계 감염병 : 장티푸스, 파라티푸스, 이질, 콜레라, 결핵 등
- 호흡기계 감염병 : 결핵, 디프테리아 등
- 기생충 질환 : 회충, 편충, 요충, 촌충 등
- 기타 : 불쾌감 및 식중독 현상 등

㉱ 구제 방법 : 서식처를 제거하는 것으로 환경위생의 개선이 필요하며, 쓰레기장의 관리가 필요하고, 살충제를 사용한다.

② **모기**(Mosquito) : 모기는 열대지방과 온대 지방은 물론이고 질병 매개 작용을 하는 종류는 중국얼룩날개모기, 작은빨간집모기(Culex Tritaeniorhynchus), 토고숲모기 등과 빨간집모기, 한국얼룩날개모기, 얼룩 날개집 모기 등 많은 종이 보고되었다.

㉮ 발생원 : 숲이나 웅덩이 등 고여있는 물이 있는 곳에 발생한다.

㉯ 활동성 : 열대지방을 중심으로 가장 많은 위생 해충이다. 활동성으로 오전 10시부터 오후 2시 사이에 가장 활발하다.

㉰ 모기와 보건

• 말라리아(중국얼룩날개모기), 일본뇌염(작은빨간집모기), 사상충증(토고숲모기), 황열, 뎅기열 등

㉱ 구제 방법 : 유충을 서식 장소의 발생지를 제거하고 살충제, 발육 억제제, 천적을 이용한 방법을 사용한다.

③ **바퀴**(Cockroach)**벌레** : 바퀴벌레는 약 4,000여 종이 실외서식으로 30여 종만이 야간 활성이고 이들이 인간관계에 위생상 문제를 일으키고 있다. 바퀴로는 독일바퀴, 일본 바퀴, 이질바퀴 및 먹바퀴, 경도 바퀴가 있으나, 독일바퀴가 제일 흔하다.

㉮ 발생원 : 온도나 습도가 일정한 곳에서 서식하며 햇빛이 없는 서늘한 곳에 발생원을 두고 있다.

㉯ 활동성 : 야간 활동성이며, 동작이 민첩하고 군거생활을 하는 습성을 가지고 있다.

㉰ 바퀴벌레와 보건

• 소화기계 감염병 : 세균성 이질, 콜레라, 장티푸스, 살모넬라, 유행성 간염 및 소아마비 등
• 호흡기계 감염병 : 결핵과 디프테리아 그리고, 기생충 질환인 회충증, 구충증, 아메바성 이질 등

㉱ 구제 방법 : 은신처와 먹이를 제거하고, 트랩을 설치하며, 살충제로 인해 원인을 제거한다.

④ **진드기**(mite) : 거미강에 속하는 진드기목(Acarina)은 대부분이 기생 생활을 하면서 바이러스성, 리케차성, 세균성 질병의 원인이 되어 종류로는 참진드기, 집먼지진드기, 털진드기 등이 대표적이다.

㉮ 발생원 : 주로 동물의 털이나 숲이나 풀 속, 그리고 사람이 사는 곳에서는 천으로 이루어진 곳에 주로 서식한다.

㉯ 활동성 : 보통 5월~9월 중이 제철이기 때문에 이 기간에 숲이나 들판에 기생한다.

㉰ 진드기와 보건 : 참진드기는 티푸스(Tick-Borne Typhus, 록키산홍반열이라고도 부름), 큐열(Q Fever), 공주 진드기는 재귀열(Relapsing Fever), 옴진드기는 옴을 옮기며 털진드기는 쯔쯔가무사병과 유행성 출혈열을 발생시킨다.

㉱ 구제 방법 : 서식지를 제거하며, 살충제를 사용하여 위생 처리한다.

⑤ **쥐**(mouse) : 우리나라에는 모두 12종이 기록되었는데 그 중 지붕 쥐, 시궁쥐와 생쥐는 사람과 밀접한 관계가 있으며, 청각과 후각이 잘 발달되어 있다.

㉮ 발생원 : 주로 가옥이나 부엌, 항구 주변, 고층 대형건물 등 다양하게 존재하며 서늘하고 음침한 곳에 서식한다.

㉯ 활동성 : 야간활동으로 밤 12시~새벽 1시까지 활동하며, 간혹 낮에도 눈에 띄게 움직인다.

㉰ 쥐와 보건

- 세균성 질병 : 페스트, 렙토스피라증, 살모넬라 등
- 바이러스성 질병 : 유행성 출혈열
- 리케치아성 질병 : 쯔쯔가무시병 발진열
- 기타 : 아베바성 이질, 설사 등의 증상

㉱ 구제 방법 : 서식지를 제거하며, 트랩을 설치하고 천적을 이용하여 위생 처리한다.

3 미용과 관련된 감염성 질환 관리

(1) 바이러스성 질환

① **단순포진**(Herpes Simplex) : 면역 저하로 인한 입술과 성기 및 항문에 물집이 생긴다.

㉮ 병원체 : 단순포진 바이러스(HSV : Herpes Simplex Virus)

㉯ 증상 : 면역 저하로 인한 증상으로 휴식을 취하면 호전되나 이차적 세균감염으로 인해 염증이 생기거나 흉터가 생길 수 있다. 단순포진 1, 2형이 있다.

㉰ 치료 : 병변 부위를 긁거나 불필요한 행동을 주의하고 항바이러스제를 사용한다.

㉱ 예방 방법 : 발병 전에 면역의 저하로 일어나는 소양증이나 발열, 물집이 형성되기 시작하면, 전이되지 않도록 하고 타인과 접촉할 수 있는 것에 대해 위생 관리와 성기일 경우는 접촉하지 않도록 한다.

- 단순포진 1형 : 감염된 부위는 입술과 입 안, 코, 턱 등에 생기며 입술의 접촉, 식기, 수건의 사용으로 전이가 된다. 1차 감염과 재발성으로 좌우에 생길 수 있고, 물집을 터트렸을 경우는 진물과 발열이 생기고 발병 후는 가피가 형성되어 붉은 색의 반점이 생긴 후 점차 사라진다.
- 단순포진 2형 : 감염된 부위는 성기 주변에 발생하며 소양증과 근육통 발열 등이 발생한다.

② **대상포진** : 면역 저하로 인한 신경절을 따라 생기는 피브질환이다. 일반적으로 40~60세에 생기는 노인성 질환이었으나 최근에는 20~30대에 발생률이 높아진다. 수두의 형태로 나타났다가 면역이 생기면 척추신경에 잠복하였다가 다시 발생하는 질환으로 얼굴, 몸, 두피, 눈 등에 몸 전체에 발행한다.

㉮ 병원체 : 수두, 대상포진 바이러스(Varicella Zoster Virus VZV)

㉯ 증상 : 신경절을 따라 생기며, 통증이 동반된다.

㉰ 치료 : 병변 부위를 긁거나 불필요한 행동을 주의하고 항바이러스제를 사용한다.

㉣ 예방 방법 : 만성적인 불규칙한 생활을 줄이고 과도한 피로, 두뇌 노동을 요하는 작업을 계속하는 것을 피하고 충분한 영양을 섭취한다.

③ **사마귀** : 바이러스성 피부질환으로 거칠게 튀어나온 구진의 일종이다.

㉮ 병원체 : 인유두종바이러스(Human Papilloma Virus HPV)

㉯ 증상 : 피부가 딱딱해지고 아프진 않지만 누를 경우 통증을 유발한다.

㉰ 치료 : 병변 부위를 긁거나 불필요한 행동을 주의하고 항바이러스제를 사용한다. 기기로는 레이저, 냉동치료, 전기소작법이 있다.

㉣ 예방 방법 : 인유두종바이러스

㉤ 종류

- 족저사마귀 : 발바닥의 티눈처럼 형성되어 걸을 때 통증을 느낀다.
- 평편사마귀 : 기존의 피부 부위 보다 높은 곳에 위치하며, 주로 어린이나 청소년에게 발생하며, 이마, 턱, 코, 입 주변에 발병한다.
- 심상성 사마귀 : 손, 발가락에 생성되어 발병한다.
- 옴부 사마귀 : 남자의 성기, 요도, 항문 주위, 여성의 외음부(자궁경부암으로 전이할 수 있음)에 발생한다.

(2) 세균성 질환

피부에 상재하는 세균의 영향으로 피부, 호흡기, 비뇨기, 생식기, 신경계, 근육계 등 인체 모든 부위에 발생한다.

① **모낭염**(Folliculitis) : 모낭이 있는 부위에 발생하는 세균성 질환으로 작은 구진 또는 농포가 생기며, 염증을 유발한다.

㉮ 병원체 : 포도상구균(황색포도알균)

㉯ 증상 : 모낭을 침범해 탈모, 지루성 피부염 증상을 유발한다.

㉰ 치료 : 병변 부위를 긁거나 불필요한 행동을 주의하고, 항생물질의 주사, 약물,

연고를 사용한다.

㉱ 예방 방법 : 원인 부위에 대한 사전 행동을 철저히 가려 주의를 하도록 한다. 청결유지를 하도록 주위를 위생 처리한다.

② **농가진**(Limpetigo Contagiosa) : 주로 여름철에 발생하는 전이성 강한 세균 질환으로 처음에는 모기에 물린 것처럼 붉은 반점이 생기다가 긁을 경우는 물집이 생긴다. 이 후 2차 감염이 된다.

㉮ 병원체 : 화농성 연쇄상구균

㉯ 증상 : 벌레에 물린 경우 피부의 포도상구균이나 연쇄상구균에 의해 화농이 되고 물집이 형성되고 가피가 생기고 이후 2차 감염이 되게 된다.

㉰ 치료 : 병변 부위를 긁거나 불필요한 행동을 주의하고, 항생연고를 바르도록 한다.

㉱ 예방 방법 : 손톱, 손, 침구 등을 깨끗하게 관리하고 가족 중 감염이 된 경우는 주의하여 위생처리를 한다.

③ **간찰진**(Lntertrigo) : 비만인 사람에게 나타나는 접합 부위나 닿는 부위에 부풀거나, 가렵거나 욱신거리는 습진성 질환이다.

㉮ 병원체 : 연쇄상구균

㉯ 증상 : 접힌 피부 부위에 발진과 소양증과 가장자리가 뚜렷하지 않고 2차 감염이 발견된다.

㉰ 치료 : 붕산화연고, 아연화유를 바르거나, 아균성 간찰진에는 요오드화칼륨을 사용한다.

㉱ 예방 방법 : 영유아인 경우는 마찰되는 부위를 유화할 수 있는 파우더를 이용하거나 환부 부위를 잦은 통풍으로 원인을 차단하도록 하며 성인인 경우는 비만을 줄일 수 있는 영양, 생활습관을 유지한다.

④ **봉소염**(Cellulites) : 봉와직염 또는 연조직염이라 부른다. 진피와 피하조직에 세균

이 침범하여 생기는 급성 세균감염의 염증반응이다.

㉮ 병원체 : Streptococcus Pyogenes

㉯ 증상 : 발병 부위가 아프고, 발열이 심하며, 상처가 난 경우 가려움으로 인한 2차 감염이 발생한다. 염증의 모든 증상을 동반한다.

㉰ 치료 : 병변 부위에 찜질을 통한 과정이나 항생제, 병의 상태에 따라 수술이 시행된다.

㉱ 예방 방법 : 정확한 원인은 밝혀지지 않고 있지만, 휴식과 세균이 번식할 수 있는 주변에 대한 철저한 위생관리를 해야 한다.

(3) 진균성 질환

① **백선**(Tinea) : 사상균에 의해 발병되는 피부질환으로 백선균이 기생하는 부위에 따라 증상이 다르다.

㉮ 병원체 : 백선균

㉯ 치료 : 항생물질을 바르거나 항사상균제 투여한다.

㉰ 예방 방법 : 위생관리를 철저히 한다.

㉱ 종류

- 두부백선 : 발병 부위가 뚜렷하며 탈모를 유발한다
- 완선 : 사타구니나 둔부에 경계가 뚜렷한 모양의 질환이다.
- 조갑백선 : 손, 발톱에 기생하며 회백색으로 혼탁해지며 조갑면이 고르지 못하고 심할 경우 부서진다.
- 족부백선 : 일명 무좀이라 하며 피부에 작은 수포를 동반하며 피부가 허옇게 짓무르며 가려움이 동반된다.
- 체부백선(범발성) : 전신에 걸쳐 분포하며 가렵고 피부가 두꺼워진다.

② **칸디다증**(Candidasis) : 구강 · 질 · 소화관 등에 감염이 되며 흔히 진균감염이라 한다.

㉮ 병원체 : Candida Albicans 라는 곰팡이의 증식

㉯ 증상 : 표재성 칸디다증, 칸디다성 조갑주위염, 손발톱염, 만성 피부, 구강 칸디다증 등과 기타 설사, 복부, 관절통, 근육통 및 집중 저하 등이 나타난다.

㉰ 치료 : 암포테리신B, 아졸계 항진균제가 치료에 용이하다.

㉱ 예방 방법 : 신생아는 구강의 칸디다증을 막기 위한 임산부의 조기 치료가 필요하며 여성의 질 청결을 위한 조기 치료가 필요하다.

- 점막 칸디다증 : 구각, 혀, 회음부, 질 등을 포함한다.
- 피부 칸디다증 : 피부의 주름과 손가락 사이, 항문 부근, 유방의 짓무름을 유발한다.
- 소화관 칸디다증 : 소화기관의 감염으로 인해 설사, 복통, 황달을 일으킨다.
- 전신성 칸디다증 : 신체 전신의 감염으로 인해 수막염이나 심내막염을 유발한다.

(4) 기생충성 질환

기생충이 인체에 영향을 미쳐 피부 건조와 소양증, 인설을 발생시킨다.

① **이(Pediculasis)** : 이는 머릿니, 몸이, 사면발니로 나뉘는데 주로 소아에게서 일어나는 머릿니에 의해서 감염이 되며 증상으로는 결절성 발진이나 비듬, 인설이 형성이 된다.

② **옴(Scabies)** : 옴은 옴벌레의 기생에 의해 감염되는 피부병이다. 잠복기는 10일 정도로 피부에 가려움 증상으로 담마진이나 농가진으로 오진하기도 한다.

TIP

위험위생평가요소를 수행하는 5가지 단계

① 관리실의 모든 구역에서의 잠재위험위생요소
② 누가 어떻게 위험에 처할지를 확실히 규명
③ 위험위생들을 평가, 개선 방안이 적절한지 여부와 앞으로 위험위생요소를 규명
④ 위험요소평가리스트 작성
⑤ 정기적으로 위험 위생요소평가를 미용 현장에서 모니터하고 검토하여 제어 도구로 사용

공중보건학

PUBLIC HEALTH

제 ④ 장

환경위생

1. 환경위생의 개념

2. 환경오염과 보건

1 환경위생의 개념

1 환경 위생의 정의

환경은 넓은 의미로는 우주를 형성하는 모든 실체를 의미하고 좁은 의미로는 지구촌에 모든 생물체를 말한다. 즉, 환경 위생(Environment Sanitation)은 인간을 둘러싸고 있는 인간 환경요인을 연구 · 측정해서 생활환경을 개선하는 목적을 가지고 사회적 구성원으로 직 · 간접적으로 서로 영향을 주고 있다. Pasteur 등이 세균을 발견하기 이전에 유럽의 유행하고 있는 감염병을 위한 환경위생 상태의 개선을 시도한 바 있으며 프랑스 생리학자 Claude Bernard(1813~1879)는 내부 환경이란 개념을 제창한 바 있고, Walter B. Cannon(1871~1945)는 내부환경이 인간의 건강을 유지할 수 있는 항상성이 있다고 하였다. 이는 환경과 건강과의 유의한 관계가 있다는 것을 증명하였으며, 환경을 개선할 필요성을 인식시켜 주기도 하였다. 또한, 세계보건기구(WHO, World Health Organization)의 환경위생전문위원회(ECES, Expert Committee on Environmental Sanitation)에서는 환경 위생을 "인간이 신체적 · 정신적 및 사회적으로 안정된 상태일 때 몸에 유해한 작용을 주거나 영향을 미칠 수 있는 모든 물질적인 환경에 대한 모든 요소를 조절하는 것"으로 정의하였다. 환경 위생에서 대상으로 하는 환경은 이화학적 환경으로, 주요 환경요인으로는 공기, 상수, 하수, 폐기물 처리, 주택 및 의복 위생 등이다.

2 환경 위생의 요소

(1) 기후와 보건

기후의 변화는 인간의 신체적, 정신적인 변화를 일으켜 질병을 일으킬 수 있는 조건을 만든다. 기후 특성과 질병 발생은 상호 관계가 있으며, 풍토병, 계절병, 기상병으로 구분할 수 있다.

① **풍토병 :** 어느 지역의 기후 또는 기후로 인한 조건 때문에 그 지역에 주로 발병하는 질병으로 열대지방의 말라리아, 수면병, 콜레라 등이 있다.

② **계절병 :** 계절에 따라 발생하는 질병으로 여름철에 뇌염, 말라리아, 이질, 장염, 장티푸스 등 소화기계 감염병이 유행하게 되고 겨울철에는 천식, 인플루엔자 등 호흡기에 의한 질병이 많으며, 봄철에는 홍역, 결핵 등이 많다. 봄철과 가을철에는 각각 환절기로 인한 감염병이 유행하게 되며, 특히 가을은 유행성 출혈열, 쯔쯔가 무시병, 렙토스피라증이, 봄철에는 홍역과 결핵 등이 있다.

③ **기상병 :** 기후 상태에 따라 질병이 발생하거나 기존의 질병이 악화되는 것으로 류마티스가 대표적이며, 심근경색, 협심증, 기관지염, 천식 등이 있다.

(2) 기온

대기권의 기온은 지상 12km 이하의 대기권에서는 지상 100m마다 0.5~0.8℃ 정도 낮아지며, 성층권에서는 고도가 높을수록 온도가 상승한다. 고도가 높은 곳이 하층부보다 이온이 높은 기온역전(Temperature Inversion)이라 한다. 실내의 적정온도 18±2℃이고, 침실은 15±1℃이고, 병실의 최적 온도는 21±2℃이다.

① **일교차**(Diurnal Range) : 하루의 최고기온과 최저기온의 차이를 일교차라 하는 데 일교차는 해안보다 내륙이 저위도보다는 고위도가 일교차가 크다.

② **연교차**(Annual Range) : 1년 동안의 최고기온과 최저기온의 차이를 말하는데 해안보다는 내륙이 저위도보다는 고위도에서 크다. 적도지방에서는 춘분과 추분 대 최고온도이고 동지와 하지일 때 최저온도이며, 한대지방은 7월이 최고온도이고 1월이 최저온도이다.

TIP

높이에 따른 대기의 온도분포

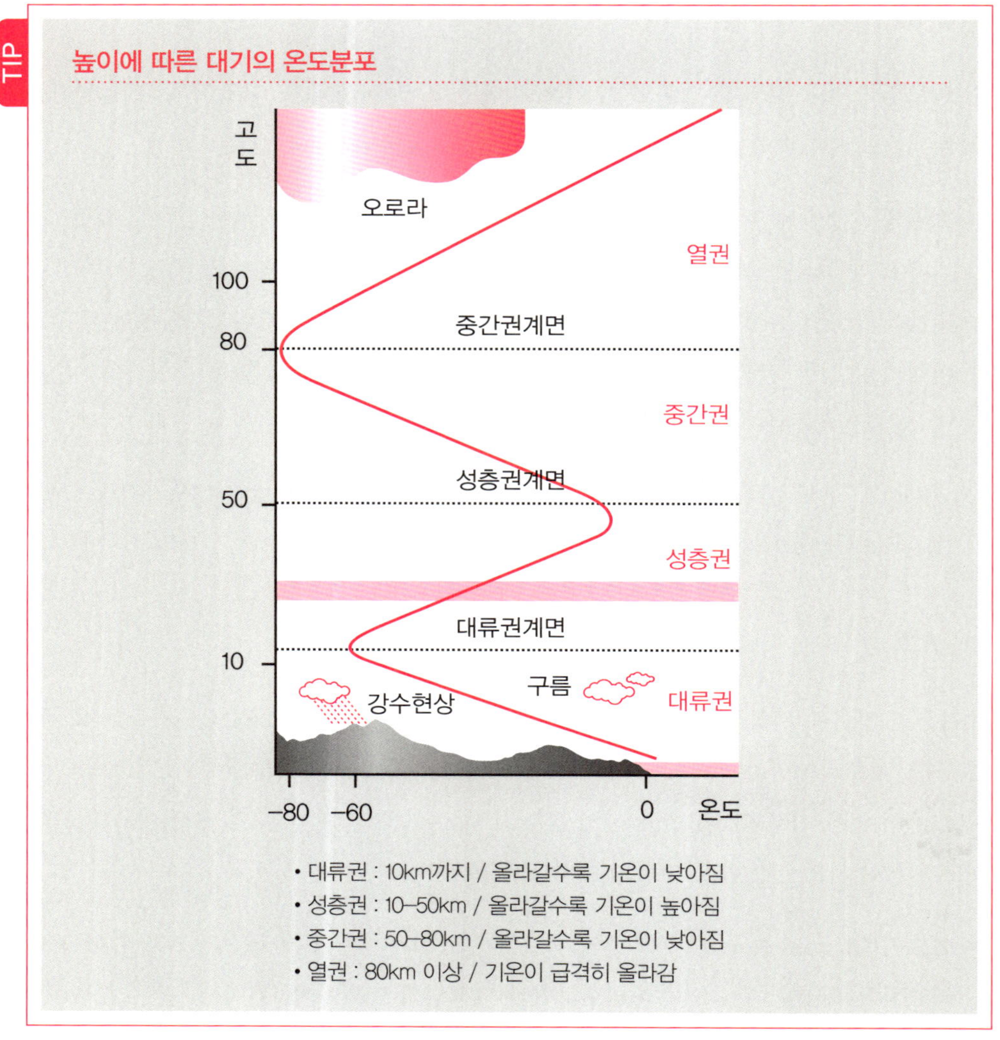

- 대류권 : 10km까지 / 올라갈수록 기온이 낮아짐
- 성층권 : 10–50km / 올라갈수록 기온이 높아짐
- 중간권 : 50–80km / 올라갈수록 기온이 낮아짐
- 열권 : 80km 이상 / 기온이 급격히 올라감

(3) 기습

대기 중에 포함되어 있는 수분량을 말한다. 습도는 불쾌감이나 쾌적감을 느끼는 정도에 좌우되며, 포화 습도와 비교 습도 등이 있고 일반적으로 말하는 실내 쾌적 습도가 가장 많이 사용되고 있다. 습도는 너무 건조하면 호흡기 질환이 생길 수 있으며, 너무 습하면 피부질환이나 각종 세균의 번식으로 인해 불쾌한 실내 상태를 만들 수 있다.

궤적 습도는 40~70%이고, 15℃에서는 70~80%, 18~20℃에서는 60~70%, 24℃ 이상에서는 40~60%가 적당하다.

(4) 기류

공기의 흐름, 또는 바람이라 하며, 실내에서는 온도 차이에 의해 기류가 발생한다. 기류의 속도를 초당 m/s로 표시하며 인간이 느낄 수 있는 최저속도는 0.5 m/s, 그 이하는 불감 기류이며 무풍지대는 0.1m/s이다.

(5) 일광

태양계에서 가장 일반적으로 보이는 태양광선은 적외선과 자외선을 포함한 광범위한 파장의 빛을 방사하고 있다. 전체의 약 5~6%는 자외선, 52%는 가시광선, 42%는 적외선이다. 태양광선은 대기 중의 물질에 의해 흡수 · 산란되어 지상에 도달한다.

① **가시광선**(Visible Ray) : 가시광선은 400~760nm의 파장을 가진 광선으로 눈의 망막을 자극하여 색깔이나 명암을 구분하여 물체를 볼 수 있다. 가시광선은 파장에 따라서 다른 색상 감각을 준다.

표 4-1 빛과 파장과 색상

파장범위(nm)	색상	색상
380~436	보라	뇌하수체 기능과 연결되어 있어서 호르몬의 활동을 정상화 시킴
436~495	파랑	신경을 진정시킴, 스트레스 완화 효과, 인후염 흐두염 목이 쉬었을 때 사용. 생리통, 편두통, 불면증 유익함
495~566	녹색	교감신경 자극, 유해물질 없앰
566~589	노랑	위액분비촉진, 신경계와 심장근육 강화
589~627	주황	신경계와 호흡계에 영향을 주며, 동화작용을 도와줌
627~780	빨강	혈액순환, 체온상승 효과, 신경조직을 자극

조도가 낮거나 지나치게 강하면 시력 저하를 가져오며, 안정 피로의 원인이 되어 작업능률의 저하와 안구진탕증을 일으킨다.

② **자외선** : 파장 약 10~400nm의 전자파를 자외선이라고 한다. 자외선은 생물체에 주는 영향에 따라 UVA(장파장 자외선 : 400~320nm), UVB(중파장 자외선 : 320~280nm), UVC(단파장 자외선 : 280~190nm)으로 구분할 수 있다.

㉮ 피부에 대한 작용 : 강한 홍반 작용을 일으키며, 모세혈관을 확장시킨다. 장기간의 자외선 조사는 피부 비후 현상을 일으킨다. 색소침착은 320nm 이하의 중파장인 UVB의 기저층에서 형성되며 장파장인 UVA는 흑화를 유발하여 광노화를 촉진한다. 또한, 단파장인 UVC에서는 장시간 노출 시는 피부암을 유발하나 살균, 소독의 장점을 가지고 있다.

㉯ 눈에 대한 작용 : 각막과 결막에 흡수되면, 눈물이 흐르고, 눈이 부시며 동통과 결막염을 일으킨다.

㉰ 전신에 대한 작용 : 외선에 과노출 시는 전신에 노화와 함께 각질의 과각화 현상으로 인한 피지 증가와 두통, 홍분, 피로 증상을 보인다.

③ **적외선** : 적외선은 가시광선보다 파장이 길고 마이크로파보다는 파장이 짧은 전자파로 파장 780nm 이상으로 근적외선(780~1,400nm), 중적외선(1,400~3,000nm), 원적외선(3,000~10,000nm)으로 구분된다.

㉮ 피부에 대한 반응 : 열선의 작용으로 피부의 신진대사를 증대시키며, 혈액순환의 촉진으로 셀룰라이트 관리에 사용되며 과한 노출이 장시간 될 경우, 홍반과 화상, 국소 혈관의 확장되며 일부 살균으로 인해 병원에서 사용하기도 한다.

㉯ 눈에 대한 작용 : 백내장을 유발할 수 있으므로 장시간의 노출을 피한다.

㉰ 전신에 대한 작용 : 두통, 현기증, 열경련, 일사병의 원인이 되기도 한다.

TIP

광선과 관련된 질환

① 일사병

일사병이란 직사광선으로 인해 체온이 상승(38℃ 이상)하는 현상을 말한다. 일사병에 걸리지 않기 위해서는 여름의 강한 햇볕 아래에서 장시간 작업하거나 운동할 때, 특히 야외나 해변에 가서 주의해야 한다. 피부를 지나치게 자외선에 노출할 경우 건조하고 땀이 나오지 않아 체온이 상승하게 된다.

(2) 열사병

열사병이란 고온 다습한 환경에 장시간 노출로 인해 체온 조절을 할 수 없게 되는 것으로, 대량의 땀을 흘려서 수분과 염분이 현저하게 부족해지고 체온이 너무 높아지는 현상이다. 고온(38~40℃ 이상) 다습한 실내에서의 작업에 주의해야 하며, 이런 환경에서는 반드시 자주 수분을 섭취하고 휴식을 취해야 한다. 열사병 증상으로는 의식장애, 경련 등이 있다.

(3) 일광 과민성

햇빛 알레르기, 햇빛 알러지라고 알려진 이 증상은 자외선이 체내에서 면역반응을 과하게 일으켜 발생한 광과민성(photosensitivity) 면역질환이다.

(4) 흑피증

생활 환경 물질, 직업성 장해 물질, 의약품 등으로 피부에 색소를 침착(沈着)시키는 일이 있다. 표피 세포, 특히 표피 기저층의 멜라닌 색소가 떨어져 흑피증을 나타내는 때가 있다. 햇빛으로 인하여 색소 침착, 장식품, 안경, 신발, 의류, 식물 등의 접촉 자극 때문에 색소 침착이 있다. 직업성 장해 물질에 속하는 것은 기계유, 타르 따위로 얼굴, 목, 귀 전후 등의 색소 침착, 고무 제품 작업자의 예가 있다. 의약품으로는 부견피질 호르몬, 부견피질자극 호르몬, 여성호르몬, 항암제, 안정제, 항갑상선제 등에 의해 전신 또는 국부적 색소침착이 있다.

(5) 벨록크 피부염

향수, 오데코롱을 피부에 직접 바르고 자외선을 받으면 색소 침착이 생기는 증상이다. 향수에 배합된 베르가못의 버갑텐 성분 중 푸코쿠마린에 의해 피부의 광과민성을 일으키며 염증 증상도 없이 색소 침착이 발생하여 2~3개월 후 자연히 사라지기도 한다.

(6) 온열 질환

2011년 이후 온열질환자 최대치를 기록했던 작년과 비교하여 동기간(5.29~7.19) 대비 약 19%(393명 → 466명) 증가하였으며, 폭염 일수가 더 높아지는 8월 환자 발생이 증가한다.

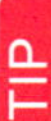

TIP

온열질환자 발생현황

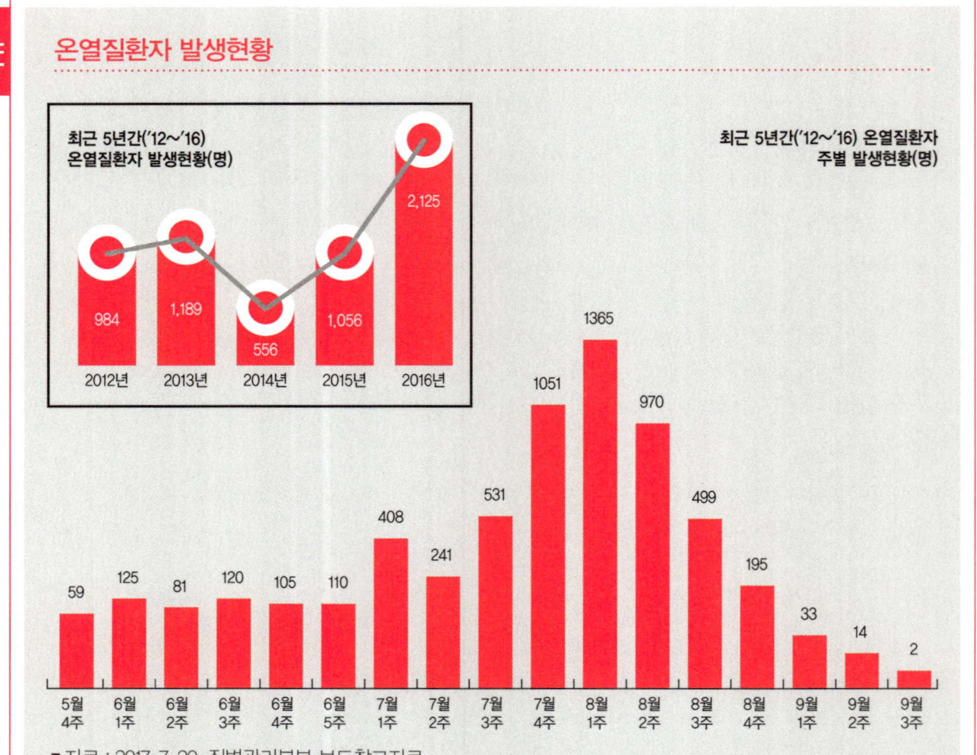

■ 자료 : 2017. 7. 20. 질병관리본부 보도참고자료

2 환경오염과 보건

인간은 자연에게서 각종 자원을 통해 생활하며, 폐기물을 발생하여 정화시키기도 한다. 산업화도시화로 경제발전과 인구증가로 인해 삼림, 초지 등의 생태계 자원이 줄어들고 각종 폐기물이 늘어남에 따라 인류는 생존까지 위협을 받고 있다. 대표적인 지구환경오염 현상은 다음과 같다.

1 대기오염과 보건

(1) 대기오염의 발생원

WHO에서는 대기오염(Air Pollution)은 대기 중에 인공적으로 배출된, 존재하여 오염물의 양, 농도 및 지속이 어떤 지역주민의 불특정 다수인에게 불쾌감을 일으키거나 해당 지역에 공중보건상 위해를 미치고 인간이나 식물, 동물의 생활에 해를 끼쳐 도시민의 생활과 재산을 향유할 정당한 권리를 방해받는 상태라고 말한다.

대기 오염물질은 물리적 형태에 따라 입자상 오염물질과 가스상 오염물질로 크게 구분하며 1차 오염물질(Primary Pollutant)과 2차 오염물질(Secondary Pollutant)로 구분된다. 1차 오염물질은 배출원으로부터 직접 배출된 것이고, 2차 오염물질은 1차 오염물질과 대기 중의 정상 성분이 태양에너지에 의해 광합성 반응에 의해 생성된 물질을 말한다. 2차 오염물질로는 오존(O_3), PAN류(PAN, PPN, PBN 등), 알데히드 등이 있다.

(2) 대기오염 사례

① **Bopal 사건** : 1984년 12월 3일 인도 중부 마드야 프라데시주의 수도 보팔시에서 미국의 다국적 기업인 유니언카바이트 회사의 살충제 유독가스가 약 1시간 동안 누출된 사고가 발생하였다.

• 피해 : 인근 지역 국민 70만 명 중 20만 명이 넘는 인구가 가스를 흡입 2만 명 이상이 응급치료를 받았다.

② Meuse Valley 사건

• 1930년 12월 벨기에의 수도 Belium에서 발생한 Smog 사건이다.
• 100m의 뮤즈 계곡에 위치한 금속, 유리, 아연, 제철의 공장에서 배출되는 SO_2, H_2SO_4에 의해 기온역전으로 3일간 지속되었다.
• 피해 : 3일 동안 평상시 사망 수의 10배인 약 60명이 사망, 심장이나 폐에 만성병을 가진 노인들의 피해가 크게 발생하였다.

③ Donora 사건

• 1948년 10월 미국, 펜실바니아주 피츠버그시의 남쪽 약 25km 되는 곳에 당시 인구 약 13,000명의 도노라 시에서 발생. 1948년 10월 마지막 주에 미국 동북부의 광대한 지역이 고기압권에 들어 역전층이 형성되었으며 대기는 매우 안정되고 무풍 상태였다.

• 피해 : 18명 사망하였다.

④ Tokyo – Yokohama 천식 사건

• 일본은 1900년대 이후 서구의 과학기술을 받아들여 급격하게 공업이 발전됨에 따라, 일본 제2의 해안 공업도시인 오사카 등에서 대기오염이 생김. 1946년 일본의 공업 도시 요코하마, 무풍상태, 밤과 이른 새벽 사이에 동경과 요코하마에서 방출된 대기오염물질로 발생하였다.

• 피해 : 과거에 기관지염을 앓던 환자에게 피해가 심했으며, 특히 9월~3월 사이에 천식과 기관지염의 피해가 컸으며, 환자가 이곳을 떠나면서 완전히 회복되었다.

⑤ 체르노빌 원자로 폭발 사건

• 1986년 4월 26일 구소련 우크라이나 지방 체르노빌 원자력 발전소의 최대의 원전사고가 발생하였다.
• 피해 : 현재까지 원자로 피해자가 발생하였다.

⑥ London Smog

- 1952년 12월 5~9일 영국의 수도 런던에서 주로 60%가 가정 난방용, 기타 공장, 발전소의 석탄 연소 시 발생한 매연과 SO_2가 지표면에 축적되어 발생한 사건이다.
- 피해 : 사망자 수가 4,000명 이상이 사망했으며, 1953년 2월 중순까지 8,000명의 사망자를 낸 사건으로 호흡기 질환과 심장질환 만성 기관지염, 천식, 기관확장증, 폐섬유증, 폐렴 등을 유발하였다.

(3) 대기오염이 미치는 영향

① **기상 변화에 미치는 영향** : 지표에서 2.5km 지점의 성층권에는 자연적 오존이 많이 존재한다. 이들 오존층은 지구상에 도달하는 자외선의 대부분이며, 오존층은 320nm 미만의 빛 에너지(자외선)를 99% 정도 흡수하기 때문에 오존의 농도가 감소면 인간을 비롯해 지구상의 생물은 영향을 주게 된다. 오존 파괴의 주원인은 염화불화탄소는 지난 10년간 남극 상공의 오존층은 절반과 칠레 남부 상공의 1/4이 북반구 지역은 3% 정도가 얇아진 것으로 관측되었다.

㉮ 지구 온난화 : 대기 중의 이산화탄소 농도는 약 25% 증가하였고 이로 인해 기온의 상승과 토양의 건조화는 생물 성장이 남방, 북방에 영향을 주었다. 온난화는 2100년까지는 0.5~2m의 해수면 상승으로 홍수의 일부 지역은 영향을 크게 받을 것이다.

- 엘리뇨(EI Nino) : 스페인어로 '남자아이' 또는 '아기 예수'를 뜻하는데 저도 무역풍이 약해지면 남미 해안으로부터 적도 부근 중태평양의 해수면 온도가 정상 온도인 섭씨 23~27℃보다 높아지는 현상이다.
- 라니냐(La Nina) : '여자아이', '귀여운소녀'의 의미로 엘리뇨의 반대 현상으로 적도 무역풍이 가해지면서 적도 부근의 태평양에서 수온이 정상 이하로 떨어지는 현상이다. 엘리뇨와 라니냐가 발생하면 가뭄, 홍수 등의 기상과 기후가 빈발하여지며, 가뭄, 호수 등에 의한 환경오염으로 감역병이 기승을 부린다.

㉯ 산성화 : pH5.6의 비를 산성비라 하는데 지표 세균을 비롯하여 식물체에 영향을

주어 생체물질을 용탈(Leaching)시키거나 토양의 산성화 및 영양염류의 용탈 등 토양에 대한 피해와 삼림의 피해가 심각했다. 또한, 건축물과 미술품의 건조로 인해 엄청난 손실을 갖기도 하였다.

㈐ 사막화 : 지구상의 연간 560만ha(56,000Km^2)만큼씩의 산림, 초원, 농토 등 비옥한 따이 사막으로 변하고 있다. 사막화의 큰 원인은 과다한 방목과 과잉 경장으로 인한 것이 대부분이며, 관개와 산업화로 인한 자원의 착취와 삼림 벌채도 큰 원인이 된다.

② **인체에 미치는 영향**

㉮ 일산화탄소(CO) : 일산화탄소는 혈액 중의 헤모글로빈과의 결합력이 200~300배로 결합하여 세포조직에 무산소증을 발생시킨다. 공기보다 약간 가벼워서 중독이 되기 쉬우며, CO 농도가 10ppm 미만일 때는 아무런 증상이 없으나 100ppm에서 수 시간 노출되었을 경우 두통, 현기증, 감각마비 등의 증상이 나타나며, 300~400ppm에서는 구토, 복통, 시각장애, 750ppm 이상이면 사망에 이른다.

㉯ 아황산가스(SO_2) : 식물을 고사시키는 대표적인 가스이며, 안구나 호흡기 점막, 비염, 인후에 손상을 주어 세균에 쉽게 감염되게 한다. SO_2 농도 1ppm 이하에서는 아무런 증상이 없으나, 10~15ppm 농도에 1시간 이상 노출되면 폐의 섬모운동이 감소하고 20ppm에서는 안구 자극, 기침, 불쾌감을 일으키며, 400~500ppm에서는 호흡이 곤란해지고 치명적인 상태에 달한다.

㉰ 납(Pb) : 유연 휘발유를 사용하는 자동차의 배기가스나 납을 사용하는 시설 등에서 주로 발생하는데, 납중독이 되면 신경위축, 사지 경련, 신기능 장애 등으로 나타난다.

표 4-2 대기오염물질의 인체에 대한 영향

오염물질	영향
부유 분진	분진이 폐포에 가장 잘 침착하는 크기로서 만성기관지염 등 호흡기 질환을 일으킴
황산화물	만성 기관지염, 호흡기 질환을 발생시킴 SO_2, SO_3, H_2SO_4
납	체내에 축적되어 신경계 등의 손상뿐 아니라 신경 위축, 사지경련, 신기능 장애, 특히 유기납은 중추신경 장애를 일으킴
CO	현기증, 머리 무거움, 두통, 피로의 원인이 됨
O_3	가벼운 증상일 때는 폐활량 감소, 중증일 때는 기관지염의 원인이 됨
SO_3	기관지의 통기 저항 증가, 기침, 호흡곤란, 심폐질환의 원인이 됨
N_2O, NO, NO_2	호흡기 장애, 폐색성 폐질환을 일으킴
포르말린	눈을 자극하며 기침, 호흡곤란, 두통의 원인이 됨

③ 동식물에게 미치는 영향

㉮ 동물에 주는 영향 : 동물도 인체와 동일한 영향을 받는다. 특히 초식동물은 불소화합물에 민감하여 불소에 오염된 풀을 먹을 경우 이가 석회질로 변하고 체중도 감소하여 성장에 심각한 영향을 미친다. 또한, 플루오르(F)가 함유된 뽕잎을 먹은 누에가 소화기 장애로 성장 발육이 지연된 것이 보고되고 있다.

㉯ 식물에 주는 영향 : 산화황(SO), 플루오르(HF), 염소(Cl), 분진 등이 주로 문제를 일으키며 농작물의 성장방해, 식물잎 조직의 파괴, 생리 대사장애를 일으킨다. 식물에 대한 영향은 대기오염 물질의 종류와 농도, 접촉 시간, 식물의 종류 및 품종, 온도나 습도와 같은 기상 조건, 생육 시기에 따라 차이를 나타낸다. 이산화황(SO), 플루오르(HF)는 농작물의 잎을 고사시키거나 성장장애를 일으킨다.

④ 경제적 손실

㉮ 금속 제품의 부식, 피혁제품의 손상, 페인트의 변질, 건축물의 부식 등이 있다.

㉯ SO_2, SO_3 : 철의 부식 및 녹청, 니켈 및 알루미늄의 표면 혼탁 등 금속 물질의 변질과 피혁제품의 강도를 저하시킨다.

㉰ H_2S : 은, 동의 손상 및 염을 함유하는 도료를 변색시킨다.

㉱ O_3 : 의류 염색의 퇴색, 섬유류의 질 및 강도 저하와 고무 제품의 탄성 저하 및 손상을 가져온다.

(4) 대기오염 물질의 분류

① **입자상 물질**(Particulate Matter, PM) : 크기가 0.001~500m인 고체상이나 액체상의 미세한 물질을 말한다. 물리, 화학적 성상에 따라 분진, 매연, 검댕 및 액적 등으로 나누고 있으며, 화학적 성상에 따라 유리규산, 석면, 석회석, 비소, 납, 망간, 그 화합물인 무기 입자상과 세균, 화분, 벤조필렌 등의 유기입자상 물질이 있다.

㉮ 연무(Mist) : 일반적으로 비교적 큰 물방울 입자가 묽은 상태로 분산되어 있는 것을 말한다. 기상학적으로 강화될 수 있는 물방울이 분산되어 있는 상태를 말한다.

㉯ 연기(Smoke) : 불완전연소로 인해 발생된 에어졸 입자를 말하며, 주로 탄산 및 다른 가연성 물질로 이루어져 있다.

㉰ 작은 물방울(Droplet) : 물 또는 얼음이 분산된 것으로 안개(Fog)는 액체의 가시 에어졸로서 응결에 의해 형성된다.

㉱ 훈연(Fume) : 기체 상태로 응축된 고체 입자로 용해된 물질이 증발되어 생긴 것이다. 검댕(Soot)은 탄소 물질의 불완전연소로 형성된 Tar가 함유된 탄소입자의 집합체이다.

㉲ 분진(Dust) : 자동차, 공장, 화력발전소, 난방, 쓰레기의 소각 등에서 배출과 바다 물보라, 화산재, 바람에 의한 지면의 침식, 도로 먼지 등의 자연적 원인에 의해 형성된 물질로 고체 덩어리이다.

㉳ 연무(Haze) : 작은 다수의 입자가 대기에 떠 있는 상태로 수분, 오염물질 먼지로 이루어져 있다.

② 가스상의 물질

㉮ 일산화탄소(CO) : 일산화탄소는 탄소를 함유한 물질이 산소가 부족하여 나오는 불연소 물질이다. 산소와의 친화력이 혈액의 헤모글로블린보다 200~300배의 친화력을 가진다. 불완전연소에 의해 발생하는 유독한 가스로 CO는 공기보다 가볍고 체내에 흡입된 경우는 COHb의 형태인 일산화탄소 헤모글로빈을 형성하여 두통과 심하게는 중추신경 손상을 가져올 수 있다.

표 4-3 COHb의 농도

COHb의 농도	증상	CO의 농도(ppm)
4	건강한 사람은 문제가 되지 않으나 호흡기계 질환을 앓고 있는 사람에게 영향을 줌	9~30
5	중추신경계의 이상	30
		120
10	과격한 운동 시 숨이 참	
20	보통 활동에도 간헐적 두통	120
30	두통, 신경과민, 피로감, 주의력 산만	40
40~50	두통, 정신혼란	400~500
60~70	의식혼탁, 호흡중추마비	1,000
80	사망	1500~2000

㉯ 질소산화물(NOx) : 질소산화물은 연료를 연소 시에 발생하는 (석탄이나 석유 등) 무색, 무취의 기체이며 만성 폐암, 섬유성 폐쇄성 기관지염을 일으키며, 중에서 물과 반응하여 질산(HNO_3)이 되며, 대기 중의 질산은 황산과 함께 산성비의 원인이 되어 농작물이나 실물에 유해한 가스이다. 대기오염의 주범인 광화학 스모그를 생성하는 활성 물질이다. 질소산화물은 편리한 생활 수준의 향상으로 인해 자동차의 운행이 증가됨에 때라 그 배출량이 늘어가고 있는 추세이다.

㉰ 황산화물(Sox) : 황산화돝은 화석발전소, 경유 자동차, 난방시설 및 정유공장 등의 연료를 연소시키는 과정에서 발생하며 대기오염물질 중 가장 중요하다. 대표적인 물질로는 이산화황(SO_2, 아황산가스)이 있다. 산성비는 이산화황(SO_2), 삼

산화황이(SO_3) 물과 작용하여 아황산이나 황산으로 되어서 토양에 영향을 준다. 아황산가스는 무색이며 냄새가 약한 기체로 공기 중에 약 0.5ppm의 농도로 존재하며 냄새를 감지할 수 있다. 현재 황산화물의 유해가스로서의 영향을 황을 적게 포함하는 고품질의 연료를 사용하고 있다.

㉣ 탄화수소(HC) : 탄화수소는 탄소와 수소로 이루어진 유기화합물로써 각종 연료, 유기용매 사용 중 휘발 또는 증발되어 자연적으로 발생하며, 1차 오염물질로써 대기 중의 NO와 반응하여 광화학적 산화물인 2차 오염물질을 만든다. 탄화수소는 자동차 배출가스, 매립지, 공장 매연 등에서 배출된다.

㉤ 암모니아(NH_3) : 암모니아는 암모니아를 냉매로 하는 냉동공장, 비료 제조 · 표백 · 색조 제조공장 등에서 발생한다. 암모니아 가스는 불쾌한 자극성 냄새를 가진 무색의 가스이다. 공기 중에 5ppm만 존재하여도 감지한다. 암모니아는 눈과 호흡기에 자극을 주며, 농도가 높으면 호흡곤란이나 의식불명으로 사망에 이른다.

TIP

오염물질에 따른 분류

<table>
<tr><td>가스상 물질</td><td colspan="2">일산화탄소, 질소산화물, 암모니아, 아황산가스, 염화수소, 염소, 포름알데히드, 황화수소, 불소 등</td></tr>
<tr><td>입자상 물질</td><td colspan="2">먼지, 분진, 훈연, 미스트, 연기, 안개, 스모그, 검댕 등</td></tr>
<tr><td>자연적 발생원</td><td colspan="2">인간 활동과 관계없이 오염원을 발생시키는 배출원</td></tr>
<tr><td>인위적 발생원</td><td colspan="2">생활 활동, 생산활동, 에너지 소비 활동 등 인간 활동 등에 의한 배출원</td></tr>
<tr><td rowspan="2">고정배출원</td><td>점 배출원</td><td>화력발전소, 대형 배출시설</td></tr>
<tr><td>지역 배출원</td><td>도시지역에서 일반주택과 같이 소규모 배출시설이 밀집하여 널리 분포되어 있는 곳</td></tr>
<tr><td>이동배출원</td><td></td><td>자동차, 비행기, 선박 등 선으로 이동하면서 배출하는 오염원</td></tr>
<tr><td>1차 오염물질</td><td colspan="2">대기 중에 직접 배출되는 대기오염</td></tr>
<tr><td>2차 오염물질</td><td colspan="2">대기 중에 1차 오염물질이 화학반응에 의하여 고농도의 해로운 상태로 발생시키는 오염원, 일산화질소에서 이산화질소로의 변형이 좋은 예</td></tr>
</table>

(5) 대기오염 방지대책

① **입지 대책** : 지형, 풍향, 인구 밀집, 대기 확산 능력, 오염물 배출량, 굴뚝의 높이에 따른 방지 대책이 마련되어야 한다.

② **연료 대책** : 석탄은 회분, 황분, 휘발분이 적은 것, 석유는 황분이 적을 것을 사용하여 연료를 절약하여야 되며 가정에서는 LPG로 교체를 활성화하도록 한다.

③ **연료 배출 대책** : 분진, 매연, 유해가스 발생 억제 대책, 특히 유해가스 발생이 적도록 해야 하며, 쓰레기 소각시설이 정부 지원으로 체계화되어야 한다.

④ **자동차 배기가스 대책** : 재연소 장치와 촉매 변환기를 사용하도록 한다.

⑤ **오염자 비용 부담 원칙의 적용** : 대기오염은 물론 수질오염 등 환경오염에 있어서 오염물질을 발생시킨 자가 오염의 정화에 필요한 재정 부담을 하는 것으로 현재 배출 허용 기준이 넘는 산업체 등에 대하여 배출부와 벌금을 물리고 있다.

TIP

생활 속의 보건

① 나무를 심어서 식물의 정화를 통한 자연 청정효과를 키운다.
② 자동차의 사용을 줄이고 대중교통을 이용한다.
③ 프레온가스 사용을 금지한다.
▸스프레이 사용 시와 스티로폼을 태울 때 생기는 프레온 가스는 우리를 자외선으로부터 막아주는 오존층을 파괴하는 치명적인 물질이다.
④ 쓰레기 불법 소각을 금지한다.
▸자동차 매연이나 공장 매연보다는 약하지만, 유독가스로 인해 환경오염이 발생한다.
⑤ 냉장고의 온도를 필요 이상 낮게 하지 않는다.
⑥ 자동차 에어컨 및 히터 사용을 최소화한다.

황사, 미세먼지

① 기상 상황을 그때그때 확인한다
② 임시휴업(휴교)을 하는지 학교에 확인한다
③ 창문을 닫고 바깥 활동을 금지한다
④ 실외에서는 보호 안경, 마스크, 긴 소매 옷을 착용한다
⑤ 손과 발을 자주 씻고, 양치질을 한다
⑥ 눈을 만지지 않으며, 눈이 가려울 경우에는 깨끗한 물로 씻거나 인공눈물을 사용한다

2 토양오염과 보건

토양의 오염은 주로 사람의 활동 과정에서 이루어진다. 오염의 주원인은 토양의 유입, 농작물의 생산성을 높이기 위한 농약의 사용과 비료 등 농업용 자재의 무제한 살포와 생활폐기물의 투기 등에서 온다.

(1) 토양오염의 발생원

① **대기오염** : 대기오염의 입자인 분진이나 가스에 의해 자연적 원인이 토양으로 유입되어 농작물에 피해를 준다.

② **수질오염** : 생활하수와 공장폐수에서 배출되는 유기물질과 공장폐수나 금속 광산에서 배출되는 오염수에 의해 중금속과 독성이 있는 화학물질과 같은 수질오염에 의해 오양이 오염이 된다.

③ **농업용 자재** : 농작물에 쓰이는 농약 중 살충제, 살균제, 제초제, 생산 보조제 등의 사용으로 인해 농작물의 천적이 죽게 되고 농약의 저항성으로 인해 토양오염이 심화가 된다.

④ **폐기물** : 생활폐기물이나 가축 폐기물 속에는 다량의 유기물질이 포함되어 토양에 다량이 유입되면 토양에서 분해 시 혐기성 분해로 인하여 메탄가스가 발생하고, 유기산이 생기며, 알코올 같은 중간 대사물이 생김으로 인해 오염이 가중된다. 또한, 생활 폐기물 속에는 플라스틱, 비닐 등은 분해가 되지 않아 토양에 묻게 됨으로 인해 황폐하게 한다.

3 수질오염과 보건

산업화와 도시개발로 인해 경제생활의 발전으로 인해 용수의 수요 증가는 필요량 이상을 가져옴으로 하수 및 폐수의 방류량을 늘어나게 하였다. 이로 인해 이화학적 및 생물학적으로 물의 자정 능력이 사라지거나 생물체 내에 유해 작용을 할 수 있는 상태를 말한다.

최근에는 대도시나 공업 도시의 하천 오염도가 증가하고 있으며 오염물질이 다양화되고 있다. 수질오염은 점차 지방으로 확대되고 있으며, 해역오염도 증가하고 있다.

수질오염의 발생원은 크게 점오염원과 비점오염원으로 분류되는데, 점오염원은 산업 폐수, 도시 하수, 분뇨와 같이 일정한 장소에서 배출되는 오염원을 말한다. 비점오염원은 농경지나 거리 청소 및 폭우 등으로 인한 일정한 장소 없이 배출되는 오염원을 말한다.

(1) 수질 오염의 원인의 발생원

① **생활하수**(Domestic Wastewate) : 가정에서 배출하는 가정 오염수와 상업시설 및 각종 공공기관에서 배출하는 폐수를 뜻한다. 산업 폐수(Industrial Wastewater) 산업의 자양화 및 대규모화 등으로 인하여 각종 중금속을 비롯하여 생활하수보다 영향이 큰 고농도 유기성 물질이며, 고도의 처리를 요하는 난해성 물질 등이 배출되는데, 피혁 폐수, 금속 폐수, 섬유 폐수 및 채광, 채석 폐수 등이 포함된다. 축산 폐수(Animal Wastewater)는 도시 하수의 분뇨와 함께 유기물질 함량이 매우 높으므로 처리에 어려움이 있다. 우리나라는 최근 대규모 시설을 갖춘 사육이 늘어감에 따라 출산 배설물이 쌓여가고 있다.

② **비점오염원**(Non – Point Source) : 오염원의 확인이 어렵고 규제관리가 용이하지 않은 오염원으로 농경 지대와 도시 도면 배수처럼 불특정한 경로이다. 이에 반해 산업 폐수 및 축산 폐수 등 오염원이 쉽게 확인되고 정화시설이나 적정한 관리를 유도함으로써 오염원의 통제가 용이한 것은 점오염원이다.

(2) 수질 오염 사건

① **미나마타병** : 일본 구마도토현 미나마타만 주변 일대에서 발생한 사건으로 1952년경부터 환자가 나타나기 시작해 계속되어 발생하였다. 발생원을 조사하여 확인된 사실은 메틸수 화합물이 유출되어 어패류에 오염을 일으키고, 그 오염된 어패류를 주민이 먹고 발생하였다. 환청, 언어 구애, 구심성 시야 협착, 정신장애, 사지 비틀림, 운동 실종 등의 증상이 나타난다.

② **대구 수돗물 페놀 오염 사건** : 1991년 3월 16일 구미공단 옥계천 변의 두산전자 회사에서 페놀 원액 30톤이 유출되어 낙동강으로 유입된 사건으로 이 오염된 물은 대구 다수 정수장으로 유입되어 염소 소독제와 결합하여 클로로 페놀이 되어 1991년 3월 16일 대구시 수돗물에서 악취가 발생하는 사건이 발생하였다. 이 물을 먹은 사람은 복통과 유산, 목 통증, 가려움증을 유발하였다.

③ **이타이이타이병** : 1920~1946년 사이에 일본 도야마현의 찐스천 인근 주민들 사이에서 발생한 병으로 카드뮴이 유입된 물을 농업용수와 먹는 물로 사용한 주민들이 체내 농축으로 발생한 사건이다. 이 병은 서혜부, 허리 등 관절의 자발 통이 심하고, 뒤뚱거리는 오리걸음, 넘어지면서 골절이 쉽게 일어나고 다뇨, 단백뇨 등의 증상이 일어난다.

(3) 수질오염의 지표

① **화학적 수질오염 지표** : 수소이온 농도(pH), 용존산소(DO), 생물화학적 산소요구량(BOD), 부유 고형물이나 탁도 및 색도, 냄새와 맛, 질소, 인, 음이온 계면활성제, 염화물, 중금속 등

㉮ 수소이온농도(pH):수소이온 농도는 pH로 표시된다. pH는 외부로부터 산 및 알칼리성 물질이 혼입되면 쉽게 변화가 나타나며 수소이온농도는 pH5.8 내지 8.5 이어야 한다.

㉯ 용존산소(Dissolved Oxygen, DO) : 물속에 녹아있는 산소량이며, 일반적으로 DO는 수온의 온도가 기압이 높을수록 증가하며, 물속에 염류의 농도가 높을수록 감소한다. DO는 오염물질을 산화하여 물을 정화시키는 중요한 역할을 하고 있기 때문에 일반적으로 수질을 평가하는 가장 중요한 지표이다.

㉰ 생화학적 산소요구량(Biochemical Oxygen Demand, BOD) : 물속의 유기 물질이 호기성 상태에서 미생물에 20℃에서 5일간 생화학적으로 분해되어 안정화하는데 요구되는 산소요구량이다. BOD는 물속에 녹아있는 미생물에 의해 소비되는 산소량을 측정함으로써 간접적으로 유기 물질의 양을 짐작하게 하여 수질오

염 측면에서 중요시하고 있다. BOD 수치가 높다는 것은 오염도가 높은 것을 의미하며, 용존 산소의 소비가 많아 혐기성 분해가 일어나 부패하기 쉬우며 오염도를 측정하는데 가장 대표적인 지표이다.

㉣ 화학적 산소요구량(Chemical Oxygen Demand, COD) : 물속의 산화제로 사용하여 화학적으로 산화시킬 때 소비되는 산화제의 양을 산소량으로 환산한 값을 말하는데 BOD와 같이 수중의 유기물질을 간접적으로 측정하는 지표이다. 일반적으로 COD 값은 BOD 값보다 높은데 미생물이 산화제에 의해 완전 분해되면 COD와 BOD 값이 같아진다.

㉤ 질소화합물 : 분뇨, 공장폐수에서 존재하는 무기성 질소(암모니아성 질소, 아질산성 질소, 질산성 질소)와 아미노산, 단백질 등에 포함되어 있는 유기성 질소의 양을 합하여 mg/l로 나타내며 수역의 부영양화의 원인이 된다. 그중 암모니아 질소는 미생물에 의해 단백질분해가 촉진되어 형성되는 것으로 분변 오염을 측정하는데 가장 대표적 지표이다.

㉥ 염소이온 : 자연수는 염소이온을 포함하고 있는데, 지질의 영향, 공장폐수, 분뇨에 의해 염소이온의 농도가 높아지게 된다.

㉦ 과망간산칼륨 : 과망간산칼륨의 소비량이 높아질수록 유기물 오염이 많다는 것을 의미한다. 과망간산칼륨 소비량은 하수, 공장, 분뇨 등 유기성 오염의 유입에 의해 증가하기 때문에 오염의 한 지표로 활용하고 있다. 음용수의 기준은 10mg/l 이하이다.

㉧ 경도 : 경도는 물속의 칼슘이온과 마그네슘이온 등의 금속 양이온의 양을 이에 대응하는 탄산칼슘의 양으로 환산한 값을 말한다. 경도가 높으면 쉽게 침전이 일어나고 비누와 결합하여 제거가 잘 안 되는 물때를 만든다.

㉨ 부유물질(Suspended Solids, SS) : 물속의 혼탁한 정도를 알 수 있는 지표이다. 부유물질이 많은 경우는 물고기의 아가미에 부착되어 폐사되고, 빛의 수중 전달을 차단하고, 수중식물의 광합성을 방해한다.

㉶ 생물학적 수질오염 지표 : 미생물(일반 세균, 대장균 등), 저서생물, 어류, 조류 등 일반 세균과 대장균군이 세균에 의한 수질오염을 나타내는 데 널리 이용되는 지표이다. 대장균 균은 양변성 오염의 지표이며 자체의 병원성은 무시할 수 있을 정도로 낮으나 검출되면 수인성 감염병의 유해 가능성을 나타내는 지표이다.

② **물리적에 대한 규정** : 물의 색은 미생물이나 플랑크톤의 번식, 용해성 물질, 콜로이드성 물질, 오수 또는 공장폐수 등의 유입 영향을 받는다. 탁도는 물의 탁한 정도로 물속의 토사 등 부유물질이나 용존 물질의 화학적 변화에 기인한다. 일반적으로 저온의 물에는 냄새가 없거나 적으며 온도가 높아지면 비로소 냄새가 나는 것이 보통이다.

TIP

음용수 : 1995년 환경부령으로 먹는 물에 관한 수질기준을 정하여 실시한 규정

① 미생물에 관한 기준
② 건강상 유해영향 무기질에 관한 기준
③ 건강상 유해영향 유기물질에 관한 기준
④ 소독제 및 소독부산물에 관한 기준
⑤ 심미적 영향 물질에 관한 기준
⑥ 정수처리에 관한 기준
⑦ 수질검사

대장균의 검출

대장균 균은 일반적으로 그 자체가 직접 유해하지는 않으나 대장균의 검출은 다른 미생물이나 분변에 의한 오염을 추측할 수 있으며, 검출 방법이 간단하고 정확하기 때문에 수질오염의 지표로서 중요성이 있다.

수인성 감염병

수인성 질병은 콜레라, 장티푸스, 파라티푸스, 세균성 이질 등이 있으며 이 감염원들은 물에서 증가하는 것이 아니라 감소하는데 그 이유로는 영양원의 부족, 다른 균에 잡아 먹히거나, 일광의 작용에 의한 사멸, 온도의 부적당 등 때문이다.

• 수인성 감염병의 특징

① 성, 연령별과 상관이 없다.
② 잠복기가 길고 치명률이 낮다. (2차 감염이 적다)
③ 피해지역과 음용수 사용구역이 일치한다.
④ 피해가 다수집단으로 발생한다.

(4) 수질오염이 미치는 영향

① **인체에 미치는 영향 :** 생태계의 먹이사슬 구조가 깨지면서 인체는 유입과 배출의 불균형이 되면서 인체 장기 세포의 장애와 각종 수인성 감염병이 걸리게 된다.

② **생태계의 파괴 :** 물의 자정 능력이 파괴되어 생태계의 파괴를 초래하는데 이는 용존산소의 부족과 부영양화를 들 수 있다.

③ **물의 이용 저하 및 경제적 손실 :** 물의 오염은 식수의 사용을 저해함으로 인해 보건상의 문제를 야기하며 물의 정화에 많은 공정이 필요하여 경제적 손실을 오게 된다. 또한, 산업용수와 공업용수의 사용을 저지로 인해 산업의 발달에 문제를 야기하는 조건이 될 수 있다.

④ **기생충의 감염원 :** 물과 관련 있는 기생충으로는 간흡충, 폐흡충, 관절열두조충, 주혈흡충 등이 있으며, 회충, 편충, 편충 등도 수질의 오염으로 감염될 수 있다.

⑤ **유해물질의 오염원 :** 산업장에서 유출되는 유해 물질로는 수은, 카드뮴, 유기인, 페놀, 비소 등이 있으며, 산업장에 화학물질의 사용 증가로 배출량이나 종류에서 계속 증가되는 경향이 있으며, 이들 유해물질은 각종 중독성 질환을 일으킨다.

⑥ **불소의 함량 :** 음용수에 과다한 불소의 함량은 반상치의 원인이 되며, 불소의 함량이 적은 경우는 우치(충치)의 원인이 되는데, 이러한 현상은 8, 9세 어린이에게 발생한다.

TIP

적조(Red Tide)

부유 생활을 하고 있는 미소 생물군(주로 식물성 플랑크톤)이 단시간 내에 급속히 증가하여, 물의 색을 붉게 하는 현상이다. 빛의 투과가 적어 수중식물이 광합성 작용을 못 한다. 질소, 인 등의 영양물질이 풍부하고 일조량, 수온, 염분, pH 등의 생물 성장 조건이 유리하며, 물의 이동이 적은 곳에서 발생한다. 적조의 촉진 원인은 플랑크톤의 성장에 필요한 기타 영양소인 Si, Ca, Mg 등 미량의 금속, 비타민, 특수한 유기물 등이다.

부영양화

가정의 생활 하수, 가축의 배설물, 비료 성분 등의 오염원이 물속에 유입되어 유기물, 인산염, 질산염 등이 풍부해진 상태를 말한다. 부영양화 심화로 미생물과 조류의 폭발적 증가하게 되며, 물속에 존재하는 용존 산소량 감소된다. 이로 인해 물속의 생물 질식하여 죽게 되고 물은 썩은 냄새가 나게 된다.

(5) 하수처리 방법

하수처리법에는 희석법, 침전법, 관개법, 부패조법, 임호프법, 접촉여상법, 안정지법, 살수여상법, 활성오니법이 있다. 일반적으로 하수처리 과정은 예비처리, 본처리, 오니처리 단계를 거치게 된다.

① **예비처리** : 하수 유입구에서 하수 중에 함유된 입자가 큰 부유물이나 고형물질은 제진망(Screen)을 설치하여 제거하고, 침사조에서는 비중 2.65, 직경 0.2mm 이상의 토사 등과 같이 큰 물질을 0.15~0.3m/sec 정도로 유속을 감속하여 침전시킨다. 침전지에서는 스크리닝(Screening)이나 침사지에서 제거되지 않은 부유물질을 통침전(유속 0.3~0.6m/min, 12시간)이나 약품 침전을 실시한다.

② **본 처리** : 본 처리는 혐기성 처리 방법, 호기성 처리 방법으로 나뉜다.

㉮ 혐기성 처리 : 혐기성균이 무산소 상태에서 유기물로 분해하여 탄화수소계 물질을 생성하여 하수처리에 사용되는 방법으로 부패조나 1907년 칼 임호프(Karl Imhoff)가 부패조의 단점을 보완한 임호프(Imhoff)법이 여기에 속한다. 부패조는 탱크에 하수를 유입하여 부유물이 형성되면 내부에 혐기적 미생물이 작용하여 분해시키는 방법이다. 임호프법은 탱크를 침전실과 소화실로 분리하여 부패조의 결점인 악취 발생을 보완하였다.

㉯ 호기성 처리 : 호기성 처리법에는 관개법, 산화 지법, 살수여상법, 활성오니법 등이 있다. 호기성 분해 처리 시에는 이산화탄소가 많이 발생한다. 살수여상법과 활성오니법이 호기성 처리의 대표적인 방법인데, 활성오니법은 1912년 영국에서 시작된 방법으로 생물학적 처리 방법 중 가장 진보된 방법으로 호기성균이 풍부한 활성오니를 20~30% 정도 첨가하고 2~4시간 산소를 공급함으로써 호기성균의 활동을 촉진시켜 유기물을 분해하는 방법이다. 활성오니법은 숙련된 기술을 요하지만, 비용이 적게 들며 처리 면적이 작게 든다. 반면, 살수여상법은 수량의 급격한 병화에도 대응할 수 있으나, 높은 수압이 필요하고 파리가 발생하거나 악취가 생길 수 있다는 단점이 있다. 일반적으로 활성오니법은 도시하수처리에 주로 이용되며, 살수 여상법은 산업폐수나 분뇨처리에 이용된다.

③ **오니 처리 :** 하수 처리의 최종 단계로 하수에서 발생한 오니 처리 방법은 오니의 종류나 지역 특성에 따라서 다르지만, 배출되는 오니는 일반적으로 육지나 바다에 투기하거나 소각 · 퇴비화 · 사상 건조 · 소화에 의해 처리된다.

(6) 하수의 수질 기준

하수의 수질 기준으로는 주로 생물화학적 산소요구량(BOD : Biochemical Oxygen Demand)이나 화학적 산소요구량(COD : Chemical Oxygen Demand) 및 용존 산소량(DO : Dissolved Oxygen)이 사용된다. BOD는 수중의 유기물질이 생물학적으로 산화되는 데 필요한 산소량을 mg/L로 표시한 것으로 시료를 20℃에서 5일간 동안 저장하였을 때 물속의 호기성 미생물 증식과 호흡작용에 의하여 소비되는 용존산소량을 측정한다. COD는 수중의 과산화물을 산화제로 처리하는 데 소비되는 산소량을 mg/L로 표시한 것으로 산화제의 종류나 농도, 반응속도, 시간 등에 의하여 영향을 받는다. 측정 시에는 시험법을 표기해야 한다.

(7) 물의 소독(Disinfection)

물의 소독에는 열이나 자외선(250~280nm) 살균력이 강함, 투과력이 강함, 화학적 방법(할로겐류과 망간산 칼륨, 오존), 이온 변화, pH 변화 등의 방법이 이용되나 상수소독에는 염소소독이 주로 이용되고 있다. 염소소독은 액체염소나 이산화염소, 차아염소산나트륨, 표백분 등을 이용하는데, 가장 많이 사용되는 것은 취급이 간편하고 가격이 싼 액체염소를 사용한다. 염소소독의 특징으로는 강한 소독력, 우수한 잔류효과, 조작의 간편성, 경제성 등이 있으나 냄새가 많이 난다. 일반적으로 유리 잔류 염소는 0.2mg/L 이상이어야 한다.

TIP

Cl_2+ H_2O↔HCl + HOCl (치아염소산) → pH_4

HOC ↔ H^+

4 폐기물 처리와 보건

(1) 폐기물의 정의

폐기물관리법에 의하면 폐기물이란 일반폐기물과 산업폐기물로 나뉘며 오니(찌꺼기), 폐유 폐산, 폐알칼리, 쓰레기, 연소재, 동물의 사체 등으로 인가의 생활이나 사업 활동에 불필요한 물질이며 폐기물 소유자 혹은 관리자가 경제성이 없다고 판단하거나 소유 또는 관리할 욕구가 없어서 자연계로 버리는 물질을 말한다.

(2) 폐기물의 분류

폐기물은 크게 생활 폐기물과 사업장 폐기물로 구분은 다음과 같다.

① **일반폐기물**

㉮ 가정 생활폐기물 : 단독주택이나 공동주택에서 배출되는 폐기물을 말한다.

㉯ 사업장 생활폐기물 : 제조업의 배출 시설계 폐기물을 제외한 모든 폐기물과 시장이나 상가 등 비제조업에서 배출되는 폐기물을 말한다.

② **산업폐기물**

㉮ 건설폐기물 : 건설공사에 있어서 착공 시부터 완공 시까지 건설 현장에서 발생되는 5톤 이상의 콘크리트를 포함한 전체 폐기물을 말한다.

㉯ 지정폐기물 : 사업장의 폐기물 중에서 폐산, 폐유, 폐알칼리, 인체적 출물 및 감염의 가능성이 있는 폐기물을 말한다.

(3) 폐기물처리법

① **퇴비법** : 유기물질을 희석하면 호기성 생물의 활동에 의한 발효가 시작되는데 이때 60~70℃의 열이 생기므로 기생충이나 병원미생물을 사멸시킬 수 있다. 약 4~5개월 정도를 발효시킨 후 퇴비로 사용하며, 고속 퇴비화 시설을 이용하면 2~3일 내에

좋은 비료를 얻을 수 있다.

② **투기법** : 투기법에는 해양 투기법과 저지대투기법이 있는데 가장 오래되고 간단한 방법이지만 비위생적인 방법이다. 저지대투기법의 경우 악취가 발생하고, 쥐나 파리의 서식처가 되어 감염병 발병위험이 있으며, 해양투기법의 경우 지하수 및 해양 오염 등의 문제가 생길 수 있어서 우리나라에서는 폐기물관리법으로 금지하고 있는 방법이다.

③ **소각법** : 가장 위생적인 방법으로 폐기물을 소각해서 처리하는 방법이다. 소각로에 의한 소각법과 현지 소각법이 있다. 소각법은 가장 많이 사용하는 이상적인 도시 쓰레기 처리 방법으로, 병원미생물을 사멸시키고 각종 가연성 쓰레기의 처리를 용이하게 한다.

④ **위생적 매립법** : 위생적 매립법은 저지대에 쓰레기를 버린 후 복토하는 것으로 불연성 쓰레기가 적당하다. 매립 시에는 인가에서 멀어야 하며, 악취의 발생이나 파리, 쥐의 근원을 제거한다.

TIP

소각 처리의 장 · 단점

소각 처리의 장점	소각 처리의 단점
설치 소요 면적이 적음	건설비가 많이 듦
시의 중심부에 설치할 수 있으며 운송비를 절약할 수 있음	대기오염의 우려가 있음
위생적으로 처리가 됨	발암물질 다이옥신이 발생할 수 있음
잔류물이 적고 매립에 적합함	소각시설 건설부지의 취득에 어려움이 있음
폐열을 이용할 수 있음	숙련공이 필요함
기후 및 기상의 영향을 받지 않음	

공중보건학

PUBLIC HEALTH

제 5 장

산업 보건

1. 산업 보건의 개념

2. 산업재해

3. 직업병

1 산업 보건의 개념

1 산업보건의 정의

세계노동기구(ILO)와 세계보건기구(WHO)는 산업보건의 정의를 "모든 산업장의 근로자들이 정신적 · 육체적 · 사회적으로 최상의 안녕 상태를 유지 및 증진할 수 있도록 작업조건으로 인한 질병을 예방하며, 건강에 유해한 작업 조건으로부터 근로자들을 보호하고, 알맞은 작업 조건을 배치하고, 정서적으로나 생리적으로 직무에 집중할 수 있는 환경을 조성하여 주는 것이 산업보건의 목표"이다.

(1) 산업보건의 중요성

① 급속한 산업 발달에 따른 근로 인구의 증가로 인해 인력자원 관리에 대한 관심이 높아졌다.

② 최소의 근로시간과 노력으로 최대의 생산력을 향상시킬 수 있는 데는 작업 환경이 중요함을 인식하게 되었다.

③ 산업보건관리가 근로자들의 인권 문제로 대두되었다.

2 산업보건의 역사

① **히포크라테스**(Hippocrates, B.C 460~377) : 야금업 종사자나 광부들이 납에 폭로됨으로써 건강을 해친다는 기록을 하였다.

② **엘렌버그**(Ellenberg, 1473) : 금속 증기의 위험성을 인식하고 납 및 수은 중독 증상을 기술, 예방법을 암시하였다.

③ **슈토크하우젠**(Samuel Stockhausen, 1656) : '일산화납의 유독한 연기가 원인이 된 질환과 광부 천식에 관한 논설'이라는 연구 보고서를 냈다.

④ **라마치니**(Ramazini, 1713) : 〈일하는 사람들의 질병(De Morbis Artificum Di-Atraiba)〉을 발간하였다.

⑤ **산업혁명**(1760~1830) : 새로운 공업의 발달과 좋지 못한 작업환경 때문에 근로자들의 20세 이전 사망률이 증가하였다.

⑥ **공장법** : 1833년 영국에서 공장법(English Factory Act)이 만들어짐으로 인해서 근로자 보호의 기틀이 마련되었다. 그 이후 독일, 프랑스, 이탈리아 등에서도 근로자를 위한 입법을 추진하였다.

3 건강과 근로자의 직업

(1) 근로자의 적정배치

근로자를 적재적소에 배치하는 것은 생산성과 근로 의욕을 직접적인 영향을 줄 수 있다.

① 심리적 적정 검사

- 지능검사 : 기억, 추리와 귀납, 언어, 표현력
- 인성검사 : 성격, 정신 상태, 끈기, 인간관계
- 지각검사 : 운동 속도, 손재주, 양수 협조 능력

② 생리적 기능검사

- 심폐기능검사 : 운동 부하 전후에 측정
- 감각 기능검사 : 색맹, 시력, 청력검사
- 체력검사 : 악력, 배근력 등을 측정

③ 신체적 적성검사

- 신체 계측검사 : 체중, 흉위(가슴둘레), 신장, 좌고(앉은키), 상완위(팔 근육 둘레)

(2) 작업 동작 및 작업 시간의 고려

작업 동작은 근로자의 건강과 생산성에 큰 영향을 미치므로 매우 중요하다. 따라서 충분히 고려되어야 한다. 작업 자세의 안정도 및 작업동작의 안전도, 작업 동작의 경제도는 모두 작업 동작의 능률도가 높아지는 조건이기에 중요하다.

근로자의 작업 시간은 합리적으로 배분해야 한다. 우리나라의 경우 근로기준법 제50조에서 1주일 동안 휴게시간을 제외하고 근로시간이 40시간을 넘지 않도록 규정하고 있으며, 1일 근로시간은 휴게시간을 제외하고 8시간을 넘지 않도록 정하고 있다.

TIP

근로기준법

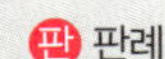 판례 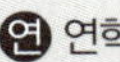 연혁 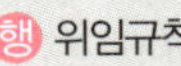 위임규칙 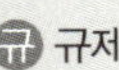 규제

[시행 2020. 3. 31.] [법률 제17185호, 2020. 3. 31., 일부개정]
고용노동부(임금근로시간과 – 근로시간, 연차휴가, 휴게, 휴일), 044-202-7972
고용노동부(근로기준정책과 – 임금), 044-202-7548
고용노동부(근로기준정책과 – 소년), 044-202-7535
고용노동부(여성고용정책과 – 여성), 044-202-7475
고용노동부(근로기준정책과 – 해고, 취업규칙, 기타), 044-202-7534

제1장 총칙

판 제1조(목적)

이 법은 헌법에 따라 근로조건의 기준을 정함으로써 근로자의 기본적 생활을 보장, 향상시키며 균형 있는 국민경제의 발전을 꾀하는 것을 목적으로 한다.

판 연 제2조(정의)

1. 이 법에서 사용하는 용어의 뜻은 다음과 같다. 〈개정 2018. 3. 20., 2019. 1. 15.〉
   1) "근로자"란 직업의 종류와 관계없이 임금을 목적으로 사업이나 사업장에 근로를 제공하는 자를 말한다.
   2) "사용자"란 사업주 또는 사업 경영 담당자, 그 밖에 근로자에 관한 사항에 대하여 사업주를 위하여 행위하는 자를 말한다.
   3) "근로"란 정신노동과 육체노동을 말한다.
   4) "근로계약"이란 근로자가 사용자에게 근로를 제공하고 사용자는 이에 대하여 임금을 지급하는 것을 목적으로 체결된 계약을 말한다.
   5) "임금"이란 사용자가 근로의 대가로 근로자에게 임금, 봉급, 그 밖에 어떠한 명칭으로든지 지급하는 일체의 금품을 말한다.

6) "평균임금"이란 이를 산정하여야 할 사유가 발생한 날 이전 3개월 동안에 그 근로자에게 지급된 임금의 총액을 그 기간의 총일수로 나눈 금액을 말한다. 근로자가 취업한 후 3개월 미만인 경우도 이에 준한다.

7) "1주"란 휴일을 포함한 7일을 말한다.

8) "소정(所定)근로시간"이란 제50조, 제69조 본문 또는 「산업안전보건법」 제139조제1항에 따른 근로시간의 범위에서 근로자와 사용자 사이에 정한 근로시간을 말한다.

9) "단시간근로자"란 1주 동안의 소정근로시간이 그 사업장에서 같은 종류의 업무에 종사하는 통상 근로자의 1주 동안의 소정근로시간에 비하여 짧은 근로자를 말한다.

2. 제1항제6호에 따라 산출된 금액이 그 근로자의 통상임금보다 적으면 그 통상임금액을 평균임금으로 한다.

[시행일] 제2조제1항의 개정규정은 다음 각 호의 구분에 따른 날부터 시행한다.

1) 상시 300명 이상의 근로자를 사용하는 사업 또는 사업장, 「공공기관의 운영에 관한 법률」 제4조에 따른 공공기관, 「지방공기업법」 제49조 및 같은 법 제76조에 따른 지방공사 및 지방공단, 국가 · 지방자치단체 또는 정부투자기관이 자본금의 2분의 1 이상을 출자하거나 기본재산의 2분의 1 이상을 출연한 기관 · 단체와 그 기관 · 단체가 자본금의 2분의 1 이상을 출자하거나 기본재산의 2분의 1 이상을 출연한 기관 · 단체, 국가 및 지방자치단체의 기관: 2018년 7월 1일(제59조의 개정규정에 따라 근로시간 및 휴게시간의 특례를 적용받지 아니하게 되는 업종의 경우 2019년 7월 1일)

2) 상시 50명 이상 300명 미만의 근로자를 사용하는 사업 또는 사업장: 2020년 1월 1일

3) 상시 5명 이상 50명 미만의 근로자를 사용하는 사업 또는 사업장: 2021년 7월 1일

판 제3조(근로조건의 기준)

이 법에서 정하는 근로조건은 최저기준이므로 근로 관계 당사자는 이 기준을 이유로 근로조건을 낮출 수 없다.

판 제4조(근로조건의 결정)

근로조건은 근로자와 사용자가 동등한 지위에서 자유의사에 따라 결정하여야 한다.

판 제5조(근로조건의 준수)

근로자와 사용자는 각자가 단체협약, 취업규칙과 근로계약을 지키고 성실하게 이행할 의무가 있다.

판 제6조(균등한 처우)

사용자는 근로자에 대하여 남녀의 성(性)을 이유로 차별적 대우를 하지 못하고, 국적 · 신앙 또는 사회적 신분을 이유로 근로조건에 대한 차별적 처우를 하지 못한다.

판 제7조(강제 근로의 금지)

사용자는 폭행, 협박, 감금, 그 밖에 정신상 또는 신체상의 자유를 부당하게 구속하는 수단으로써 근로자의 자유의사에 어긋나는 근로를 강요하지 못한다.

판 제8조(폭행의 금지)

사용자는 사고의 발생이나 그 밖의 어떠한 이유로도 근로자에게 폭행을 하지 못한다.

판 제9조(중간착취의 배제)

누구든지 법률에 따르지 아니하고는 영리로 다른 사람의 취업에 개입하거나 중간인으로서 이익을 취득하지 못한다.

판 규 제10조(공민권 행사의 보장)

사용자는 근로자가 근로시간 중에 선거권, 그 밖의 공민권(公民權) 행사 또는 공(公)의 직무를 집행하기 위하여 필요한 시간을 청구하면 거부하지 못한다. 다만, 그 권리 행사나 공(公)의 직무를 수행하는 데에 지장이 없으면 청구한 시간을 변경할 수 있다.

판 규 제11조(적용 범위)

1. 이 법은 상시 5명 이상의 근로자를 사용하는 모든 사업 또는 사업장에 적용한다. 다만, 동거하는 친족만을 사용하는 사업 또는 사업장과 가사(家事) 사용인에 대하여는 적용하지 아니한다.
2. 상시 4명 이하의 근로자를 사용하는 사업 또는 사업장에 대하여는 대통령령으로 정하는 바에 따라 이 법의 일부 규정을 적용할 수 있다.
3. 이 법을 적용하는 경우에 상시 사용하는 근로자 수를 산정하는 방법은 대통령령으로 정한다. 〈신설 2008. 3. 21.〉

판 제12조(적용 범위)

이 법과 이 법에 따른 대통령령은 국가, 특별시·광역시·도, 시·군·구, 읍·면·동, 그 밖에 이에 준하는 것에 대하여도 적용된다.

판 연 규 제13조(보고, 출석의 의무)

사용자 또는 근로자는 이 법의 시행에 관하여 고용노동부장관·「노동위원회법」에 따른 노동위원회(이하 "노동위원회"라 한다) 또는 근로감독관의 요구가 있으면 지체 없이 필요한 사항에 대하여 보고하거나 출석하여야 한다. 〈개정 2010. 6. 4.〉

판 규 제14조(법령 요지 등의 게시)

1. 사용자는 이 법과 이 법에 따른 대통령령의 요지(要旨)와 취업규칙을 근로자가 자유롭게 열람할 수 있는 장소에 항상 게시하거나 갖추어 두어 근로자에게 널리 알려야 한다.
2. 사용자는 제1항에 따른 대통령령 중 기숙사에 관한 규정과 제99조제1항에 따른 기숙사규칙을 기숙사에 게시하거나 갖추어 두어 기숙(寄宿)하는 근로자에게 널리 알려야 한다.

제2장 근로계약

판 규 제15조(이 법을 위반한 근로계약)

1. 이 법에서 정하는 기준에 미치지 못하는 근로조건을 정한 근로계약은 그 부분에 한하여 무효로 한다.
2. 제1항에 따라 무효로 된 부분은 이 법에서 정한 기준에 따른다.

판 규 제16조(계약기간)

근로계약은 기간을 정하지 아니한 것과 일정한 사업의 완료에 필요한 기간을 정한 것 외에는 그 기간은 1년을 초과하지 못한다.

[법률 제8372호(2007. 4. 11.) 부칙 제3조의 규정에 의하여 이 조는 2007년 6월 30일까지 유효함]

판 연 규 제17조(근로조건의 명시)

1. 사용자는 근로계약을 체결할 때에 근로자에게 다음 각 호의 사항을 명시하여야 한다. 근로계약 체결 후 다음 각 호의 사항을 변경하는 경우에도 또한 같다. 〈개정 2010. 5. 25.〉
   1) 임금
   2) 소정근로시간
   3) 제55조에 따른 휴일
   4) 제60조에 따른 연차 유급휴가
   5) 그 밖에 대통령령으로 정하는 근로조건
2. 사용자는 제1항제1호와 관련한 임금의 구성항목 · 계산방법 · 지급방법 및 제2호부터 제4호까지의 사항이 명시된 서면을 근로자에게 교부하여야 한다. 다만, 본문에 따른 사항이 단체협약 또는 취업규칙의 변경 등 대통령령으로 정하는 사유로 인하여 변경되는 경우에는 근로자의 요구가 있으면 그 근로자에게 교부하여야 한다. 〈신설 2010. 5. 25.〉

판 연 규 제18조(단시간근로자의 근로조건)

1. 단시간근로자의 근로조건은 그 사업장의 같은 종류의 업무에 종사하는 통상 근로자의 근로시간을 기준으로 산정한 비율에 따라 결정되어야 한다.
2. 제1항에 따라 근로조건을 결정할 때에 기준이 되는 사항이나 그 밖에 필요한 사항은 대통령령으로 정한다.
3. 4주 동안(4주 미만으로 근로하는 경우에는 그 기간)을 평균하여 1주 동안의 소정근로시간이 15시간 미만인 근로자에 대하여는 제55조와 제60조를 적용하지 아니한다. 〈개정 2008. 3. 21.〉

판 규 제19조(근로조건의 위반)

1. 제17조에 따라 명시된 근로조건이 사실과 다를 경우에 근로자는 근로조건 위반을 이유로 손해의 배상을 청구할 수 있으며 즉시 근로계약을 해제할 수 있다.
2. 제1항에 따라 근로자가 손해배상을 청구할 경우에는 노동위원회에 신청할 수 있으며, 근로계약이 해제되었을 경우에는 사용자는 취업을 목적으로 거주를 변경하는 근로자에게 귀향 여비를 지급하여야 한다.

(3) 근로 강도에 따른 작업의 적정화

작업능률의 향상 및 근로자의 건강관리를 위해서 근로의 양이나 근로 강도를 조사하여야 한다. 많은 작업으로 인한 근로자의 피로감이나 작업능률의 감소 및 건강을 해치는 일이 없도록 하여야 한다.

에너지 대사율(Relative Metabolic Rate, RMR)은 육체적인 작업 강도의 지표로 사용된다.

$$\mathrm{RMR} = \frac{\text{작업시소비에너지}}{\text{동시간의안정시소비에너지}} = \frac{\text{근로대사량}}{\text{기초대사량}}$$

작업의 강도에 따라 경노동 RMR 0~1, 중등노동 RMR 1~2, 강노동 RMR 2~4, 중노동 RMR 4~7, 격노동 RMR 7 이상으로 구분한다.

(4) 근로와 영양

근로자의 작업능률과 건강 확보를 위해서 산업장의 급식 관리는 매우 중요하다. 근로 종류나 강도에 따라서 영양공급이 달라져야 하므로, 그에 따른 급식 관리가 필수적이다. 근로 종류에 따라 영양 관리를 달리하기도 한다. 고온에서 작업을 하는 경우는 식염, 비타민A, 비타민 B_1, 비타민 C를 저온에서 작업하는 경우는 지방질, 비타민 A, 비타민 B_1, 비타민 C를 소음을 작업하는 곳은 비타민 B_1를 보충해야 한다. 강도가 높은 작업을 할 경우 비타민류, Ca 강화식품(된장,간장,우유)을 지급해야 한다.

표 5-1 남녀별 근로 강도에 따른 영양소 요구량

	열량 (Kcal)	단백질 (g)	칼슘 (g)	철 (mg)	식염 (g)	비타민 A(g)	비타민 B_1(mg)	비타민 B_2(mg	니아신 (g)	비타민 C(mg)	비타민 D(IU)
경노동	2,200	80	0.6	10	15	2,000	1.1	1.1	11	65	400
	(1,700)	(65)	(0.6)	(10)	(15)	(2,000)	(0.9)	(0.9)	(9)	(60)	(400)
중등	2,500	85	0.6	10	15	2,000	1.3	1.3	13	65	400
노동	(2,000)	(70)	(0.6)	(10)	15	(2,000)	(1.1)	(1.1)	(11)	(60)	(400)
강노동	2,800	90	0.6	10	20	2,000	1.5	1.5	15	65	400
	(2,000)	(75)	(0.6)	(10)	(20)	(2,000)	(1.2)	(1.2)	(12)	(60)	(400)
중노동	3,100	95	0.6	10	20	2,000	1.8	1.8	18	65	400
	(2,000)	(80)	(0.6)	(10)	(20)	(2,000)	(1.4)	(1.4)	(14)	(60)	(400)
격노동	3,450	100	0.6	10	20	2,000	2.0	2.0	20	65	400

TIP

RMR에 따른 근로강도의 분류

구분	노동강도	실효율 (%)	주작업의 RMR	근무시간 중의 RMR	비고
A	경노동	80 이상	0–1	0–0.8	의자에 앉아서 손으로 하는 작업(2,200cal)
B	중등노동	80–76	1–2	0.8–1.5	지속 작업, 6시간 이상 쉬지 않고 하는 작업 (2,500cal)
C	강노동	76–67	2–4	1.5–2.7	전형적인 지속 작업 (3,000cal)
D	중노동	67–50	4–7	2.7–3.5	휴식의 필요가 있는 작업 (3,500cal)
E	격노동	50 이하	7 이상	3.5 이상	중도적 작업(4,000cal)

(5) 산업 피로

계속해서 회복되지 않고 축적되는 피로를 산업 피로라고 한다. 산업 피로는 질병과 재해의 원인이 되기도 하고, 생산성 저하로 큰 손실을 가져올 수 있다.

① 산업 피로의 발생 요인

㉮ 심리적 인자

- 작업 의욕의 저하
- 흥미 상실
- 구속감
- 인간관계의 마찰
- 위험감
- 신체에 대한 불안
- 과중한 책임감

• 각종 불만(임금, 대우, 승진, 사회, 정치)
• 가정불화, 걱정
• 불건전한 이성 관계
• 성격부적응 등

㉯ 신체적 인자
• 신체적인 결함(시력)
• 체력 저하
• 스트레스로 인한 면역 저하(장염, 림프선 등)
• 불건장(심혈관계 질환 : 고혈압, 심장병, 동맥경화, 뇌경색 등)

㉰ 작업적 인자
• 근로시간 및 작업 시간의 연장
• 휴식 시간 및 휴일의 부족
• 작업 강도 과대 및 에너지 대사의 과대
• 작업환경(조도, 소음, 환기, 기온, 습도 등)의 변화

② **산업 피로의 종류** : 신체적으로 몸의 문제가 생겨, 작업 활동에 변화가 오는 육체적 피로와 각 기관의 이상적인 현상으로 인해 문제가 생기는 정신적 피로, 그리고 전신 피로와 국소 피로로 나뉜다.

③ **산업 피로의 증상** : 지각적인 증상과 타각적인 증상으로 나뉜다. 지각적인 증상으로는 심계항진, 이상 발한, 구토, 현기증, 근육통, 위장장애, 수면장애 등이 있다. 타각적인 증상으로는 작업능률의 저하, 반응 기능의 저하, 동작 비활발 등이 해당되며, 체온 변화, 신경 이상, 소변의 이상 소견, 혈액의 이상 소견, 순환 기능의 장애를 일으킨다.

④ **산업 피로의 대책**
• 작업 방법의 합리화
• 작업 시간, 휴식 시간의 적정배분
• 작업 시간의 교대의 적정화
• 작업환경의 안정화

2 산업재해

1 산업재해의 정의

산업재해란 인위적 환경에서 우발적으로 발생하는 물질의 유출이나 기자재의 결합으로 인해 상해 및 사고를 총칭하여 산업재해(Industial Accident)라 한다. 또한, 우리나라 산업안전보건법에서는 "산업재해란 근로자가 업무에 관계되는 건설물 · 설비 · 원재료 · 가스 · 증기 · 분진 등에 의하거나 작업 또는 그 밖의 업무로 인하여 사망 또는 부상하거나 질병에 걸리는 것을 말한다. (제2조)"라고 정의한다.

2 산업재해 발생의 요인

① **환경적 요인 :** 환경적 요인을 다른 말로 물적요인이라고도 하며, 시설 불량, 기계자체 불량, 그 밖의 돌발사고 및 과중한 작업부담 등을 포함한다.

② **인적 요인**

- 심리적 요인(갈등, 정신력 부족, 정신상의 결함, 착오 등)
- 생리적 요인(여성의 생리 및 임신, 음주, 피로, 신체적 결함, 체력 부족)
- 관리상 요인(돌발 사고에 대한 대처 부족, 작업 진행의 혼란, 작업 미숙)

3 산업재해의 예방 대책

① 재해 환경검토

② 작업장에 대한 적성배치

③ 설비에 대한 검토 및 사업장 내부 청결, 정리정돈

④ 작업재해의 빠른 대처

⑤ 작업장의 안전시설 검토

TIP

산업재해지표

① 건수율 : 산업체의 종업원 1,000명당 재해발생건수를 표시한 것이다.

$$\text{건수율} = \frac{\text{재해건수}}{\text{평균실근로자수}} \times 1{,}000$$

② 도수율 : 연 근로시간을 기준으로 했을 경우에 100만 연 작업시간당 재해발생건수를 말한다.

$$\text{도수율} = \frac{\text{재해건수}}{\text{연근로자시간수}} \times 1{,}000{,}000$$

③ 강도율 : 근로시간 1,000시간당 발생되는 근로손실일수를 나타낸다.

$$\text{강도율} = \frac{\text{손실작업일수}}{\text{연근로시간수}} \times 1{,}000$$

④ 평균손실일수 : 재해가 발생한 건수당 평균 작업손실 규모를 나타내는 지표이다.

$$\text{평균손실일수} = \frac{\text{손실작업일수}}{\text{연재해일수}} \times 1{,}000$$

⑤ 재해일수율

$$\text{재해일수율} = \frac{\text{연재해일수}}{\text{연근로시간수}} \times 1{,}000$$

3 직업병

1 직업병의 정의

직업병이란 특정 업무, 특정 물질, 특정한 환경에서 종사함으로써 질병을 유발할 수 있는 조건을 가지며 누구에게나 걸릴 수 있는 급성, 만성의 특징을 가지는 질환이다.

18세기 중엽의 산업혁명의 발달은 열악한 노동 조건, 시간으로 인한 질병이 발생하였으며, 20세기 화학, 중공업의 발달로 말미암아 분진, 고온 환경, 중량물 취급 등으로 질병이 증가되었다. 그 예방을 위해 각국에서는 질병 예방법규가 제정되었다.

2 직업병의 발생 요인

직업병을 일으키는 원인은 물리적 요인, 화학적 요인, 생물학적 요인, 정신적 요인으로 나뉠 수 있다.

표 5-2 직업병의 발생 요인

	원인	직종
물리적요인	이상온도 이상기압 소음과 진동 소음과 난청 유해광선 전리 및 비전리 방사선, 동위원소	제련공, 화부, 초자공, 도자기공 잠수부, 항공기조종사 재단공, 착암공, 병타공 조선공, 금속공 초자공, 제련공, 전기용접 의사, 간호사, 기사
화학적요인	중금속중독 유기용제중독 분진에 의한 중독	제강공, 농약제조, 납제련, 인쇄 농약제조, 제련소, 세척공 채석공, 채광부, 방직공, 제조공, 제련공
생물학적요인	세균, 곰팡이 바이러스 등	환자 및 세균 취급자
정신적요인	스트레스, 과로, 우울증, 조증(자율신경문제), 뇌질환	사무직, 일용노동직, 영업직

(1) 이상기온에 의한 건강 장애

종류	원인	증상	대책
열경련 (Heat Cramp)	고온에서 육체적 노동을 할 경우 지나친 발한에 의한 탈수와 염분의 손실로 발생	현기증, 이명, 두통, 구토 증상	생리식염수 주사
열허탈증 (Heat Exhaustion)	열 피로라 하며, 고온의 오랜 시간 노출로 인한 말초혈관 순환의 부진, 대뇌피질의 혈류량 부족	권태감, 두통, 현기증, 귀울림, 구토	휴식, 탈수 시 포도당 용액을 정맥주사 함, 강심제 사용
열사병 (Heat Stork)	실외의 고온이 두부에 영향을 주는 경우 체열 방출이 장해됨으로써 체내에 열이 축적됨	두통, 말초신경의 둔화, 혼수 상태의 지속	호흡곤란 시 산소 공급, 항신진대사제 투여
열쇠약증 (Heat Prostration)	고열로 인해 만성 체력소모로 오랜 시간 동안의 열증증 현상이 일어남	전신권태, 식욕부진, 빈혈, 위장장애, 전신권태	휴식, 비타민B1 투여, 영양공급
열성발진 (Heat Rash)	고열(39도 이상)이 2~3일 가다가 발진이 나면 열이 내려감	식욕부진, 고열, 전신권태	수분의 섭취, 휴식, 영양공급

(2) 저온에 의한 건강 장애

종류	원인	증상	대책
동상 (Frostbite)	피부의 빙점이 영하 2~10℃이하에서 피부조직에 손상을 발생	환부통증, 무감각, 물집, 국소소양감, 청색증	휴식, 마른 옷으로 체온을 유지, 부위의 소독
참호증 (Trench Foot)	습기나 물에 장시간 노출되어 국소의 산소결핍 증상이 생김	저체온, 동상, 모세혈관의 수축, 물집과 청색증	습기를 말림, 체온 유지
저체온증 (General Hypothermia)	장시간의 노출로 인해 체열상실이오고, 급격한 혈관의 확장이 됨	모세혈관의 수축, 두통	휴식, 온도유지를 위한 옷과 환경변화를 유지

(3) 이상기압에 의한 건강 장애

종류	원인	증상	대책
잠함병	감압병이라고도 한다. 체내의 질소유입으로 체액과 조직에 용해되어 1기압이 증가할 때 마다 10L증가(4기압하의)	뇌내 혈액순환 및 호흡기 장애 내이장애, 척추마비, 반신불수, 피부소양감, 사지관절통, 난청, 관절염	단계적 감압(1기압 감압에 20분이상 감압에 산소공급), 고압폭로 시간의 단축, 고압산소치료센터(챔버 시설)
고산병	말초혈관 순환의 부진, 대뇌피질의 혈류량 부족	현기증, 두통, 이명	산소 공급과 휴식을 취함
산소중독	산소분압이 2기압이 넘으면 조직 내 기관의 소모가 빨라짐	시력장애, 현청, 근육경련, 오심	그압산소의 중지
질소마취	4기압 이상에서 공기 중의 질소가스는 마취작용을 함	작업력의 저하, 우울증, 체력저하	경험이 풍부한 다이버를 채용

(4) 소음에 의한 건강 장애

① **소음의 정의 :** 소음은 주관적 입장에서 '원하지 않는 소리'라고 할 수 있다. 즉, 같은 소리라 하더라도 개인에 따라서 많은 차이를 보이는 주관적 요소가 많다. 소음·진동관리법에서는 소음을 기계·기구·기설, 그 밖의 물체의 사용, 기구, 기계에서 발생하는 강한 음을 환경부령으로 정하여 제한하고 있다. 소음은 심리적·정신적인 면에서 나쁜 영향을 미치므로 잠행성 오염물(Insidious Pollutant)이라고 한다. 우리나라에서는 1990년 소음 진동 규제법(현재는 소음진동관리법)을 제정·공포하였다.

② **소음의 발생 :** 소음은 인공소음과 자연 소음으로 나뉜다. 인공소음은 교통 소음, 이동행상 등의 가두소음, 공사장에서 나는 건축 소음, 항공기 소음 및 기계 소음 등이며, 자연 소음은 폭풍, 천둥, 호우 등에 의한 것으로 순간적이기 때문에 문제가 되지 않는다. 음은 물체가 진동할 때 형성되는 정상 대기압의 주기적 증감이나 진동수와 같은 물리적인 압력의 변동으로 발생되며, 매개체(기체, 액체, 고체)를 통해서 매개체 내의 분자들의 팽창과 압축에 의한 연속적인 사이클(Cycle)에 의해서 전달된다. 음의 높고 낮음은 파장의 길이에 따라서 결정되는데 이것을 진동 횟수라고 하며, 진동횟수는 주파수라고도 한다. 보통 주파수는 1초당 진동 횟수 또는 Hz(Hertz)도 표

현한다. 인간이 들을 수 있는 음의 영역은 일반적으로 20,000~20Hz로 알려져 있다.

③ 소음의 생체 작용

㉮ 청력에 대한 작용 : 강력한 소음에 폭로되면 일과성, 영구성 또는 일과성과 영구성을 겸함 청력손실이 일어난다. 일시적 청력손실은 청각 피로라고도 하며 장기간 반복 폭로되면 영구적 청력장해가 발생한다.

㉯ 대화 방해 : 언어 소통이나 행동의 의미를 전달하지 못할 경우가 생겨 작업의 영향을 줄 수 있으며, 명료한 대화에 의지할 수 없기 때문에 작업을 수행하는데 Stress를 유발할 수 있다. 정상 청력을 가지고 있는 작업자가 60dB의 소음 환경에서는 2m 거리에서 보통 크기의 대화 내용을 95%, 4m 거리에서는 큰소리의 대화를 95% 정도 알아듣는다.

㉰ 일반 생리 반응 : 급작스런 소음의 반응은 경악반응이다. 혈압, 발한, 맥박이 증가하고 호흡이 변하며 전신 근육이 긴장되어 면역력이 떨어지며 인체의 교감과 내분비계통을 흥분시킴으로써 혈압을 상승시키고 맥박, 신진대사의 충진으로 몸의 긴장감이 높아지게 된다.

㉱ 작업 방해 : 작업 행동이 소음 때문에 영향을 받지 않으려면 필요 이상의 노력으로 작업에 많은 에너지를 소모해야 한다.

④ 음의 측정단위

㉮ 데시벨(Decibel, dB) : 인간이 들을 수 있는 음의 강도와 음압의 범위의 단위이다. 음압은 밀도가 낮은 부분과 높은 부분의 압력변화를 말하는데, 음의 강도는 음파가 진행되는 방향으로 수직면의 단위 방향에 대해서 단위시간에 통과하는 평균 에너지를 말한다. dB값을 음압도라고 하는데 이는 음압의 기존령을 이용해서 구하는 것을 말한다. 즉, 음압을 나타내는 음의 세기 단위인 것이다.

㉯ 폰(Phone) : 1,000Hz를 기준으로 해서 나타난 dB을 폰(Phone)이라 한다. 물리적인 음의 강도에 대해서 사람이 직접 느낄 수 있는 세기를 소리의 세기로 나타

낸 것을 말한다.

㉰ 손(Sone) : 소리의 크기를 느낄 수 있는 감각의 양을 나타내기 위한 단위를 말한다. 음의 크기가 2배로 됐을 경우 귀로 들리는 크기도 2배로 만든 척도로서 1,000Hz의 순음이 40dB의 음일 때 1손(Sone)이라 한다.

표 5-3 소음의 환경기준

dB	소음의 정도
20~30 dB	속삭이는 소리
50~60 dB	일반적으로 대화하는 소리
70~80 dB	거리에서의 시끄러운 소리
80~90 dB	지하철 속에서의 소리
110~120 dB	제트기 등의 이착륙 지점에서의 소리
140 dB	통각의 소리

표 5-4 소음의 종류

분류	내용
소음성 난청	인체가 강한 소음에 일시적으로 노출된 직후에는 청력손실이 발생하는데 시간이 경과하면서 점차 회복된다. 하지만, 반복적인 소음에의 노출은 청력 회복 시간을 지연시켜서 결국 영구적인 청력손실을 일으킴 이를 소음성 난청이라 함
일시적 난청	일시적으로 나타나는 청신경 세포의 피로 현상으로, 공장 소음의 경우 4,000~6,000Hz에서 가장 많이 생긴다. 폭로 후 2시간 내에 일어나며, 폭로 중지 후에는 1~2시간 내에 회복되기 때문에 일시적인 피로 현상이나 가역적이라 함
영구적 난청	대부분의 소음성 난청은 영구적 난청이며, 신경 말단어 손상이 와서 영구적으로 청력을 잃는 것을 말함. 이와 같은 청력손실은 3,000~6,000Hz에서 나타나는데 4,000Hz에서 가장 심함
노인성 난청	나이가 들어감에 따라 청신경에 유해하게 작용하는 각종 의약품이 사용, 도시 생활에서의 환경 소음 등의 여러 원인에 의해 발생하는 난청. 그 발생기전으로 보아 신경성 난청이 원인이 되기 때문에 노인성 난청은 나이에 의한 것이라도 특별히 환경을 주시해야 함

⑤ **소음방지 대책** : 공장 소음, 건설장 소음, 교통수단에 의한 소음 등의 대책이 필요하다.

㉮ 건설 소음 : 특정 공사의 사전 신고, 규제기준 설정, 규제 지역 설정, 무음 해머 사용, 방음 시설, 폭약 사용 규제 등

㉯ 공장 소음 : 심야 작업, 발생 음이 적은 기계 사용, 아침 작업 제한, 배출허용기준 설정, 소음기 부착 등

㉰ 교통 소음 : 속도제한, 경적 제한, 신규 및 사용과정 차량의 규제, 규제지역 지정, 자동차에 소음기 부착 등 이외에도 공장단지의 입지 선택에 있어서 주거 지역과의 단절이나 차음벽의 설치 및 소음 발생 시설 이전 조치가 필요하다. 도시계획의 정비로써 주거지의 안락한 생활을 영위하도록 하며 소음에 대한 법적 기준이 제정 및 철저한 이행이 필요하다.

(5) 진동에 의한 장애

진동이란 소음 · 진동관리법상의 정의에서 시설, 기계, 기구, 기타 물체의 사용으로 생기는 상하, 좌우, 전후로의 강한 흔들림을 말한다. 인간이 느낄 수 있는 주파수의 범위는 0.1~500Hz이며 인체에 악영향을 주는 주파수의 범위는 1~90Hz 정도이다. 진동은 국소진동과 전신진동으로 나뉜다.

- 국소진동 : 인체의 국소적인 부분에 전파되는 진동으로 착암기, 연마기, 자동식 톱 등의 공구를 사용할 때 일어난다. 대개 8~1,500Hz 정도이다. 국소진동은 Stressor로 작용하며 주로 수지, 손에 나타난다. 국소의 신경, 혈관, 골, 관절, 근육, 지각 등의 이상이 오며 점차로 전신에 파급되어 중추신경이나 내분비계도 침범한다.
- 전신진동 : 지지 구조물을 통해 전신에 전파되는 진동으로 선박, 자동차량, 항공기를 이용하거나 분쇄기, 기중기 등을 운전할 때 느껴지는 진동을 말한다. 대개 다리를 통해 느껴지는 진동으로 2~100Hz 정도가 문제가 된다. 특히 자율신경 및 순환기에 크게 나타난다. 말초혈관이 수축되고 혈압상승, 맥박증가를 보이며 발한 피부 전기저하도 나타난다.

① 진동의 생체작용

㉮ 감각적 영향 : 6Hz에서는 허리, 가슴 및 등 쪽에 심한 통증을 느끼며, 13Hz에서 머리가 가장 크게 느끼고 안면에서는 볼, 눈꺼풀이 진동을 느낀다. 4Hz에서는 복통을 느끼고, 9~20Hz에서는 대소변을 보고 싶게 하고 무릎에 탄력감이나 땀이 난다거나 열이 나는 느낌을 받는다.

㉯ 생리적 영향

- 후두계 : 12~16Hz에서 뱃속의 음식물이 심하게 오르락내리락하는 것을 느낀다.
- 호흡기 : 1~3Hz에서 호흡이 힘들고 산소 소비가 증가한다.
- 순환기 : 맥박수가 증가한다.

㉰ 신체적 영향 : 3~6Hz 부근에서 심한 공진현상을 보여 가해진 진동보다 크게 느끼고, 2차적으로 20~30Hz 부근에서 공진현상이 나타나지만, 진동수가 증가함에 따라 감괴가 급격하게 증가한다.

② 진동의 대책

진동의 대책은 원인 제거, 완충장치, 전파경로의 차단, 작업 시간의 조절, 보건교육의 강화를 들 수 있다.

표 5-5 진동의 대책

전신진동	국소진동
원인 제거	• 작업기구 개선
완충장치	• 완충장치
전파 경로차단	• 작업 시간 조절
작업 시간 조절	• 작업 배치 시 일어날 질병(다발성 신경염, 류마티스성 질환, 레이노씨염)
	• 철저한 관리
보건교육 강화	• 보건교육 강화

(6) 방사선에 의한 장애

방사선은 개인차가 있고 조직과 장기에 따라 감수성이 다르다. 파동 또는 입자의 형태로 X선, α선, β선, 중성자 또는 우주선 등의 방사선은 물질을 통과할 때 그 물질을 구성하는 원자로부터 전자가 떼어지면서 높은 에너지를 가진 방사선을 전리방사선(공통된 특징은 모든 물질을 이온화시킴)이라고 한다. 비전리 방사선은 주파수가 낮은 것부터 자외선, 가시광선, 적외선 등이 있다.

① 방사선과 생체 작용

㉮ 방사선의 노출이 우려되는 직업으로는 금속 자재의 결합 검사 작업, 조선 보일러, 압력 용기, 강관, α 차량 재료 등과 X 선, 라듐, 방사성 코발트를 이용하여 진료 시 또는 이온화 방사선을 이용 연구 또는 실험에 참여하는 경우이다.

㉯ 신체상으로는 백혈구, 적혈구 수의 감소, 백혈병, 악성 종양의 유발, 유전적 돌연변이 발생, 노출된 부분의 국소 홍반, 탈모, 식욕감퇴, 설사증, 쇠약증, 피부 건조 등이 있다.

㉰ 대책으로는 방사선을 이용 장소에는 차폐물의 설치, 방사선 취급자는 Film Badge, 포켓 선량계 등을 휴대한다.

② 전리 방사선과 생체 작용

㉮ 증상 : 피부의 발적, 탈모, 피부 각화증, 혈액 및 조혈기관에 대한 장애, 백혈구 감소, 피부암, 수명 단축, 유전자의 변이, 난청 등이 나타난다.

㉯ 대책 : 방사선을 이용하는 장소에는 차폐물을 설치하도록 하여야 하며, 방사선 취급자는 Film Badge, 포켓 선량계 등을 휴대하여야 하며, 방사선에 노출된 작업자들은 항상 신체의 이상 유무를 확인하고 혈구산정 방법에 의한 이상 유무 검사가 필요하다.

㉰ 적외선과 자외선 : 직업성 노출관 관련된 가장 중요한 인체 기관은 눈과 피부, 피부 홍반, 화상 그리고 각막염, 백내장 등을 발생한다.

㉣ 가시광선 : 노출된 경우 눈의 피로, 눈물, 두통 등이 급성으로 나타난다.

(7) 작업 형태에 따른 증상

VDT(Video Display Terminal)로 산업의 발달은 중년층 중심에서 노년층까지 작업자의 범위가 늘어남에 따라 증상이 늘어나게 되었다. CRT 화면의 문제, 작업환경(시 환경, 음 환경, 온열 환경), 작업공간, 조작성, 작업의 난이도, 작업 시간, 작업편성 등이 인체에 영향을 미친다. 증상으로는 안정피로, 정신신경 장애, 요통 등을 들 수 있다.

표 5-6 작업 형태에 따른 증상

분류	내용	대책방안
직업적 안정피로	잦은 작업으로 인한 눈, 목, 어깨의 피로가 생겨남	작업 시간의 휴식, 스트레칭
직업적 경견완증후군	컴퓨터, 키보드, 전화교환원 등으로 인한 직업장 좁은 공간이나 변화가 안 되는 작업 환경에서 오래 일하다 보니 생기는 중요 증상	작업 시간의 적절화, 인체공학적인 작업 환경 조건의 변화 요구
직업적 정신신경장애	작업 시간의 부족, 휴식 시간의 여유의 부족으로 인해 정신적 스트레스, 순환계 이상이 생김	작업 환경의 변화, 작업의 적정 시간 조절, 휴식 시간 필요
직업적 요통	건설업, 운수업, 기계 기구 관련, 금속 제조에서 많이 발생하며 남자는 노동자, 사무직, 농부 등이고 여자는 주부, 농부, 사무직 등	올바른 자세에 대한 방법 교육 필요
VDT 증후군	사업장의 요인(모니터, 작업습관 등), 작업요인(작업 시간, 휴식 시간 등)으로 눈이 피로해지고, 어깨 통증을 유발	손, 목, 어깨 위주의 체조가 효과적, 작업 환경의 개선과 휴식 시간 요구

(8) 분진에 의한 건강 장애

공기 중에는 산소와 질소가 있지만, 그 외에 일산화탄소, 아황산가스 등의 오염물질도 있다. 이런 유해가스가 분진과 어울려 존재하는데 분진은 에어졸이라고도 한다. 에어졸은 공기 중에 떠 있는 액체상, 고체상의 작은 입자이다. 분진의 크기는 구형으로 간주하고 직경을 크기의 척도로 쓰고 있다. ㎛(마이크론) 단위로 표시한다. 1㎛는 1㎝의 만분의 1의 길이이다. 미세분진은 0.1~1.0㎛일 때 최대로 허파 안으로 들어가서 폐질환이 생긴다. 머리카락은 100㎛이며 해변의 모래는 70㎛, 꽃가루는 10~100㎛, 담배 연기는

0.01~1㎛(바이러스와 같은 크기로 광학현미경으로 볼 수 없다)이다. 분진의 원인은 가스, 기름, 석탄과 같은 화학연료를 사용하는 오염원, 외국에서 날아오는 지역산업발단에 발생되는 가스, 불법 소각 등이 있다. 이는 우리가 조금만 주의하고 노력하여 농도를 줄일 수 있는 부분이다. 예를 들어 경유차 버스를 천연가스(CNG)를 바꾸고, 경유차에 매연저감장치를 설치하고, 공사장에 물을 뿌리며, 청소차로 거리를 정화시키고, 나무와 잔디를 심어 흙먼지를 줄이는 방법을 모색해야 한다. (한국환경대기학회. 2011)

① **진폐증** : 5차 국제 진폐 회의에서 진폐증은 분진흡입에 의하여 폐 조직반응을 일으키는 현상이다. 진폐증은 유리규산, 석면이 대표적이며 먼지는 일반적으로 7μm 이하일 경우에는 흡입이 가능한데, 0.5~5μm의 먼지가 폐포에 축적되는 심각한 분진이다. 흑폐증은 흙을 다루는 직업 시 흙을 통한 미생물의 감염으로 흙을 털고 들어가는 과정에서 생길 수 있는 질환이다.

표 5-7 진폐증을 유발하는 먼자의 종류

비활성먼지	섬유화먼지	유기성먼지
흑연폐증	규폐증	인쇄공 천식
철폐증	석면폐증	농부폐증
칼슘폐증	베릴륨폐증	사탕수수폐증
주석폐증	활석폐증	면폐증

② **규폐증** : 규폐증은 석영(화강암, 사암의, 표면에서 발생하는) 부싯돌, 모래 등에 의한 무기질인 이산화규소를 포함한 미세먼지를 지속적으로 흡입함으로써 폐에 쌓여 흉터가 생기는 폐질환이다. 가능 산업으로는 금속광산기계공업, 채광, 금속이나 암석을 연마하는 작업장이다.

③ **석면폐증** : 석면은 2~5μm의 크기로 가장 유해한 분진으로 지속적으로 흡입해서 생기는 만성 폐질환이다. 면소화용제, 절연제, 내화 작물에 쓰이는 면(린트)에서 발생하는 분진으로 과거의 직물 공자에서 주로 발생하였다. 흉부 통증은 천식과 유사한 단계로서 폐지종의 원인이 된다.

(9) 공업중독에 의한 건강 장애

① **납중독 / 연중독 :** 크리스털 유리 제조, 도자기 제조, 자동차 축전지 제조, 납 광산 등에 의해서 발생하며 호흡 기계나 경구를 통한 침입이 대부분이다. 연의 분진이나 증기로 침입되어 폐포에 흡수될 경우 발증이 빠르고 매우 위험하다. 납중독의 증상으로는 위장장애, 식욕감퇴, 변비, 신경 및 근육 계통의 장애, 관절통, 신근마비 등이 있다. 예방으로는 작업장의 허용 기준은 0.05mg/m³이다. 정기적인 납량을 측정하는 것이 중요하다.

② **수은중독 :** 금속 수은이나, 도금, 피륙, 박재 제소, 수은 광산의 갱내 작업, 수은의 정력, 수은 등, 정류기 등에 생기며, 주로 수은 증기의 폭로로 발생된다. 증상으로는 구내염, 복통, 설사 등 소화불량 증세를 나타내며 홍독성 흥분이라 하여 불면증과 겁이 많아지는 증상이 일어난다.

③ **크롬중독 :** 크롬 증기, 크롬의 분진과 염색, 내화벽돌 제조 등으로 발생되며, 인두염, 기관지염, 비염 등을 일으킨다. 증상으로는 신장 장애를 일으켜 과뇨증, 무뇨증 급기야 사망을 일으킨다. 장기간 폭로될 때는 기침, 두통, 호흡곤란이 일어난다.

④ **카드뮴중독 :** 카드뮴 정련 가공, 도금, 도료, 비료 제조 등에서 나오는 화학물이 호흡기를 통해서 흡입되면서 생긴다. 또한, 하천수를 오염시켜 공해 질환으로 이타이이타이병을 일으키기도 한다. 증상으로는 소화기계의 이상으로 위장 점막을 손상시키며, 구토와 복통 등을 일으킨다. 카드뮴의 작업장 허용농도는 0.05mg/m³이며, 도시하수의 오염원으로 수질오염의 기준은 0.01mg/L이다.

⑤ **벤젠중독 및 유도체의 중독 :** 벤젠은 유기용제로서 방향족 탄화수소에 속하는 물질이며 농약이나 약품 제조에 사용되고 이중 타르는 염색의 원료로서 약제의 색으로 사용이 된다. 증상으로는 이명, 현기증, 오심, 구토, 근육 마비, 의식 상실 등이 있다. 벤젠은 만성중독을 일으킬 수 있으며, 백혈병 등의 조혈 장애에 원인이 된다.

⑥ PCB(Polychlorinated Biphenyl) : 방향족 염화 탄화수소에 속하는 물질로써 변압기와 정연용액에 다양하게 쓰인다. 중독 시 증상으로는 피부에 홍반, 부종 및 비후 등 이상이 생긴다.

3 작업 환경의 위생관리

(1) 작업 환경 관리의 기본원칙

① **대치**(Substitution) : 시설 변경, 물질 변경, 공정 변경 시설의 변경 등이 근본적인 방법이다. 비용이 적게 드는 장점이 있지만 고도의 기술을 필요로 한다.

② **격리**(Isolation) : 유해자와 작업자 사이에 방호벽(Barrier)이 놓여 있는 상태를 말한다. 격리 대상으로는 시설, 저장물질, 공정 및 작업자 등이 있다.

③ **환기**(Ventilation) : 작업자의 호흡기 위치를 오염 공기로부터 달리하여 쾌적한 상태를 갖도록 환기로 만들어준다. 환기는 국소환기와 전체환기가 있는데 국소 배기는 배기량과 급기량이 동일해야 하며, 전체환기는 유해물질을 배출시키는 역할을 할 수 있는 희석환기를 둔다.

④ **교육**(Education) : 교육을 통한 훈련이 실제 현실에서 유용하게 사용될 수 있도록 하는 것이다. 감독자, 기술자, 경영자 및 작업자별로 성질에 맞는 내용을 교육한다.

(2) 작업장의 보호구

① **산업장에서 보호구** : 산업장에서 보호할 수 있는 산소호흡기, 안전모자, 장갑, 방열면, 보호의, 장화, 귀마개, 방진 마스크, 산업 전용 보호 안경 등이 있다. 사용자가 보호구의 사용 및 주의사항에 대한 철저한 교육이 필요하다.

② **개인 보호구** : 호흡기 보호, 청력보호, 기타 장비(화학물질에 저항성이 있는 보호할 수 있는 장갑 등), 유해물질로부터 보호할 수 있는 개인 보호구만을 선별해야 한다. 또한, 작업복과 보호장비에서 발행할 수 있는 환경 오염물질에 의해 근로자 그리고 지역주민들이 오염되지 않도록 하기 위한 관리과 교육 및 적합한 환경의 변화가 필요하다.

TIP

작업 환경의 유해인자

1. 화학적 유해인자

1) 독성(Toxicity)

- 물질의 생리학적 특성을 일컫는 것으로 생물체에 물리적 방법이 아닌 화학적 손상이나 해를 주는 능력
- 국부 독성(Local Toxicity) : 피부 접촉 시 발진과 같은 증상이 독성물질로 노출 부위에 한정되는 경우
- 전신독성(Systemic Toxicity) : 화학적 유해인자가 체내에 유입되어 혈류를 타고 전신으로 유입된 뒤, 이동하여 세포, 조직, 기관에 증상을 일으키는 것
- 가역적 독성(Reversible Toxic Effect) : 세포 또는 장기에 손상을 주고 일정 시간 경과 후 회복되는 것
- 비가역적 독성(Reversible Toxic Effect) : 세포 또는 장기 손상의 회복이 불가능한 것

2) 노출의 종류, 시간 및 발현 시기에 따른 독성

① 노출의 종류에 따른 시간

- 급성 노출(Acute) : 1–24시간 내에 수회 노출
- 아급성 노출(Subacute) : 1개월 노출 또는 1–3개월 반복적인 노출
- 아민성 노출(Subchronic) : 1–3개월 이상 노출 또는 3개월–1년간 반복적인 노출
- 만성 노출(Chronic) : 3개월 이상 노출 또는 1년 이상 노출

② 발현시기에 따른 노출

- 급성독성 : 대략 노출 후 1–15일 이내에 발현
- 만성독성 : 오랜 시간 동안 인체에 유입되었을 때 발현
- 인체에 영구적인 손상이 발생되는 경우

③ 생리적 반응에 의한 휴해인자

- 자극제 : 단순한 자극도 독성의 영향이 있음. 호흡기 점막, 순환기의 폐포에 문제를 일으킴
- 마취제 : 중추신경계에 정상적인 기능을 못 하도록 술에 의한 상태인 것 같은 증상을 일으킴
- 질식제 : 단순질식제–공기 중에 존재하는 입자로 체내 산소의 분압에 영향을 줌. 예) 탄산가스, 메탄, 에탄, 질소 등
- 화학적 질식제 : 화학적 작용어 의해 혈액에서 산소를 받아들이지 못하게 하는 작용
- 감적제 : 감작성 자극제인 톨루엔 디이소시아네이트는 매우 낮은 농도에서도 기관지 천식을 일으키므로 허용 기준농도는 0.005ppm으로 규정함

2. 미용인에게 자주 나타나는 요통을 없애는 방법

- 즉석식품을 피하라.
- 지나친 음주는 피하라.
- 백해무익한 담배는 끊어라.
- 굽 높이가 5cm가 넘는 하이힐이나 뾰족한 신발을 피하라.
- 다리를 꼬는 습관을 고치라.
- 차량의 오랜 시간 운전을 피하라.
- 관리사의 올바른 자세를 갖도록 하라.
- 최대한 적합한 작업 시간을 지키라.

TIP

산업안전보건법

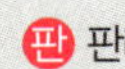 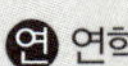 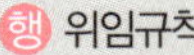 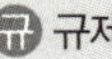

[시행 2020. 3. 31] [법률 제17187호, 2020. 3. 31, 일부개정]

고용노동부(산재예방정책과) 044-202-7690, 7694
고용노동부(산업안전과-안전관리자, 인증) 044-202-7729, 7733
고용노동부(산업보건과-교육, 건강검진, 석면) 044-202-7746, 7739, 7738
고용노동부(화학사고예방과-MSDS, PSM) 044-202-7758, 7754

제1장 총칙

판 제1조(목적)

이 법은 산업 안전 및 보건에 관한 기준을 확립하고 그 책임의 소재를 명확하게 하여 산업재해를 예방하고 쾌적한 작업환경을 조성함으로써 노무를 제공하는 자의 안전 및 보건을 유지 · 증진함을 목적으로 한다.

판 제2조(정의)

이 법에서 사용하는 용어의 뜻은 다음과 같다.

1. "산업재해"란 노무를 제공하는 자가 업무에 관계되는 건설물 · 설비 · 원재료 · 가스 · 증기 · 분진 등에 의하거나 작업 또는 그 밖의 업무로 인하여 사망 또는 부상하거나 질병에 걸리는 것을 말한다.
2. "중대재해"란 산업재해 중 사망 등 재해 정도가 심하거나 다수의 재해자가 발생한 경우로서 고용노동부령으로 정하는 재해를 말한다.
3. "근로자"란 「근로기준법」 제2조제1항제1호에 따른 근로자를 말한다.
4. "사업주"란 근로자를 사용하여 사업을 하는 자를 말한다.
5. "근로자대표"란 근로자의 과반수로 조직된 노동조합이 있는 경우에는 그 노동조합을, 근로자의 과반수로 조직된 노동조합이 없는 경우에는 근로자의 과반수를 대표하는 자를 말한다.
6. "도급"이란 명칭에 관계없이 물건의 제조 · 건설 · 수리 또는 서비스의 제공, 그 밖의 업무를 타인에게 맡기는 계약을 말한다.
7. "도급인"이란 물건의 제조 · 건설 · 수리 또는 서비스의 제공, 그 밖의 업무를 도급하는 사업주를 말한다. 다만, 건설공사발주자는 제외한다.
8. "수급인"이란 도급인으로부터 물건의 제조 · 건설 · 수리 또는 서비스의 제공, 그 밖의 업무를 도급받은 사업주를 말한다.
9. "관계수급인"이란 도급이 여러 단계에 걸쳐 체결된 경우에 각 단계별로 도급받은 사업주 전부를 말한다.
10. "건설공사발주자"란 건설공사를 도급하는 자로서 건설공사의 시공을 주도하여 총괄 · 관리하지 아니하는 자를 말한다. 다만, 도급받은 건설공사를 다시 도급하는 자는 제외한다.
11. "건설공사"란 다음 각 목의 어느 하나에 해당하는 공사를 말한다.

가. 「건설산업기본법」 제2조제4호에 따른 건설공사

나. 「전기공사업법」 제2조제1호에 따른 전기공사

다. 「정보통신공사업법」 제2조제2호에 따른 정보통신공사

라. 「소방시설공사업법」에 따른 소방시설공사

마. 「문화재수리 등에 관한 법률」에 따른 문화재수리공사

12. "안전보건진단"이란 산업재해를 예방하기 위하여 잠재적 위험성을 발견하고 그 개선대책을 수립할 목적으로 조사 · 평가하는 것을 말한다.

13. "작업환경측정"이란 작업환경 실태를 파악하기 위하여 해당 근로자 또는 작업장에 대하여 사업주가 유해인자에 대한 측정계획을 수립한 후 시료(試料)를 채취하고 분석 · 평가하는 것을 말한다.

판 규 제5조(사업주 등의 의무)

1. 사업주(제77조에 따른 특수형태근로종사자로부터 노무를 제공받는 자와 제78조에 따른 물건의 수거 · 배달 등을 중개하는 자를 포함한다. 이하 이 조 및 제6조에서 같다)는 다음 각 호의 사항을 이행함으로써 근로자(제77조에 따른 특수형태근로종사자와 제78조에 따른 물건의 수거 · 배달 등을 하는 자를 포함한다. 이하 이 조 및 제6조에서 같다)의 안전 및 건강을 유지 · 증진시키고 국가의 산업재해 예방정책을 따라야 한다.

   1) 이 법과 이 법에 따른 명령으로 정하는 산업재해 예방을 위한 기준

   2) 근로자의 신체적 피로와 정신적 스트레스 등을 줄일 수 있는 쾌적한 작업환경의 조성 및 근로조건 개선

   3) 해당 사업장의 안전 및 보건에 관한 정보를 근로자에게 제공

2. 다음 각 호의 어느 하나에 해당하는 자는 발주 · 설계 · 제조 · 수입 또는 건설을 할 때 이 법과 이 법에 따른 명령으로 정하는 기준을 지켜야 하고, 발주 · 설계 · 제조 · 수입 또는 건설에 사용되는 물건으로 인하여 발생하는 산업재해를 방지하기 위하여 필요한 조치를 하여야 한다.

   1) 기계 · 기구와 그 밖의 설비를 설계 · 제조 또는 수입하는 자

   2) 원재료 등을 제조 · 수입하는 자

   3) 건설물을 발주 · 설계 · 건설하는 자

판 제6조(근로자의 의무)

근로자는 이 법과 이 법에 따른 명령으로 정하는 산업재해 예방을 위한 기준을 지켜야 하며, 사업주 또는 「근로기준법」 제101조에 따른 근로감독관, 공단 등 관계인이 실시하는 산업재해 예방에 관한 조치에 따라야 한다.

공중보건학

PUBLIC HEALTH

제 6 장

식품위생

1. 식품위생의 개념
2. 식품의 안전성 및 평가
3. 식중독
4. 식품의 변질에 대한 관리
5. 영양 보건
6. 영양 상태의 교육

1 식품위생의 개념

1 식품위생의 정의

식품위생(Food Hygiene : Food Sanitation)이란 식품에 의해서 발생하는 위생상의 위해를 방지하는 일을 말한다. 우리나라에서는 식품위생을 '식품, 식품첨가물, 기구 또는 용기 · 포장을 대상으로 하는 음식에 관한 위생'이라고 정의한다. [식품위생법 제2조 제1호] 이는 식품으로 인한 위생상의 위해를 방지하고 식품 영양의 질적 향상을 꾀하려면 식품 그 자체의 변질 · 오염, 유해 · 유독물질의 혼입 등을 방지하며, 식품의 제조 · 가공 · 저장 · 유통과 소비에 이르기까지의 전 과정을 위생적으로 확보하기 위하여 음식물과 관련이 있는 첨가물 · 기구 · 용기와 포장에 있어서도 비위생적인 요소를 제거하여야 함을 의미한다. WHO 환경위생 전문위원회(1956)는 "식품위생이란 식품의 재배에서 배송, 운반, 생산의 모든 과정에 대한 식품의 안전성(Safety)과 건전성(Soundness)을 확보하기 위한 과정"이라고 정의한다.

TIP

식품위생법

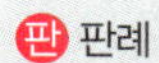 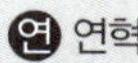 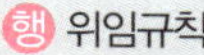 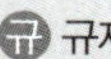

[시행 2020. 3. 24.] [법률 제17091호, 2020. 3. 24., 타법개정]

식품의약품안전처(식품안전정책과-법령 제 · 개정 사항), 043-719-2011, 2016
식품의약품안전처(식품안전정책과-식품관련 법령 유권해석), 043-719-2040, 2017
식품의약품안전처(식품안전표시인증과-HACCP 업무), 043-719-2854, 2867
식품의약품안전처(식품기준고-식품의 기준 및 규격), 043-719-2414, 2417
식품의약품안전처(식품안전표시인증과-표시 · 광고 업무), 043-719-2853, 2868
식품의약품안전처(첨가물기준과-식품첨가물의 기준 및 규격), 043-719-2505, 2517
식품의약품안전처(첨가물기준과-기구용기포장의 기준 및 규격), 043-719-2502, 2506

제1장 총칙

판 제1조(목적)

이 법은 식품으로 인하여 생기는 위생상의 위해(危害)를 방지하고 식품영양의 질적 향상을 도모하며 식품에 관한 올바른 정보를 제공하여 국민보건의 증진에 이바지함을 목적으로 한다.

제2조(정의)

이 법에서 사용하는 용어의 뜻은 다음과 같다. 〈개정 2011. 6. 7., 2013. 5. 22., 2013. 7. 30., 2015. 2. 3., 2016. 2. 3., 2017. 4. 18.〉

1. "식품"이란 모든 음식물(의약으로 섭취하는 것은 제외한다)을 말한다.
2. "식품첨가물"이란 식품을 제조 · 가공 · 조리 또는 보존하는 과정에서 감미(甘味), 착색(着色), 표백(漂白) 또는 산화방지 등을 목적으로 식품에 사용되는 물질을 말한다. 이 경우 기구(器具) · 용기 · 포장을 살균 · 소독하는 데에 사용되어 간접적으로 식품으로 옮아갈 수 있는 물질을 포함한다.
3. "화학적 합성품"이란 화학적 수단으로 원소(元素) 또는 화합물에 분해 반응 외의 화학 반응을 일으켜서 얻은 물질을 말한다.
4. "기구"란 다음 각 목의 어느 하나에 해당하는 것으로서 식품 또는 식품첨가물에 직접 닿는 기계 · 기구나 그 밖의 물건(농업과 수산업에서 식품을 채취하는 데에 쓰는 기계 · 기구나 그 밖의 물건 및 「위생용품 관리법」 제2조제1호에 따른 위생용품은 제외한다)을 말한다.
   가. 음식을 먹을 때 사용하거나 담는 것
   나. 식품 또는 식품첨가물을 채취 · 제조 · 가공 · 조리 · 저장 · 소분[(小分): 완제품을 나누어 유통을 목적으로 재포장하는 것을 말한다. 이하 같다] · 운반 · 진열할 때 사용하는 것
5. "용기 · 포장"이란 식품 또는 식품첨가물을 넣거나 싸는 것으로서 식품 또는 식품첨가물을 주고받을 때 함께 건네는 물품을 말한다.
6. "위해"란 식품, 식품첨가물, 기구 또는 용기 · 포장에 존재하는 위험요소로서 인체의 건강을 해치거나 해칠 우려가 있는 것을 말한다.
7. 삭제 〈2018. 3. 13.〉

8. 삭제 〈2018. 3. 13.〉

9. "영업"이란 식품 또는 식품첨가물을 채취 · 제조 · 가공 · 조리 · 저장 · 소분 · 운반 또는 판매하거나 기구 또는 용기 · 포장을 제조 · 운반 · 판매하는 업(농업과 수산업에 속하는 식품 채취업은 제외한다)을 말한다.

10. "영업자"란 제37조제1항에 따라 영업허가를 받은 자나 같은 조 제4항에 따라 영업신고를 한 자 또는 같은 조 제5항에 따라 영업등록을 한 자를 말한다.

11. "식품위생"이란 식품, 식품첨가물, 기구 또는 용기 · 포장을 대상으로 하는 음식에 관한 위생을 말한다.

12. "집단급식소"란 영리를 목적으로 하지 아니하면서 특정 다수인에게 계속하여 음식물을 공급하는 다음 각 목의 어느 하나에 해당하는 곳의 급식시설로서 대통령령으로 정하는 시설을 말한다.

가. 기숙사

나. 학교

다. 병원

라. 「사회복지사업법」 제2조제4호의 사회복지시설

마. 산업체

바. 국가, 지방자치단체 및 「공공기관의 운영에 관한 법률」 제4조제1항에 따른 공공기관

사. 그 밖의 후생기관 등

13. "식품이력추적관리"란 식품을 제조 · 가공단계부터 판매단계까지 각 단계별로 정보를 기록 · 관리하여 그 식품의 안전성 등에 문제가 발생할 경우 그 식품을 추적하여 원인을 규명하고 필요한 조치를 할 수 있도록 관리하는 것을 말한다.

14. "식중독"이란 식품 섭취로 인하여 인체에 유해한 미생물 또는 유독물질에 의하여 발생하였거나 발생한 것으로 판단되는 감염성 질환 또는 독소형 질환을 말한다.

15. "집단급식소에서의 식단"이란 급식대상 집단의 영양섭취기준에 따라 음식명, 식재료, 영양성분, 조리방법, 조리인력 등을 고려하여 작성한 급식계획서를 말한다.

2 식품의 안전성 및 평가

1 안전성 검사의 종류

① **인체 시험** : 인체 적용시험 시 안전성 지표와 인체 이상 반응에 대한 자료를 기초로 안전성 검사가 이루어진다. 이상 반응 시에는 기초 건강지표인 혈압, 체중, 심전도 등과 혈액학적, 혈액 생화학적 검사(헤마토크리트, 혈색소, 백혈구 수, 적혈구 수, 혈소판 수, 혈당, AST, ALT, ALP, 총단백질, 알부민, 총빌리루빈, 콜레스테롤, 중성지방, 요소, 질소, 크레아티닌, 요산 등)및 뇨검사(산도, 아질산염, 케톤체 등) 등을 할 수 있다.

② **독성 시험 자료** : 동물실험을 통해 위해 물질을 독성 성분을 파악한다. 단회독성투여독성시험(설치류, 비설치류), 3개월 반복투여 독성자료(설치류), 유전 독성시험(복귀 돌연변이시험, 염색체이상시험, 소핵시험)을 기본으로 하며, 원료를 특성에 따라 필요한 경우 생식독성, 면역독성, 발암성 시험 등이 추가로 필요하다.

2 안전성 평가

① **위해요소중점관리기준(HACCP)** : HACCP(Hazard Analysis Critical ConTrol Point)은 식품의 안전성을 보장하기 위한 자율적인 관리체계이다. 과학적이며, 비용이 효과적이며, 예방적인 방법으로 식품에 대한 안전 체계를 구축하기 위한 방법이다. 전 세계적으로 안정규제기관들이 HACCP의 방식을 적용하려 하고 있다. 이 과정은 제조에서 가공, 포장, 유통, 관리에 이르는 식품이 유통되기 전에 전 과정에 대한 심사가 이루어진다.

② **HACCP 과정 신청** : 식품안전관리과에 연결하여 식품에 대한 위해요소 신청(개인, 기업 등) 위생이 안되는 허가는 사후 심사, 지정심사 등을 걸쳐 4주간 심사한다. 심사 후에는 각 기관으로 허가증(마크)가 발급이 된다.

3 식중독

1 식중독의 정의

식품위생법 제2조 제14호에서 식중독이란 식품 섭취로 인하여 인체에 유해한 미생물 또는 유독 물질에 의하여 발생하였거나 발생한 것으로 판단되는 감염성 질환 또는 독소형 질환을 말한다. 증상으로는 음식을 섭취한 뒤 1~5시간, 길게는 3~7일로 구토, 복통, 설사 등의 증세가 나타나며, 식중독의 종류에 따라 오심, 발열, 근육통, 두통 등 있다. 식중독은 넓은 의미에서 세균성(감염형, 독소형) 식중독, 화학물질에 의한 식중독, 자연 독(식물성, 동물성)에 의한 식중독, 곰팡이 독에 의한 식중독으로 분류된다.

표 6-1 식중독의 종류

식중독	세균성식중독	감염형 : 세균의 체내증식에 의한 것 (Salmonella, 병원성대장균, 장염비브리오균)
		독소형 : 식품내에서 균이 증식, 독소생성 후(포도상구균, 보툴리누스균
	자연독식중독	식물성 : 버섯(무스카린), 감자(솔리닌)
		동물성 : 복어독, 패류독
		곰팡이성 : Aflato×in, 황변미독
	화학적식중독	의도적 – 식품 첨가물, 식품용기, 포장재료
		비의도적 –잔류농약, 중금속 : 납, 수은, 비소, 합성세제, 기타 화학물질

2 식중독의 종류

(1) 세균성 식중독

세균성 식중독은 감염형과 독소형으로 구분된다. 감염형은 원인균 자체가 식중독의 원인이 되는 식중독을 말하며, 독소형은 원인균이 생산한 독소가 원인이 되는 식중독을 말한다. 세균이 다량 함유된 식품을 섭취 시에 해당하며 잠복기가 짧다. 2차 감염의 위험은 없으나 면역이 생기지 않는 것이 특징이다. 예방을 위해서는 세균 증식을 억제할 수 있는 가열, 살균소독을 한다.

① **감염형 식중독 :** 식품과 함께 섭취한 미생물이 체내에서 증식되어 중독을 일으키는 것이다. 종류로는 살모넬라, 장염비브리오, 병원성 대장균, 웰치균, 애리조나균이 있다.

표 6-2 감염형 식중독의 종류

	Salmonella 식중독 (Salmonella Food Poisoning)	장염 Vibrio 식중독 (Vibrio Food Poisoning)	병원성 대장균 식중독 (Enteroto ×igenic Escherichia Coli Food Poisoning)	Welchii균 식중독	Arizona균 식중독
히스토리	• 살모넬 1885년 살 몬(Salmon)과 스미스(Smith)가 돼지콜레라의 원인균으로 처음 분리	• 장염은 비브리오균이 증식한 식품을 장내에 섭취함으로써 일어나는 감염형 식중독	• 대장균은 일반적으로 사람이나 동물의 장내에 존재하는 비병원성 세균류로 알려져 있으나, 1945년 브레이(Bray)가 유행성 영유아 설사증에서 대장균을 분리한 것을 계기로 하며, 영유아나 성인에서 대장균이 급성 위장염을 일으킴을 발견	• 집단 식중독의 원인균	
원인균	• Salenteritidis, Sal. Typhimurium, Sal. Cholera, Sal. Derby 등	• 장염비브리오균(Vibrio Parahae Molyticus)은 그람양성의 간균으로 긴편모를 가지고 활발하게 운동함(최적 발육 온도는 30~37℃)	• 병원성 대장균(Bacterium Coli Var. Neopolitanum 등) • 대장균은 장내 세균과에 속하는 그람음성 간균이며, 일반적으로 편모가 있어서 운동성이 있다. 이 균은 호기성 혹은 통성 혐기성균(최적 발육 온도는 최적 온도는 37℃)	• Clostridium Perfringensw	• Salmonella 중 독립된 Arizona Group

감염원	• Salmonella병원균 에 오염된 식품을 섭취하므로 발생 • 쥐 , 파리 , 바퀴, 닭 등이 전파	• 연안의 해수, 바다벌, 플랑크톤 등에 널리 분포	• 환자, 보균자의 분변의 감염원	• 보균자인 식품업자, 조리자의 분변을 통한 식품의 감염 • 조리실의 하 수 , 오물, 쥐, 가축의 분변을 통한 식품의 감염	• Salmonella 유사 • 파충류, 가금류(닭, 오리, 칠면조 등)
원인식품	• 우유, 육류, 난류 및 가공품, 어패류 및 가공품, 도시락, 튀김류, 어육연 제품 등 • 5~10월에 발생	• 장염Vibrio로 오염된 해수가 감염원이 되서 어패류가 직접 오염, 생선회, 초밥에 생식 • 7~9월에 집중적으로 발생하며 어패류, 회, 가공품, 도시락에서 발생	• 균에 오염 모든 식품 • 햄, 치즈, 소시지, 고로케, 야채 샐러드, 분유, 파이, 도시락, 두부 및 가공품 등	• 조수육 및 그 가공품, 어패류 및 가공품, 식물성 단백식품	• Salmonella 와 유사
증상	• 메스꺼움, 구토, 복통, 설사, 발열(급격히 시작하여 39℃를 넘는 경우가 빈번함) • 주증상은 1~3일 정도면 끝나고 약 1주일이면 회복된다. • 증상이 심할 경우 탈수(치사율은 1% 이하)	• 복통, 구토, 설사, 발열 등 • 전형적인 급성위장염 증상 • 일반적으로 1~3일이 지나면 자연적으로 회복되나, 심한 설사가 계속되면 탈수로 인한 사망 우려	• 설사, 발열, 두통, 복통 등 • 증 상 은 보 통 3~5일이면 회복되며 영유아에서는 잠복기가 짧음	• 복통, 수양성 설사, 경우에 따라 점혈변이 보임	• 복통, 설사, 고열이 나는 경우도 있음
잠복기	• 12~24시간	• 8~10시간	• 10~24시간	• 8~20시간	• 10~12시간
예방	• 방충 및 방서시설, 쥐, 파리, 바퀴 등의 구제 • 식품의 가열살균, 저온 보존 • 주요 감염원인 쥐, 파리, 바퀴벌레 등에 의한 식품 오염을 방지 • 보균자에 의한 오염방지를 위하여 종업원을 대상으로 정기적인 검사 • 식품을 저온 보존하고 섭취 전에 반드시 재가열	• 저온저장(4℃ 이하에서는 사멸) 조리기구, 손 등의 소독, 어패류의 충분한 세척, 가열(60℃로 5분간 혹은 55℃로 10분간 가열), 살균 • 담수에 약하므로 어패류를 깨끗하게 씻음, 여름철에는 어패류의 생식을 가급적 금함 • 2차 오염 가능성이 있는 조리기구를 살균소독제나 자외선을 이용하여 소독	• 분변에 의한 식품의 오염 방지 • 영유아 사이에서 전염되기 쉬우므로 유아용품의 소독 • 기저귀, 수건, 목욕물, 침구 등 식기 소독 철저히 • 보균자를 철저히 가려내어 대책을 강구	• 분변의 오염 방지, 식품의 가열조리와 함께 저장 시 급속히 냉각	• 방충 시설에 의한 구충구서 • 식품의 가열살균, 저온에서 단시간 저장

② **독소형 식중독** : 미생물의 증식에 의한 독소가 식품과 함께 섭취되어 일어나는 중독이다.

표 6-3 독소형 식중독 종류

	포도상구균 식중독	Botulinus균 식중독
특징	• 세균성 식중독 중 발생률이 높은 급성 위장염형 식중독	• 보툴리누스균 식중독은 보툴리누스균(Clostridium Botulinum)이 생산한 독소를 식품과 함께 섭취하면서 발생하는 대표적인 독소형 식중독
원인균	• 황색포도상구균(Staphylococcus Aureus), 표피포도상구균(St.Epidermis), 부생성포도상구균(St. Saprophyticus)의 세 종류르 구분 • 포도상구균의 50% 이상이 독소(Enterotoxin)를 생산 • 황색포도상구균은 그램 양성균	• 보툴리누스균(Clostridium Botulinum)은 그램양성간균으로 아포를 형성하며 편모가 있어서 활발한 운동성을 갖는 통성혐기성균(최적 발육 온도는 보통 30~37℃) TIP : 80℃에서 15분간 혹은 100℃에서 2~3분 동안 가열하면 독성이 파괴
독소	• Enterotoxin (장내 독소)	• Neurotoxin (신경독소) • 열에 약하여 80℃에서 30분간이면 파괴, 분자량은 35~90만 정도의 단순 단백질
감염원	• 주로 사람의 화농소나 콧구멍, 목구멍 등에 존재하는 포도상구균(손, 기침, 재채기 등) • 조리인의 화농소, 일반인의 콧구멍에 보균되어 있는 균	• 토양, 하천, 호수, 바다흙, 동물의 분변 • A, B, C, D, E, F 형 중 A, B, F형이 사람에게 중독을 일으킴
원인식품	• 우유 및 유제품, 육제품, 난제품, 쌀밥, 떡, 도시락, 빵, 과자류 등의 전분질 식품	• 야채, 육류 및 육제품, 과일, 조육(오리, 칠면조 등), 어육훈제
증상	• 급성 위장염 증상 • 타액 분비증가, 구역질, 구토, 복통, 설사 등 • 발열은 거의 없어서 38℃ 정도이며 체온이 내려가는 경우도 있다. 대체로 1~2일이면 완치되며 후유증이나 사망하는 경우도 거의 없음	• 메스꺼움, 구토, 복통 설사, 신경증상, 호흡마비 • 눈 증상 : 시력저하, 복시, 동공확대, 광선자극에 대한 무반응 등 • 후두마비 증상 : 타액분비 저하, 구갈, 실성, 언어장애, 연하곤란 등 • 중증의 경우 호흡마비, 폐뇨 후 사망에 이름 • 치사율을 30~80%로 매우 높음
잠복기	• 보통 1~6시간 • 평균 3시간으로 매우 짧음	• 보통 12~36시간 • 빠르면 5~6시간, 늦으면 72시간 이상
예방	• 화농된 조리자(인후염 환자)는 조리에 참여시키지 말 것 • 조리된 식품은 즉석처리하며 저온 보존 할 것 • 오염된 식기는 멸균처리 할 것 • 조리된 식품은 가급적 빨리 먹을 것	• 분변 오염 방지 • 통 · 병조림 제조 시 충분히 살균할 것 • 독소는 열에 약하므로 섭취 전 충분히 가열할 것 • 토양에 의해서 식품이 오염되지 않도록 할 것 • 식품을 충분히 가열하여 섭취 할 것

③ 기타 세균성 식중독

	장구균 식중독	Proteus균 식중독
원인균	• Streptococcus Faecalis, Streptococcus Faecium	• Proteus Morganii, Pr. Vulgaris, Pr. Mirabilis 등
감염원	• 사람이나 동물의 장관내의 상재균 • 분변에 의해서 식품에 2차 오염이 됨	• Proteus병원균에 오염된 식품의 섭취
원인식품	• 균에 감염된 모든 식품 • 치즈, 소시지, 고로케, 크림, 파이, 분유, 두부 가공품 등	• 꽁치, 고등어, 정어리 등 • 특히 Pr. Morganii (Morganella균)는 어육 등에 번식 Histamine을 생성하여 Allergy성 식중독을 유발 시킴
증상	• 일반적인 포도상 구균의 중독과 유사 • 급성위장염 증상, 설사(수양성 설사)	• 구토, 설사, 복통, 발열 등의 급성 위장염 증상
잠복기	• 보통 5~10시간	• 평균 12~16시간
예방	• 분변 오염 방지	• 어류의 충분한 세척과 가열, 살균 등

(2) 식물성 자연 독에 의한 식중독

① **식물성 식중독의 발병원인 특징** : 식용하여도 되는 것으로 잘못 알고 있으며, 유독 부위가 제대로 제거되지 않고 섭취할 경우이다.

② **식물성 식중독의 일으키는 물질들**

- 독버섯류(Muscarine) : 부교감신경 흥분, 침 흘림 심한 발한, 동공 수축, 호흡 급박, 소화기 증상이 발생한다.

③ **유독 성분을 함유하는 식용식물**

- 감자(솔라닌) : 복통, 설사, 구토, 발열, 의식불명, 두통, 언어장애, 현기증, 축동, 졸음을 유발하며, 감자의 발아 부위와 녹색 부위를 철저히 제거하고 조리할 경우 발생한다. 종류로는 Cyan 배당체 함유식물(청매, 오색두, 수수) 목화, 두류, 피마자 등이 있다.

④ **오용하기 쉬운 유독식물** : 종류로는 독미나리, 독공목, 붓순나무, 미치광이풀, 흰독말풀, 바곳, 꽃무릇, 독보리, 디기탈리스 등이 있다.

⑤ **발암성 물질을 함유하는 식용식물 :** 종류로는 고사리, 소철, 피롤리지딘 알칼로이드 함유 식물, 사사프라스 등이 있다.

(3) 동물성 자연독에 의한 식중독

종류	to×in	특징
복어	Tetrato×in	• 5, 6월에 가장 많음 • 섭취 후 10~45분 후에 증상 나타남 • 치사율 60% • 두통, 구토, 호흡마비 • 가열 조리에도 파괴되지 않음
300 여종 어류 붉은도미 (Red Snapper)	Ciguato×in	• 해초 등 남조류에 있는 독성물질의 축적 • 증상은 Tetrato×in과 비슷 • 치사율 7%
조개류(대합) Clam	Sa×ito×in	• 편모 조류 독성 물질 축적 • 마비증상 (입술, 혀, 얼굴마비, 치사율 10%) • 가열 조리에 잘 파고 않됨 • 5~9월에 가장 많음
모시조개, 바지락, 굴	Venerupin	• 구토, 두통 등 황달 현상 • 치사율 44~50% • 열에 강함 : 100oC에서 1시간에도 파괴않됨

(4) 화학 물질에 의한 식중독(Chemical Food Poisoning)

생체 내에 외인성 유기화합물이 섭취되면 생체는 이 물질들이 체내에 쌓이지 않도록 각종 방어기구를 가동시켜 체외에 방출할 수 있도록 대사한다. 이는 생체의 이물질에 대한 방어 반응이며 흡수, 대사, 배설을 포함한 해독작용이라고도 할 수 있다. 이러한 반응은 주로 간장, 신장, 폐, 소장 등의 세포 내에 있는 소포체(Microsome)에서 일어난다. 배출을 위해 생체는 다양한 효소들이 반응에 의해 체외로 배출된다.

① **유해 첨가물에 의한 식중독 :** 식품위생 규정법에 따라 식품첨가물로 사용되는 화학적 합성품은 규격과 기준 대상 상품의 사용기준을 정하고 있다. 황색계, 적색계, 녹색계, 청색계, 자색계, 갈색계가 있다.

표 6-4 유해 첨가물 식중독의 종류

황색계	오라민 (Aur5)Amine)	염기성 황색 타르색소로 과자, 단무지, 팥앙금 류, 카레 가루 등에 부정 사용. 다량 섭취하면 20~30분 후에 구토, 사지마비, 맥박감소, 심계항진, 의식불명 간장에 대한 발암성 의심
	파라 니트로아닐린 (P-Nitroaniline)	황색의 유용성 합성 착색료 방향족 amine과 nitro 화합물들은 모두 혈액독과 신경독이 있음. 섭취 10~30분 후 두통, 청색증, 혼수, 맥박감소, 심계항진, 황색뇨 등을 유발
황색계	파라 니트로아닐린 (P-Nitroaniline)	핑크색의 형광 염기성 타르색소로 어묵, 과자, 토마토케첩, 빙과류 등에 사용하여 중독을 일으킴. 다량 섭취 시 색소뇨, 전신착색, 심하면 오심, 구토, 설사, 복통 유발
	실크스카렛 (Silk Scarlet)	등적색의 수용성 타르색소, 중독 증상으로는 구토, 복통, 두통, 오한, 마비 등이 있음

표 6-5 표백제 식중독의 종류

표백제	사용용도	특성
Rongalite	물엿의 표백제	강한 아황산 환원작용 포름 알데하이드 축적
Nitrogen Trichloride	밀가루 표백	휘발성 황색 유상 히스테리적 증상 유발, 신경과민
형광표백제	옷, 수건의 표백, 국수, 생선묵 등	아토피, 기타 피부염유발

표 6-6 감미료 식중독의 종류

표백제	설탕과 비교	특성	사용여부
Cyclamate	40~50	청량감	1970 금지
Dulcin	250	소화효소작용 억제 적혈구 생산억제	1966 금지 (당원)
P-Nitroanillin	200	혈액독, 신경독, 일명 살인당	금지
EThylene Glycol	1/3	뇌신경장애, 신장장애 치사량 100 ml	금지
Peryllatine	2,000	신장장애(동물실험)	금지
Glucin	300		금지

■ 식품의약품안전처(식품첨가물 정보)

TIP

유해성 금속화합물에 의한 식중독

유해금속	독성	표적장기의 장해
Hg	LD_{50} : 59mg/kg (rat경구, CH_3HgCl) 치사량 0.5g($HgCL_2$)	• 무기수은염은 장의 작열감, 동통, 구토, 신장기능 장해 • 저급알킬수은은 입술 주변 및 팔다리 끝의 감각 이상, 운동의 어려움, 발음장해, 청력장해, 시야협착, 정신장해 등의 신경계장해, 신장, 뇌의 장해
Pb	LD_{50} : 125mg/kg (토끼 경구, $PbHAsO_4$) 치사량 〉 30g	• 급성 중독증상 : 구토, 현기증, 구역질, 인사불명, 사지마비, 만성중독증상, 빈혈 등의 혈액장해, 식욕부진, 변비 등의 소화관 장해, 신경계 및 신장의 장해. 소아의 중추신경증상 뇌장애등을 일으킴
As	LD_{50} : 45mg/kg (rat경구, As_2O_3) 치사량 0.1~0.3g (아비산)	• 위장형 중독 : 구갈, 구토, 경련, 심근경색 후 사망 • 발암성과 간, 피부의 장해
Cd	LD_{50} : 88mg/kg (rat 경구, $Cdcl_2$) 치사량 불명	• 급성 중독증상 : 소화관 장애, 침 흘림, 구토, 설사, 복통, 폐수종, 화학성 폐렴 • 가용성 카드뮴에 의해 침 흘림, 구토, 설사, 허탈, 의식장해 • 육종, 전립선암, 간, 신장, 폐에 장해
Cr	LD_{50} : 3.3g/kg (rat 경구, $Cr(NO_3)_3$) 치사량 불명	• 급성 중독증상 : 구토 설사, 복통, 소변이 줄거나 무뇨현상, 요독증 등의 신장 장애, 황달을 수반하는 간염, 발암성이 있으며, 폐, 호흡기, 피부의 장해
Cu	LD_{50} : 960mg/kg (rat 경구, $CuSO_4$) 치사량 15~20g	• 구강의 작열감, 다량의 타액 분비, 메스꺼움, 구토, 위통, 현기증, 경련 간, 소화관 장애
Zn	LD_{50} : 2.5g/kg (rat 경구, $Zn(C_2H_3O_2)_2$) 치사량 3~5g (가용성 Zn 화합물)	• 구토, 위통, 설사, 침과 눈물, 식은땀을 흘리기도 하며, 호흡곤란, 혼수, 경련, 허탈 등의 증상
Mn	LD_{50} : 3.7g/kg (rat 경구, $Mn(CH_3COO)_2$)	• 만성 중독증상으로서 중추신경계의 진행성이 악화 • 졸음증세 및 파킨슨증후군과 유사 증상

(5) 곰팡이에 의한 식중독

곰팡이 독은 Mycotoxin의 섭취에 의한 건강장해를 일으키는 진균중독증(곰팡이 독 중독증, Mycotoxicosis)으로 곰팡이의 증식속도는 세균보다 느리지만, 중독 증상은 신장 장해, 신경 장해, 위장 장해, 조혈 장해 등이 일어난다. 항생제나 기타 약제로 난치이거나 거의 치유되지 않는다. 종류로는 브라질산 땅콩에 착생하는 진균 오염으로 Aflatoxin, 맥아근 사료를 섭취한 젖소에서 집단 중독사고가 1954년 일본에서 발생한 Maltoryzine, 쌀, 낙화생과 옥수수 등 곡류 오염과 육류 오염에 기생하는 Ochratoxinr가 있다.

4 식품의 변질에 대한 관리

1 식품의 변질

식품이 생물학적 · 화학적 및 물리학적 요인에 의하여 품질에 저하되어 섭취할 수 없는 상태가 된 것을 변질이라 한다.

① **부패**(Futerfation) : 일반적으로 육류나 달걀, 어패류 등 단백질을 주성분으로 하는 식품 중의 질소를 유기화합물인 단백질로 분해하는 과정을 말한다. 이 과정에서 암모니아를 발생하며, 아민계 유독 물질을 발생한다. 부패가 진전된 식품은 부패균에 의해 식중독이 유발이 되는 현상이다.

② **발효**(Fermentation) : 탄수화물에 미생물이 증식하여 분해작용을 하는 현상이다.

③ **변패**(Deterioration) : 버터, 과실 등의 당질, 지방질 식품에 미생물이 증식하여 일어나는 현상이다.

2 식품의 보존

(1) 물리적 보존법

① **가열법**(Boling) : 끓이거나 삶는 과정에서 미생물을 사멸시켜 부패를 막는 방법이다. 저온살균은 61~63℃, 30분간 살균하는 방법으로 우유, 치즈 등의 유제품이 있고 일반 세균은 80~100℃에서 15~20분간 살균하는 열탕법이 있다. 고온에서는 포자를 형성하는 세균을 살균하는 방법으로 120℃에서 20분 정도 가열한다.

② **냉장 및 냉동법**(Cold Storage) : 저온 상태로 식품을 보관하여 미생물 증식을 억제시키는 방법이다. 신선식품을 0~10℃로 보존하는 것을 냉장이라고 하며, 0℃ 이하로 보존하는 것을 냉동이라고 한다. 냉장은 오래 보관 시에는 적당한 보존법이라 할 수 없다.

③ **건조법(탈수법)** : 식품 중의 수분을 제거하여 미생물의 증식을 억제하는 방법이다. 일반적으로 40% 이하의 수분량에서 미생물 증식이 감소하며, 일반 세균은 수분이 15% 이하에서는 번식하지 못하나 곰팡이는 13~15%에서도 번식이 가능하다. 건조 시 너무 지나칠 경우는 식품 고유의 특성을 저하시키므로 주의한다.

④ **자외선 및 방사선 이용법** : 자외선의 살균작용을 이용한 방법으로 식기 등에 국한되어 사용된다. 방사선 이용법은 α, β, γ선 중 Co^{60}선을 이용한 방법으로 식품의 발아 억제나 살충 및 살균 등의 목적으로 이용되는 방법이다.

(2) 화학적 보존법

절임법이란 식품에 소금 또는 설탕을 넣어 산성 pH에 저장하는 방법으로 수분을 제거하여 미생물의 증식을 억제한다. 그러나 살균력은 없고 호염균, 호당균 등 절임 상태에 적응하는 균들이 있으므로 절대적 보존이 아니다. 종류로는 염장, 당장, 산장으로 나뉜다.

① **염장법**(Salting) : 식품에 소금을 넣어 삼투압을 일으킴으로 수분이 탈수되고, 미생물은 그로 인해 원형질의 분리를 일으켜 증식이 억제된다. 10~20%의 소금의 농도를 유지하나 호염균(식염 내성균)도 있으므로 효과를 극대화 하기 위해 산과 병행하도록 한다.

② **당장법**(Sugaring) : 설탕 또는 전화당으로 저장하는 방법으로 40~50% 정도의 농도를 유지하나 호당성균도 있으므로 효과를 극대화하기 위해 산과 병행하도록 한다.

③ **산장**(Pikling) : pH인 방법으로 가 낮은 초산, 젖산을 이용하여 식품을 저장하는 방법으로 중성이나 알칼리성을 피하여, 식품의 pH를 산성으로 조절하여 보존하여 방법이다. 또한, 일반적으로 같은 pH에서도 유기산이 무기산보다 미생물의 번식을 저지하는 효과가 크다.

④ **훈연법** : 연기 속의 포름알데히드, 아세톤, 개미산 등의 살균작용에 의한 보존 방법을 말한다.

⑤ **보존료 첨가법** : 합성보존료나 산화제를 사용하여 보존하는 방법으로 식품위생법에 의하여 사용 용도와 사용 식품량에 맞도록 사용한다.

5 영양 보건

1 영양소의 정의

WHO에 의한 영양(Nutrition)은 "생명체가 생명을 유지하고 성장, 발육하기 위해서 외부로부터 여러 가지 음식물을 섭취하여 건강한 체 조직을 구성하고 에너지를 발생시켜 생명현상을 유지하는 과정이다."라고 정의하였다. 영양소는 크게 열량소와 조절소로 나뉜다.

① **열량소** : 활동에 필요한 에너지를 공급하여 주며, 몸을 따뜻하게 유지하여 주는 영양소로 탄수화물, 단백질, 지방 등으로 구성된다.

② **구성소** : 필요한 물질을 재합성하고 조직을 구성하며, 소모된 물질을 보충하는 영양소이며, 단백질, 지질, 무기질 등이 있다.

③ **조절소** : 생리, 생식기능과 대사작용의 촉진제 역할을 하는 물질이다. 단백질, 각종 비타민, 무기질이 있다.

2 영양소의 작용

(1) 신체의 조직 구성

인체는 유기물인 단백질(약 16%), 지방질(약 14%), 탄수화물(소량)과 무기물인 무기질(약 5%), 수분으로 구성되어 있으며, 이런 영양소는 근육, 기관, 혈관 등을 구성하는 중요 역할을 한다.

(2) 인체의 열량 공급

영양소는 신체가 활동할 수 있는 원동력이 되는 에너지, 즉 열량을 공급한다. 열량의 단위는 칼로리를 사용하는데 탄수화물 및 단백질은 1g당 약 4kcal, 지방질은 약 9kcal의 열량을 발생한다.

(3) 신체의 생리 기능 조절

물, 무기질, 비타민은 인체의 기능을 원활히 하며, 이 외에도 생리 기능과 생식기능, 주요 열량 에너지의 보조제 역할을 한다.

3 건강 증진 및 관리

(1) 현대인의 건강과 영양

① 영양과 영양소

영양(Nutrition)은 사람이 체외로부터 식품을 섭취하여 소화 · 흡수 과정을 거쳐 생명의 유지와 성장 그리고 손상된 조직을 재생하고 불필요한 물질을 체외로 배설하는 일련의 과정을 말한다.

영양소(Nutrient)는 사람의 체온 유지, 성장 및 조직의 재생에 이용되는 물질로서 식품으로부터 얻는 물질을 말한다.

이들 영양소는 체내에서 여러 가지 중요한 기능을 수행하며 이 중 한 가지라도 부족하게 섭취하면 건강을 유지하기 어렵다. 이들이 체내에서 행하는 주 기능은 영양소에 따라 다르며, 영양소의 기능별 분류와 필수 영양소의 내용은 다음과 같다.

표 6-7 영양소의 기능별 분류

분류	영양소	기능
구성 영양소	단백질, 무기질, 물, 인지질, 당지질, 비타민 A	근육, 골격, 기관, 혈액 등 신체조직 구성
에너지 영양소	탄수화물 4Kcal/g 지방 9Kcal/g 단백질 4Kcal/g	근육수축, 신경작용, 심장박동, 호흡, 체온 유지 등을 위한 에너지 공급
조절 영양소	무기질, 비타민, 물, 단백질	체내 대사과정, 수분균형, 산 · 염기평형, 혈액응고 등 생리기능의 조절

표 6-8 필수 영양소의 종류

에너지영양소		조절영양소		
탄수화물	포도당	**비타민**	수용성 비타민	티아민, 리보플라빈, 나이아신, 판토텐산, 비오틴, ㅂ 타민 B6, 비타민 B12, 엽산, 비타민 C
			지용성 비타민	탄수화물
지방 (지질)	리놀레산, 리놀렌산	**무기질**	다량 무기질	칼슘, 염소, 마그네슘, 인, 포타슘, 소디움, 황 등
			미량 무기질	크롬, 구리, 불소, 요오드, 철, 망간, 몰리브덴, 셀레늄, 아연
단백질 (아미노산)	히스티딘, 이소루신, 루신, 메티오닌, 리신, 페닐알라닌, 트레오닌, 트립토판, 발린 등	**물**		

(2) 피부와 건강관리

① 연령별 피부 건강의 개념

㉮ 10–20대 피부건강의 특징 : 청소년기에서 성인기에 이르는 과도기로서 신체적, 정신적, 사회적 활동을 시작하며 변화가 일어나는 시기이다. 패스트 푸드와 인스턴트의 섭취로 과도한 피지 증가와 수분 부족 두 가지의 복합성 피부를 가지게 된다. 무엇보다도 클렌징을 통한 피부 회복 시간에 대한 교육이 필요하며, 운동 및 취미 생활을 통한 신진대사의 원활한 흐름으로 피부의 건강을 유지하도록 하는 것이 중요하다. 이 시기를 제대로 보내지 않는다면 피부는 20–30대에 초기 노화를 거치게 되어 피주 회복력이 떨어지게 된다.

㉯ 20–30대 피부 건강의 특징 : 20–30대는 가장 활동력이 큰 시기로 새로운 변화가 급격하게 증가하는 시기이다. 일, 생활습관, 가정의 형성(결혼의 선택), 연애 등으로 갈등이나 열정을 가지는 시기이기도 하다. 이 시기에는 심리적인 변화와 동지애, 상하 계층의 문제에 따른 갈등이 일어나게 되며, 사회적인 스트레스에 대

한 고민과 갈등이 잦아지게 된다. 그렇기에 피부 건강 관리의 변화도 같이 오게 된다. 불규칙한 식습관과 사회활동으로 인해 민감성 피부가 많고, 스트레스 및 직업환경이 지루성 여드름의 증가를 유발한다.

㉰ 40-50대 피부 건강의 특징 : 40-50세까지는 인생 변화의 시기이며, 중년여성의 경우 신체적 변화인 노화와 더불어 폐경이라는 생리적 변화로 여러 가지 신체적 변화에 대해 민감한 반응을 보이는 시기이다. 피부 각질층이 두꺼워져서 피부의 탄력이 저하되며 주름이 생성된다. 내인성 노화로 인한 영양 부분의 부족을 경험하게 되며, 외인성 노화로 인한 피부의 거침도 경험하게 된다. 또한, 여성들에게 있어 중년은 생식 능력이 줄거나 없어질 뿐 아니라, 성적 매력도 잃어버리게 됨으로 여러 가지 두려움을 안겨준다. 이 시기에 심리 변화를 보면, 불안, 초조, 건강 염려, 짜증, 허무망상과 같은 갱년기 우울증이 나타난다. 중년 여성은 노화를 예방하기 위하여 피부 건강 유지에 관심을 갖는다.

② **피부 건강에 관한 요소**

㉮ 자외선 : 피부 건강은 전인적인 관리로서 외부 환경의 영향을 받는다. 특히 자외선은 피부 유형을 결정하는 요인 중 하나로서 광노화의 영향을 주어 진피층의 콜라겐 합성을 저해하며, 탄력 섬유인 엘라스틴의 결합을 끊어 피부 겉은 거칠고 피부 속은 재생에 필요한 성분의 생성을 저해하는 환경을 만든다. 자외선으로 인한 색소 침착은 피부 건강 관리에 영향을 주는 요인으로 작용한다.

㉯ 변비 : 현대인의 식생활 변화는 식습관의 변화를 가져왔으며 변비로 인해 피부가 민감해져서 피부과를 찾는 사람들이 늘어나고 있다. 변비는 체내 수분의 부족으로 장내 활동 부족 시 생겨나는 증으로 가볍게는 뾰루지나 심하게는 염증성 여드름 등과 같은 병리적인 증상을 유발한다. 또한, 피부의 건성화는 배변 횟수의 감소로 인한 숙변 생성이 스트레스나 노폐물의 축적, 혈액순환 장애를 일으켜서 수분 공급이 차단됨에 따라서 일어난다.

㉰ 스트레스 : 스트레스는 생활에서 이루어지는 심리적, 정서적 압박감으로 건강에 해를 끼치기 시작하여 더 나아가 사회생활에 영향을 주는 주요 원인이 되고 있는

부분이다. 스트레스는 면역 체계에 문제를 일으키며, 신체적, 정신적인 문제를 통한 사회성 부적응의 변화를 가져오게 된다. 잦은 스트레스는 피부 세포의 증식 활성 저하로 피부의 색소침착 및 피지 분비 저하로 인한 피부 건조, 혈액순환의 저하로 피부 탄력의 손실이 일어난다.

㉣ 사우나(열) : 우리 몸의 체온은 36.5도를 유지하며 인체의 항상성을 유지하고 있다. 최근 피부 관리의 방법으로 사우나를 이용하여 피부의 온도를 높여 노폐물을 배출하려는 방법이 늘고 있다. 그러나 이러한 방법은 피부를 민감하게 하며, 피부 온도가 41도가 되면 피부의 진피층에서는 생성되는 콜라겐 섬유를 분해하는 MMPs(matrix metallopro teinases)가 늘어나서 피부 노화가 일어나게 된다.

㉤ 수분 : 피부의 70%는 수분으로 구성되어 있다. 피부층의 가장 중요한 부분인 진피층은 70-80% 이상이 망상층으로서 콜라겐과 엘라스틴의 결합 조직에 의해 피부의 유형이 결정되기도 한다. 피부 조직 세포 내의 수분 부족은 결과적으로 피부를 건조하게 만들며, 피부 노화의 진행이 가속화되어 피부 건강 관리에 문제가 될 수 있다.

㉥ 수면 : 수면은 인간이 가장 휴식을 취할 수 있는 시간으로 수면을 취하는 동안 피부 조직의 세포들이 기능을 회복한다. 수면 부족은 피부 세포의 영양 공급 저하와 부산물의 적재로 피부 건조를 유발하며, 피부 탄력이 저하되어 노화가 진행된다. 아울러 하루 8시간 이상 건강한 수면을 취하면, 피부의 수분 함량이 높아지며, 피부 세포의 기능인 단백질 합성, 세포 분화, 성장 호르몬(Growth hormone)의 분비가 증가하여 피부 세포의 회복은 물론 신체의 순환에 도움이 된다. 반면 너무 과도한 수면은 피지의 분비를 촉진하며 신진대사를 느리게 하여 피부의 탄력을 저하시킨다.

㉦ 흡연 : 여성의 사회진출은 경제력, 사회적 직위의 상승을 가져오게 되었으며, 그로 인한 스트레스를 풀기 위해 흡연의 증가를 가져오게 되었다. 흡연은 기호식품이지만 건강을 위협한다는 인식이 높아졌다. 여성 흡연의 75%가 피부의 수분을 감소시키며, 여성호르몬(에스트로겐)의 수치를 떨어뜨려 생식능력에도 간접적 영향을 미친다고 한다. 또한, 직접 흡연의 문제점도 중요하지만 간접 흡연에서 나오는 비주류 담배 연기 중의 유해물질들은 필터에 의해 제거되지 않기 때문에 직접

흡연보다 건강에 미치는 영향이 큰 것으로 알려져 있어 흡연의 심각성과 건강과의 문제를 인식하게 되었다. 흡연으로 인한 유해가스의 섭취는 피부는 건조하게 하며, 피부 색을 결정하는 요인이라 볼 수 있다. 흡연으로 인한 피부 노화는 자외선에 의한 노화보다 피부 깊숙이 엘라스틴의 변화를 가져오며, 일산화탄소는 피부 속 산소공급을 줄여 피부 혈색소 및 피부 건강 관리에 문제를 일으킨다. 알코올은 소량을 먹을 시는 혈액순환을 증가시키지만, 과음은 부신피질에서 스트레스 호르몬을 분비하며 여드름을 유발한다.

㉵ 알코올 : 여성의 사회진출 증가는 흡연과 함께 음주의 기회를 증가시켰으며, 남성과 달리 시작이 늦고 음주를 하게 되는 원인은 가사노동으로 인한 스트레스, 직장과 가정에서의 이중역할 부담, 남편의 무관심, 갱년기에서 오는 우울감, 이혼이나 사별 등 정신적인 측면에서 비롯되는 경우가 많다. 알코올은 피부세포의 수분을 감소시켜, 피부 건조증을 유발하며, 수분의 과도한 체외 배출로 인해 영양적인 부족 현상을 일으키기도 한다. 알코올은 에너지 소비율이 1g당 7Kcal로, 잦은 알코올 섭취는 부분 비만을 유발하기도 한다.

㉶ 영양소와 피부 건강 : 피부세포는 혈액으로부터 영양소를 공급받는다. 여러 종류로 균형 잡힌 식사만이 피부의 성장과 건강에 필요한 모든 영양소를 공급할 수 있다.

영양소	피부결핍증상
비타민 C	괴혈병, 피부상처 치료지연
나이아신	펠라그라, 햇빛에 노출 시 거칠고 비늘이 있는 갈색피부
비타민 A	지나친 각질 형성으로 건조하고 거친 비늘성 피부
리보플라빈	코와 입주위에 비늘이 있는 지방성 붉은 피부
비타민 B_{12}	얼굴, 손, 발에 갈색 반점
비오틴	비늘성 피부
엽산	피부의 지니친 색소침착
필수지방산	비늘이 생기는 피부
철분	창백한 피부
단백질	건조하며 주름지고 벗겨지기 쉬운 피부

6 영양 상태의 교육

1 현대인의 영양

산업의 발전과 경제 급성장으로 인해 현대인의 식생활에 대한 불균형은 불가역적인 문제가 되었다. 또한, 올바르지 않은 식습관은 영양상의 문제를 야기하게 되었다. 현대인의 영양 상태 중 평균적으로 에너지나 단백질 등 다량 영양소의 섭취는 문제가 없어 보이나 도시 빈민층, 노인, 청소년층에서는 여러 영양소를 권장량 이하로 섭취, 특히 비타민 A, 칼슘, 철분, 식이섬유소 등이 부족하다. 반면, 지방과 콜레스테롤 및 나트륨의 과잉섭취, 알코올 섭취 증가 등은 새로운 건강 문제가 생겼고, 열량 영양소의 불균형에 따른 만성 퇴행성 질병의 유발, 비타민과 무기질의 불균형 섭취가 새로운 현대인의 문제가 된다.

2 영양 판정의 필요성과 목적

영양 판정(Nutritional Assessment)의 목적은 영양 상태를 향상시켜 건강증진을 위한 기준이 필요하다. 먼저 식이와 질병과의 관계를 규명하고, 식습관의 변화를 파악해야 하며, 마지막으로 영양 중재 프로그램을 위한 기초자료를 체크하여 판정하도록 한다. 대표적인 형태로는 영양 조사, 영양 감독 및 감시, 영양선별 및 검색으로 나눌 수 있다.

① 영양 조사는 인구 집단 구성원의 식이 섭취를 조사하여 영양 상태를 파악하는 과정, 횡단적인 조사로 한 집단의 전체적인 영양 상태를 알아본다.

② **영양 감독, 감시** : 특정한 집단의 영양 상태를 일정 기간 동안 계속하여 조사, 분석함으로써 영양 불량의 원인을 알아보는 과정, 영양 조사와 다른 점은 일회적인 조사가 아니고 일정 기간을 두고 연속적인 조사를 하여 문제의 원인 및 치유 방안 모색한다.

③ **영양선별 및 검색** : 영양 조사 결과 치료 대상이 되는 상대를 가려내는 작업이다.

3 영양 판정의 실제

임상적 평가와 이학적 검사로 나뉜다.

① **상적 검사 :** 병력, 과거력(Past Madical Story 과거, 현재의 영양 상태와 관련된 급, 만성질환 유무, 약물복용, 입원 수술, 약물이나 음식에 대한 알레르기, 유당 불내성) 가족력, 사회력(직업, 교육 수준, 생활환경, 결혼 상태 등, 흡연, 음주, 규칙적 운동 여부, 신체 활동량, 카페인 음료 복용이 포함), 계통별 문진(과거력과 다른 점은 진단을 위한 문진이 아니라 증상에 초점)이 포함된다.

② **이학적 검사 :** 환자의 전반적인 모습 관찰(영양 상태가 좋아 보인다, 영양 불량이 의심된다, 말라 보인다, 뚱뚱하다)하며, 영양 판정을 위한 이학 검사(피부, 머리카락, 눈, 구상, 손톱, 상하지, 복부, 근골격계 및 신경학적 진찰)가 포함된다.

표 6-9 영양결핍의 이학적 소견

구분	임상소견	결핍영양소
피부	비늘처럼 일어남	비타민A, 아연
	욕창, 상처치유지연	단백질
	모낭각화증	비타민A
	멍이듬	비타민C, 비타민 K
흉부	호흡근 약화	단백질, 인
	심계항진	티아민
복부	복수	티아민
	간비대	단백질, 에너지
구강	구순염, 구내염	리보플라빈, 철분
사지	부종	단백질
	뼈의 압통	비타민 D
	근위축 및 약화	단백질, 비타민 D, 셀레늄
	관절부어오름	비타민 C

손톱	스푼 모양으로 휨	철분
	가로지르는 선	단백질
신경학적	치매	티아민, 엽산
		단백질, 비타민 B_{12}
진찰	말초신경 이상	티아민, 피리독신, 비타민 E

4 영양 섭취 분석

음식 섭취와 식습관에 관한 조사를 통하여 영양소 섭취량을 산출하여 영양불량 여부를 판정하는 방법이다.

(1) 24시간 회상법

문진을 통해 24시간 동안 섭취한 식품의 종류와 양을 기억하도록 하여 기록한 후 조사한 자료로부터 영양소 섭취량을 환산하여 추정하고, 조사 방법이 간단, 소요 시간이 짧으며 비용 부담이 적다. 또한, 주말이나 공휴일, 생일, 특별한 날이 되는 것을 피한다.

(2) 식품 섭취 빈도 조사법

식품 섭취의 빈도를 조사함으로써 영양소 섭취에 대한 정보를 얻는 방법으로 평소의 식품 섭취 유형을 분석하고 식사의 질에 대한 평가이며, 제시한 식품의 섭취빈도를 하루, 일주일, 한 달 등의 표시된 기간에 섭취하는 횟수를 대략적으로 조사하는 방법이다.

(3) 식사 일기법

일정 기간 섭취한 음식의 종류와 양을 일기식으로 그때그때 기록하도록 하는 방법이며 기록하는 기간이 길게 하면 대상자가 부담이 커져서 기록이 부정확하여 조사 기간은 3~4일이 소요된다.

(4) 식습관 조사법

식습관 조사법은 음식 기호도, 식사 시 문제점, 식사 속도, 자극적 식품 선호도, 염분 섭취량, 음주, 흡연 여부, 식사요법 교육 여부, 영양보충제 및 건강보조식품 섭취 여부, 활동량, 가족 구성원, 교육수준, 식생활이나 식습관과 관련된 상황 등을 조사하고 영양소 섭취량은 조사할 수 없지만 식생활 행동 및 문제점 파악하는 방법이다.

TIP

인체 에너지 대사량

신체 에너지 필요량

① 기초대사량(Basel Energy E×penditure, BEE) : 신체는 기초대사량, 활동대사량, 특이동적 작용에 쓰이는 에너지를 필요를 한다. 기초대사량은 생명현상을 유지하기 위해 무의식적으로 일어나는 불수의적 활동의 대사에 필요한 열량으로 측정법은 소비한 산소량과 배출한 이산화탄소의 양으로 호흡 상을 구하여 대사 열량을 얻을 수 있다. 기초대사량은 신체의 크기, 신체 구성성분, 성별, 연령, 기후, 내분비, 체온, 영양 상태, 수면 등의 영향을 받는다. 기초대사량은 체표면에 비례하므로 종래에는 기초대사량을 1시간의 체표면적 1m당 kcal(kcal/m/hr)로 표시하였다.

〈기초 대사량에 영향을 주는 것〉

- 체격 : 키 크고 체중 무거운 사람 〉 키 작고 체중 적은 사람. 즉 체표면이 클수록 기초대사량이 크다.
- 체구성 성분 : 근육이 많은 사람 〉 근육이 적은 사람
- 연령 : 20세 이후 나이가 증가할수록 10년당 2~3%씩 감소
- 성별 : 남자 〉 여자(여자가 체지방량이 많고 근육량이 적기 때문)
- 호르몬 : 에피네프린(부신)과 티록신(갑상선)은 기초대사량이 커진다. 특히, 갑상선 호르몬이 과다. 또는 과소 분비 시 20% 정도 대사량의 변화가 초래된다.
- 임신 : 태아와 모체 조직의 대사증가로 기초대사량이 커진다. 임신 6~9개월에 비임산부에 비해 약 20% 높아진다.
- 영양 상태 : 에너지 섭취 부족이 클수록 기초대사량이 낮아지고, 에너지 섭취과잉이 클수록 기초 대사량이 커진다.
- 체온 : 체온증가 시 기초대사량이 커진다. 기온이 1℃씩 증가할수록 13%가 높아진다.

② 휴식 대사량(Resting Metabolic) : 식사 2~3시간 후, 편안하게 휴식을 취하고 있는 상태에서 측정한다. 1일 총 소비 에너지의 65~75%로 기초대사량 보다 10~20% 정도 높다.

③ 활동대사량(Thermic Effect Food, TEE) : 활동 대사는 근육 활동에 필요한 열량으로 체중, 활동 정도에 따라 달라지며 어떤 종류의 활동이건 사람이 활동하려면 근육이 수축되어야 하고, 근육 수축이 일어나려면 에너지가 필요하다. 육체적 활동, 즉 근육 수축이 일어나는 과정을 활동대사라 하고, 이에 필요한 에너지를 활동 대사량이라고 한다.

㉮ 1일 소모 에너지량 : 사람의 에너지 소비량은 각 개인의 생활 상태, 환경 조건에 의해 달라지

기 때문에 성별, 연령, 체격, 신체활동을 고려해서 결정해야 한다. 따라서 활동에 필요한 에너지는 기초대사량과 총 활동 대사량 및 특이동적작용에 의해 소모되는 양에 의해 결정된다. 특이동적 작용의 에너지 소모량을 보통 10%로 계산한다. 하루 동안 쓰이는 에너지량 (A)은 기초대사량(B)과 생활 활동에 소요되는 에너지량(B×) 및 식품 섭취에 의한 에너지 소비량 등을 합한 것을 말하며, 다음 식에 의해 구한다.

$$A = B + B\times = \frac{10}{A}$$

A : 1일 에너지 소요량(Kcal)

B : 1일 기초대사량(Kcal)

× : 생활활동지수(Index of Living Activity)

B× : 1일 생활활동에 소요되는 에너지량

A/10 : 1일 특이동적 작용에 소요되는 에너지량

일상생활활동에 소요되는 에너지량(B×)은 이것이 기초대사량의 몇 배에 해당하는가를 나타 내는 것으로 생활활동지수(×)를 이용해 계산한다. 이 ×는 생활 시간 조사와 에너지대사율 (Relative Metabolic Rate)의 실측치로부터 각 연령별로 나뉜다.

〈근로 강도에 따는 분류〉

분	주활동의 RMR	생활활동지수(×)
경작업	0.0~0.9	0.38
중등작업	1.0~1.9	0.54
강작업	2.0~6.9	0.82
Pb경작업	4.0~3.9	1.08

㉯ 노동할 때의 에너지 소비량 : 기초대사량은 가만히 누운 상태에서 측정한 값으로, 실제 활동 대사에 필요한 에너지양은 기초대사량을 초과한 값을 이용하기보다는 식후 안정 시 대사량을 초과한 값을 이용하는 것이 편리하다. 노동할 때 소비 대사량이 기초대사량의 몇 배인가를 나타내는 값을 에너지 대사량(Relative Metabolic Rate, REM)이라고 한다. 노동강도를 나타낼 때는 에너지 대사율을 사용하며 다음과 같이 계산한다. 일반적으로 수면 시 RMR은 기초대사량의 0.9 보행 시에는 1.5, 달리기할 때는 4.0~7.0, 경 작업 시는 1.0, 중등노동 시 1.0~2.0, 중노동 시는 4.0~7.0이다. 다음 표 6-4는 기초대사량을 100으로 보았을 때 활동에 따른 대사량을 나타낸 표이다.

〈기초대사량과 활동에 따른 대사량의 비교〉

활동	대사량	활동	대사량
안정(기초대사량)	100	보행	272
앉은 생활	119	달리기	456
기립생활	144	급히 달리기	636

5 한국인의 영양 권장

전 국민 개개인의 건강을 유지하고 생활 활동을 원활하게 하는 데 필요하며, 충분한 영양 섭취량의 이론적 표준을 수치로 나타낸 것을 영양권장량이라 한다. 우리나라에서는 1962년에 처음으로 영양권장량을 FAO 한국협회 사업으로 한 후 1967년에 국민 체위 및 영양 지식의 변화에 따라 개정하였으며, 1975년에 2차 개정, 1980년 3차, 1985년 4차, 1989년 5차, 1995년 6차, 2000년 7차, 2005년 8차, 2010년 9차 개정을 하였다.

우리나라에서는 에너지와 단백질 권장량을 비롯하여 9종의 비타민과 4종의 무기질에 대해서만 권장량이 설정되어 있으나, 미국은 에너지와 단백질 권장량, 11종의 비타민과 7종의 무기질에 대한 권장량이 제정되어 있다.

TIP

우리나라 식품구성탑 → 식품 자전거로 바뀜

균형 잡힌 식생활의 이해를 돕기 위해 제작됨. 2010년 한국 영양학회가 "식품 구성 자전거" 모형을 제작하여 기존의 탑 제정에서 문제점인 부분을 보안하였다.

(주황색) 곡류 : 매일 2~4회 정도
(보라색) 고기, 생선, 콩류 : 매일 3~4회 정도
(녹색) 채소류 : 매 끼니 2가지 이상(나물, 생채, 쌈 등)
(파란색) 우유, 유제품류 : 매일 1~2잔
(빨간색) 과일류 : 매일 1~2개
(노란색) 유지, 당류 : 조리 시 적당량

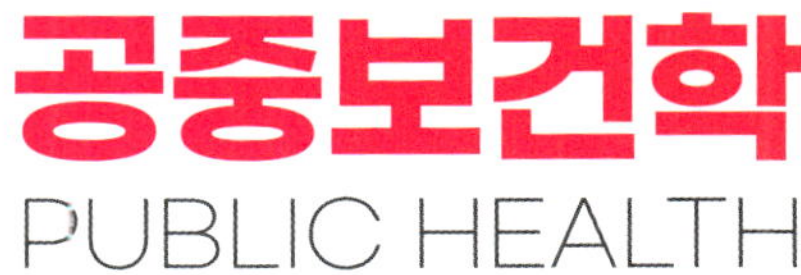
공중보건학
PUBLIC HEALTH

공중보건학

PUBLIC HEALTH

제 7 장

보건행정

1. 보건행정의 개념
2. 모자보건
3. 가족계획
4. 노인보건
5. 의료보건
6. 정신보건

1 보건행정의 개념

1 보건행정의 정의

보건행정이란 국민 보건사업이나 공중보건을 위해 국가나 지방자치단체에서 행하는 행정적 활동으로 보건행정의 범위는 각 나라의 역사적 배경과 사회적 · 정치적 이념, 지리적 위치에 따라 차이를 보인다. 보건행정의 목적은 질병의 예방, 수명의 연장과 건강증진을 위한 행정에 관한 모든 학문을 말하는데 그 범위로는 전통적으로는 환경위생 중심의 예방의학적 봉사를 넘어 치료 의학적 봉사와 사회적 봉사를 포함한다.

2 보건행정의 특성

보건행정은 보건의료의 기술적인 부분과 행정적인 부분이 조화를 이룰 때 효율적으로 이루어질 수 있다. 보건행정은 다음과 같은 특성을 갖는다.

표 7-1 보건행정의 특성

구분	내용
공공성과 사회성	보건행정은 공공의 이익추구를 목표로 하여 사회 전체 구성원의 건강한 삶을 영위할 수 있는 공공의 목표를 갖음
과학성	보건행정은 발전된 과학과 기술의 확고한 기초 위에 수립된 학문으로 과학적 사고와 첨단기술을 통한 안전되고 더 나은 삶을 갖을 수 있는 과학행정인 동시에 기술행정적 측면을 갖음
교육성 및 조작성	보건행정은 지역주민을 교육하고 교육을 통한 발전된 삶을 갖도록 함. 이에 지역주민들은 자발적인 참여를 통해 만족감을 얻을 수 있음
봉사성	현대의 행정은 적극적인 서비스를 제공하는 봉사성을 가짐

3 보건행정 조직

보건행정은 일반 국민에게 봉사를 목적으로 법적 규체를 가지고 일관성과 평등성을 유지해야 한다. 정치적 성격이 내포되 있으나 국민의 견제를 받으며 공공의 목표를 이루기 위해 그 기능과 수행에 따라 나뉜다.

① **우리나라 보건행정 조직** : 현재 우리나라 보건행정의 보건복지부에서 맡고 있다. 우리나라의 보건사업은 중앙정부의 책임하에 수행하는 경우와 지방자치단체의 책임하에 수행하는 경우로 나누어 볼 수 있다. 보건사업은 지역사회가 기본단위이며, 중앙정부는 지방자치단체와 다른 이유를 가지고 수행해야 한다.

㉮ 전염병 관리와 같이 지역 단위만으로는 목적 달성을 할 수 없거나 효율성이 없는 사업들이 있다.

㉯ 정부 각 부처 간의 조직이나 기술, 인력의 협력 없이는 어려운 보건사업들이 있다.

㉰ 보건사업의 일관성을 유지하여 업무의 중복을 피할 수 있다.

㉱ 법적 규제만으로는 사업 수행이 어렵고 정부의 예산 지원 등이 필요한 사업이다.

② **우리나라 보건행정 조직의 연혁** : 1948년 사회부 신설을 계기로 2014년 보건복지부의 이르기까지 국가의 정책이 다양하게 변화해 왔다.

표 7-2 보건 · 행정 조직의 연혁

1948년 11월 4일	• 사회부 신설 – 1실 5국 : 비서실/보건국, 후생국, 노동국, 주택국, 부녀국
1949년 7월 29일	• 보건부 신설 – 1실 3국 :비서실/의정국, 방역국, 약정국으로 한정됨
1955년 2월 17일	• 보건부와 사회부를 통합하여 보건사회부로 개편 – 6국 : 의정국, 방역국, 약정국, 원호국, 부녀국, 노동국으로 좀 더 포괄적인 의미의 보건이 자리잡음
1981년 4월 8일	• 노동청이 노동부로 승격
1990년 1월 3일	• 환경청이 환경처로 승격
1990년 11월 14일	• 사회복지정책실 신설 – 사회국과 가정복지국으로 통합하였고, 사회복지정책실에 복지지원, 자립지원 • 노인복지과가 신설이 됨 사회과를 사회 복지과로 변경 • 위생국에 식품 유통과를 약정국에 약품 안전과를 각각 신설
1994년 4월 21일	• 국제 협력관을 기술 협력관으로 변경하고 그 밑에 산업 담당서기관 신설 · 복지 지원과와 자립 지원과를 복지 자원과로 통합 • 위생국을 식품국으로 변경하고 공중위생과와 의정국 병원행정과 폐지 • 약정국 신약개발과 신설하고 위생국 음용수관리과와 국립보건원의 수질검사과를 환경처로 이관
1994년 12월 23일	• 환경처를 환경부로 승격로 승격이 되고, 보건 사회부를 보건 복지부로 명칭 • 연금 제도과 및 연금재정과를 두며, 의료보험국의 보험급여과 국민연금국의 연금 정책과를 연금제도과로 변경
1997년 11월 29일	• 사회복지정책실장 밑에 장애인 복지 심의관을 신설 • 보건국에 정신보건과 신설보건국 및 구강복건과를 신설
1998년 10월 1일	• 공무원과 교직원의료보험과 지역의료보험을 통합
2000년 7월 1일	• 암관리체계 확립을 위해 암관리과 설치, 국민건강보험법 시행
2001년 1월 29일	• 정부 조직법의 개정(2001.1.29 법률 제6400호)으로 여성부가 신설됨에 여성정책 및 여성복지 업무 중 여성부 관장 사항을 이관 · 보건의료 과학단지 조성, 가정폭력 · 성폭력 예방 및 피해자 보호 등의 업무를 여성부로 이관
2003년 12월 9일	• '국립보건'을 '질병관리본부'로 확대 · 개편되었고, 보건복지부 본부 조직 개편
2004년 5월 24일 2004년 6월 12일	• 정부 조직법개정(법률 제7186호, 2004.3.11. 공포)되어 보육기능이 여성부로 이관됨에 따라 보건복지부의 직무에서 삭제
2004년 5월 24일 2004년 6월 12일	• 보건 복지부는 혈액정책과 신설, 보육 · 아동정책과→아동정책과로 과명 변경, 정신보건연구과 신설

2008년 1월	• 국가청소년위원회, 여성가족부의 가족 및 보육업무 및 기획예산처 양극화 민생대책본부의 업무를 통합하여 보건복지부로 이관함에 따라 보건복지가족부로 명칭을 개편
2010년 3월	• 보건복지가족부의 청소년 · 가족 기능을 여성부로 이관, 2010년 3월 보건복지가 족부를 보건복지부로 개편
2011년 1월	• 보건복지부는 기획조성실, 보건의료정책실, 사회복지 정책실, 저출산고령사회정 책실, 건강정책국, 보건산업정책국, 장애인정책국 등으로 조직
2013년 3월 23일	• 국민경제를 부흥하고, 국민의 안전을 최우선으로 하는 창조적이고 유능한 정부를 구축하기 위하여 정부기능을 효율적으로 재배치하는 내용으로 「정부조직법」이 개정(법률 제 11690호, 2013. 3. 23. 공포 · 시행)됨에 따라 보건복지부의 조직과 기능을 합리적으로 개편 • 행정 효율화를 위하여 공통 · 지원부서 정원 5명(3급 또는 4급 이하 및 기능직 5명)을 감축하고, 여성 정책 전담인력 1명(3급 또는 4급 이하 및 기능직 1명)을 증원하며, 식품 · 의약품안전정책 기능이 식품의약품안전처로 이관됨에 따라 정원 10명(3급 또는 4급 이하 및 기능직 10명)을 이체
2015년 6월 30일	• 사회보장위원회 사무국 신설(1사무국 3과 +8명) • 2015년도 소요정원안 반영에 따른 본부 및 질병관리본부 인력 증원(+19명), 질병관리본부 결핵조사과, 의료방사선과 신설(2과 6명)
2016년 7월 26일	• 의료사업 해외진출의 체계적 지원과 저출산고령사회위원회 기능강화를 위한 기구신설(+1관+2과, 해외의료사업지원관, 해외의료사업과, 분석평가과) 및 관련 인력증원(+15명)
2017년 2월 28일	• 복지 관련 대국민 포털의 구축 및 운영을 강화하기 위하여 복지정보운영과 신설하는 등 2017년 소요정원 반영(+1과 +29명)
2017년 5월 8일	• 건강보험분쟁조정위원회 사무국, 의료정보정책과, 질병관리본부 기획조정부, 희귀질환과 신설 및 인력 증원(+1소속기관 +1부 +2과 +59명)
2017년 9월 12일	• 국가치매책임제 실현을 위한 치매정책과 신설 및 인력 증원(+1과 +6명)
2017년 10월 31일	• 저출산 · 고령사회위원회 사무기구를 별도로 두게 됨에 따라 분석평가과 폐지 및 인력 감축(–1과 10명) • 인천공항제2터미널 개항에 따른 검역인력 증원 및 질병관리본부 긴급상황센터 상황요원 증원(+1과 +52명)

■ 자료 : 보건복지부

그림 7-1 보건 · 행정조직표

장관
장관정책보좌관
대변인
• 홍보기획담당관
• 디지털소통팀
차관
운영지원과
인사과
감사관
• 감사담당관
• 복지급여조사담당관
기획조정실
• 정책통계담당관
• 정보화담당관
• 보건복지상담센터
정책기획관
• 기획조정담당관
• 재정운용담당관
• 혁신행정담당관
• 규제개혁법무담당관
• 양성평등정책담당관
국제협력관
• 국제협력담당관
• 통상협력담당관
비상안전기획관
보건의료정책실
보건의료정책관
• 보건의료정책과
• 의료자원정책과
• 의료기관정책과
• 약무정책과
공공보건정책관
• 질병정책과
• 공공의료과
• 응급의료과
• 생명윤리정책과
한의약정책관
• 한의약정책과
• 한의약산업과
사회복지정책실
복지정책관
• 복지정책과
• 기초생활보장과
• 자립지원과
• 기초의료보장과
복지행정지원관
• 지역복지과
• 급여기준과
• 복지정보기획과
• 복지정보운영과
사회서비스정책관
• 사회서비스정책과
• 사회서비스사업과
• 사회서비스자원과
• 사회서비스일자리과
차세대사회보장정보시스템 구축추진단
인구정책실
인구아동정책관
• 인구정책총괄과
• 출산정책과
• 아동복지정책과
• 아동권리과
• 아동학대대응과
노인정책관
• 노인정책과
• 노인지원과
• 요양보험제도과
• 요양보험운영과
• 치매정책과
보육정책관
• 보육정책과
• 보육사업기획과
• 보육기반과
건강보험정책국
• 보험정책과
• 보험급여과
• 보험약제과
• 보험평가과
의료보장심의관
• 예비급여과
• 의료보장관리과
건강정책국
• 건강정책과
• 건강증진과
• 구강정책과
• 정신건강정책과
• 자살예방정책과
보건산업정책국
• 보건산업정책과
• 보건의료기술개발과
• 보건산업진흥과
• 의료정보정책과
해외의료사업지원관
• 해외의료총괄과
• 해외의료사업과
장애인정책국
• 장애인정책과
• 장애인권익지원과
• 장애인자립기반과
• 장애인서비스과
연금정책국
• 국민연금정책과
• 국민연금재정과
• 기초연금과
사회보장위원회사무국
• 사회보장총괄과
• 사회보장조정과
• 사회보장평가과

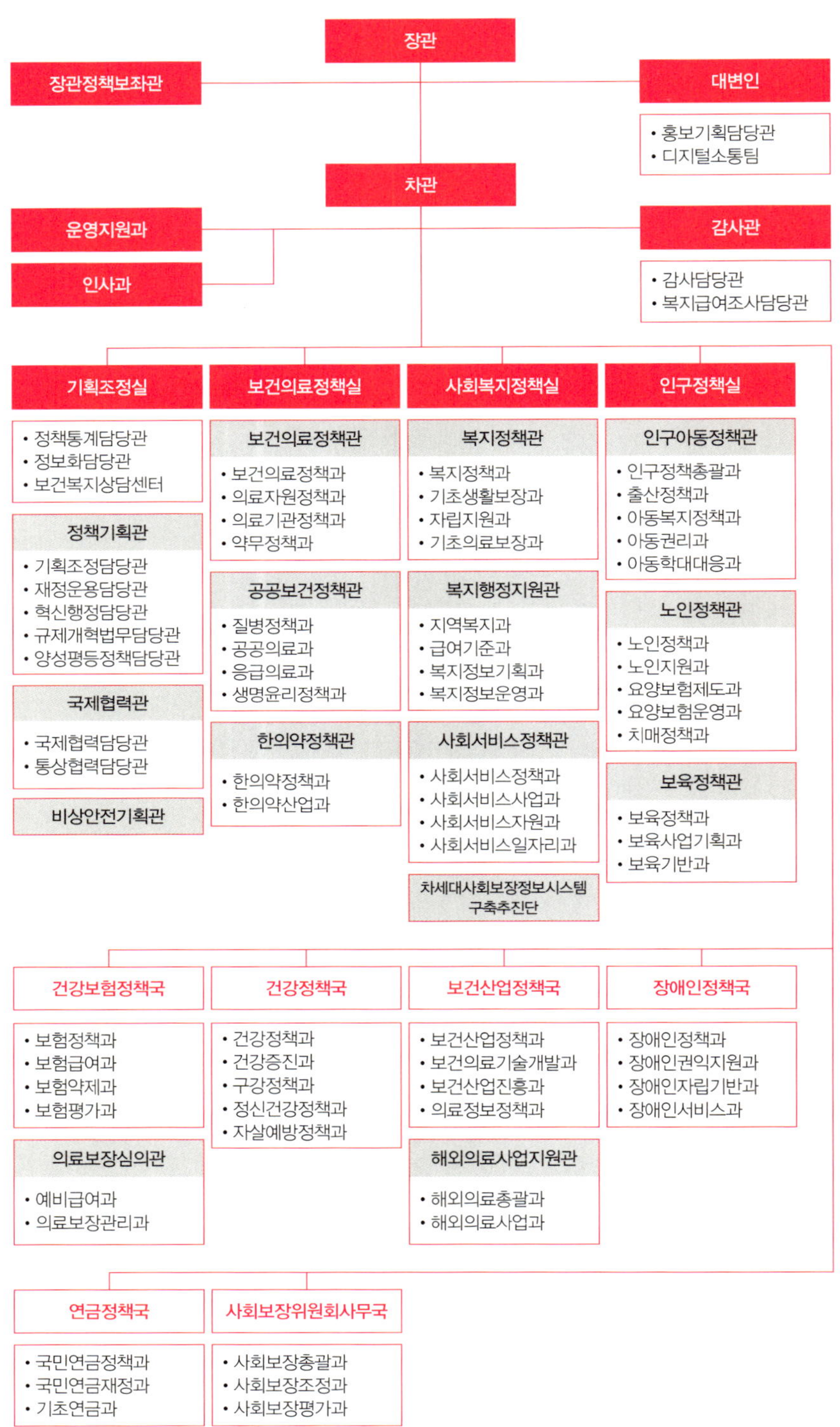

TIP

우리나라 보건의료조직

1. 중앙보건조직

〈보건복지부〉

- 국민의 보건과 복지정책의 수립을 관장하는 중앙행정기관
- 설립연도 : 사회부(1948~1955), 보건부(1949~1955)
  보건사회부(1955) → 보건복지부(1994) → 보건복지가족부(2008)→ 보건복지부(2010)
- 주요활동 : 사회복지 정책관장, 건강보험 · 국민연금 관리
- 규모 : 1장관 1차관 4실 6국 14관 64과 · 담당관 · 센터

2. 보건복지부 각 조직의 역할

기획조정실, 보건의료정책실, 사회복지정책실, 인구정책실, 건강보험정책국, 건강정책국, 보건산업정책국, 장애인정책국, 연금정책국, 사회보장위원회사무국으로 나뉜다.

기획조정실	정책통계담당관, 정보화담당관, 보건복지상담센터, 정책기획관, 국제협력관, 비상안전기획관 등
보건의료정책실	보건의료정책관, 공공보건정책관, 한의약정책관으로 나뉨. ① 보건의료정책과 : 보건의료, 건강보험, 의료전달체계 개선, 한국보건의료연구원 육성 및 지원, 의료 관련 법령 제정 및 개정 등 ② 의료자원정책과 : 보건의료 인력 수급정책의 수립 및 조정 등 ③ 의료기관정책과 : 의료기관 인증, 상급종합병원 지정 및 제도 개선 등 ④ 약무정책과 : 의약품 관련 정책에 관한 종합계획의 수립 및 조정 등 ⑤ 질병정책과 : 감염질환에 관한 정책의 종합 및 조정 등 ⑥ 공공의료과 : 공공보건의료 관련 법령, 공공의료 기본계획 및 시의수립 및 조정 등 ⑦ 응급의료과 : 응급의료 기본계획 및 시행계획 등 ⑧ 생명윤리정책과 : 생명윤리 및 안전, 국가생명윤리심의위원회 운영, 기관생명윤리위원회 제도 수립 및 운영, 혈액정책 추진 등 ⑨ 한의약정책과 : 한의약 관련 정책의 수립 및 조정, 한의약 관련 법령, 한의약 관련 제도 및 정책에 관한 조사 및 연구 등

사회복지정책실	복지정책관, 복지행정지원관, 사회서비스 정책관, 차세대 사회보장정보시스템구축추진단으로 나뉨 ① 복지정책과 : 사회복지정책에 관한 종합계획 수립 및 조정 등 ② 기초생활보장과 : 국민기초생활보장 관련 종합계획 수립 등 ③ 자립지원과 : 종합자활지원계획의 수립 및 조정, 자활사업에 대한 조사 및 평가 등 ④ 기초의료보장과 : 의료급여 관련 정책에 대한 종합계획 수립, 의료급여제도 및 법령 등 ⑤ 지역복지과 : 사회복지전달체계 개편 및 운영을 위한 계획수립, 사회복지전달체계 관련 실태조사 및 조정방안 마련 ⑥ 급여기준과 : 부내 각종 보건복지급여 사업 간 기준의 조정 등 이 외에도 복지정보기획과, 복지정보운영과, 사회서비스정책과, 사회서비스사업과 등
인구정책실	인구아동정책관, 노인정책관, 보육정책관으로 나뉨 ① 인구정책총괄과 : 저출산 · 기본계획 및 연도별 시행계획 수립 및 총괄, 저출산 및 고령화 관련 정책 수립 및 개발 등 ② 출산정책과 : 출산 관련 기본계획과 시행계획 수립 및 조정, 다자녀가정의 사회적 지원에 관한 정책 조정 및 개발 등 ③ 아동복지정책과 : 아동복지에 관한 정책 총괄 및 종합계획의 수립 · 시행, 아동복지법령 제정 · 개정 등 ④ 노인정책과 : 노인보건복지 관련 법령에 관한 사항 등 ⑤ 요양보험제도과 : 노인장기요양보험에 관한 종합계획 수립 · 조정 및 장기요양사업 관리기관의 관리 · 감독 등 ⑥ 보육정책과 : 중앙부처 및 지방자치단체의 영유아정책 지원 정책 협의 · 조정 · 총괄 등 그 외에도 아동권리과, 아동학대대응과, 노인지원과, 요양보험운영과, 치매정책과 등

건강보험정책국	보험정책과, 보험급여과, 보험약제과, 보험평가과, 예비급여과, 의료보장심의관 등 건간보험 관련 사항
건강정책국	건강정책과, 건강증진과, 구강정책과 등으로 나뉘며 국민건강증진사에관한 종합계획 수립 및 조정, 국민영양관리, 비만예방, 흡연예방 및 금연 등
보건산업정책국	보건산업정책과, 보건의료기술개발과, 보건산업진흥과, 의료정보정책과, 해외의료사업지원관 등으로 나뉘며, 보건산업정책에 관한 종합계획 수립 및 총괄, 보건의료기술 관련 육성계획 및 연구개발 총괄 등
장애인정책국	장애인정책과, 장애인권익지원과, 장애인자립기반과, 장애인서비스과로 나뉘며, 장애인복지 관련 종합계획의 수립 및 조정, 장애인거주시설의 지원 및 육성 등
연금정책국	국민연금정책과, 국민연금재정과, 기초연금과 등으로 나뉘며, 국민연금 관련 종합계획의 수립 및 조정, 국민연금 관련 법령에 관한 사항, 국민연금기금 운용 관련 법령 등
사회보장위원회사무국	사회보장총괄과, 사회보장조정과, 사회보장평가과로 나뉘며, 사회보장기본법령 총괄, 사회보장위원회 운영 · 지원에 관한 사항, 사회보장제도의 신설 · 변경에 관한 협의 · 조정 등

4 국제관련보건기관

가장 대표적인 세계보건기구(WHO), 국제공중보건사무국(IOPH), 국제연한부흥행정처(UNKRA), 국제연합아동기금(UNICEF), 국제연합아동기금(UNICEF), 범미보건기구(PAHO)가 있다.

표 7-3 국제관련보건기관

기관	내용
세계보건기구 (WHO)	1949년 8월 17일 65번째 가입으로 보건 · 위생 분야의 국제적인 협력을 목적으로 만든 국제연합(UN)의 전문 기구로서 스위스 제네바에 본부를 두고 있다. 주요 기능은 국제적인 보건사업 조정 및 지휘와 회원국에 대한 기술 지원 및 자료의 제공과 전문가의 파견에 의한 기술 자문활동 등을 들 수 있음
국제공중보건사무국 (IOPH)	기존의 국제 공중보건처로써 1918년에 국제연맹이 창설되었으며, 1923년에 국제연맹 보건기구에서 파리에 있는 국제 공중보건 사무국의 업무에 흡수
국제연한부흥행정처 (UNKRA)	제2차 세계대전 후의 경제, 보건 문제의 해결을 위한 설립의 목적으로 1946년 세계보건기구의 기초를 마련
국제연합아동기금 (UNICEF)	전쟁 피해 아동의 구호와 저개발국의 아동복지를 향상시키기 위해 만들어진 국제연합 특별기구
국제연합식량농업기구 (FAO)	세계 모든 사람들의 생활수준을 높이고 식량과 농산물의 원활한 생산과 공급을 위해 만든 국제연합 전문 기구
범미보건기구 (PAHO)	미국국제회의가 1889년 워싱턴에서 개최되었고, 1924년 국제연맹보건 기구의 지역사무처로 되었다가, 1949년에 세계보건기구와 협력 체결을 하였다. 미국 국민의 건강과 생활수준 개선을 위해 만들어진 국제적인 공공의료기관

기타로는 식량 및 농업기구(FAO), 국제노동기구(ILO), 유엔개발계획(UNDP), 유엔인구활동기금(UNFPA), 유엔환경계획(UNEP) 등이 UN총회가 설립한 기관으로서 보건문제에 관하여 연관되고 있다.

2 모자보건

1 모자보건의 정의

모자보건(모자보건(母子保健), Maternal and Child Health Care)은 넓은 의미로는 제 2차 성징을 가지고 있는 성인 여성에서부터 좁은 의미로는 임신, 분만, 수유기의 여성을 말한다. 내용으로는 모성 및 유아 건강의 유지 · 증진을 도모하기 위한 공중보건학적 활동과 교육을 통한 복지 혜택을 주어 모자보건의 정의를 실현하는 것을 포함하고 있다. WHO 모자보건 전문분과위원회(1952)에서는 “모성보건이란 모성의 건강 유지와 육아에 대한 기술을 터득하여 정상 분만과 정상적 자녀를 갖도록 하고, 예측 가능한 사고나 질환, 기형을 예방하는 사업이다.”라고 정의한다.

2 모자보건 대상 및 내용

아동은 국가와 사회의 기반을 이루는 중요 인적자원으로 임산부와 아동의 건강관리는 국가 차원의 큰 테두리 안에서 관리되어야 한다. 특히 임산부와 아동은 매우 약해서 질병에 쉽게 이환되며, 이러한 질병을 방치하면 사망률이 높아지고 치유된 후라도 기형 및 후유증의 가능성이 높다. 따라서 우리나라에서는 모자보건법에 의거한 모자보건사업을 시행하고 있으며 건강 취약 대상인 임산부와 영유아의 질병을 예방하는 데 노력하고 있다. 모자보건사업의 대상은 15~44세 이하의 임산부 및 6세 이하의 학령기전의 영유아를 대상으로 한다. 모자브건사업의 내용은 임산부 · 영유아 및 미숙아 등에 대한 보건관리로 보건지도, 모자보건 및 가족계획에 관한 교육 · 홍보 및 연구, 장애아동의 발생과 예방 및 건강관리, 피임 시술 및 피임 약제의 보급에 관한 사항이 포함된다.

3 모자보건의 지표

(1) 영아 사망률

영아 사망률은 해당 연도 출생아 가운데 1년 이내에 사망한 영아(0~364일)의 수를 출생아 천명을 기준으로 나타내는 지표로 국제적으로도 한 나라의 보건 수준을 가늠하는 가장 대표적인 지표이다.

$$\text{영아 사망률} = \frac{\text{해당 연도 0세 사망 수}}{\text{해당 연도 출생아 수}} \times 1000$$

(2) 주산기 사망률

임신 28주부터 생후 7일 미만의 기간을 주산기라 하는데, 주산기 사망률은 해당 연도의 총 분만 수 1,000명 중 같은 해 임신 28주 이후에 사망한 사산 수와 정상 출생 후 1주 이내의 사망 수를 나타낸다. 주산기 사망은 임신중독이나 조산, 난산, 출생 시 손상 등 여러 요인에 의해 나타나는데, 이러한 주산기 사망률은 태아의 건강에 밀접한 영향을 미치는 산모의 건강 상태를 가늠할 수 있는 점으로 미루어 영아 사망률에 비해 모성의 출산력 평가에 유용하게 이용되는 지표이다.

주산기 사망률

$$\text{연간 사산아 수(임신 28주 이후 사산)} + \frac{\text{생후 1주 미만 사망 수}}{\text{연간 출생아 수}} \times 1000$$

(3) 모성 사망비

모성 사망이란 임신기 간 또는 부위와 관계없이, 우연 또는 우발적인 원인으로 인하지 않고 임신 또는 그 관리에 관련되거나 그것에 의해 악화된 어떤 원인으로 인하여 임신 중 또는 분만 후 42일 이내에 발생한 사망이다.

$$\text{모성사망비} = \frac{\text{해당 연도 모성 사망 수}}{\text{해당 연도 출생아 수}} \times 100{,}000$$

모성 사망의 원인은 분만 후 출혈(22.9%), 산과적 색전증(18.8%)이 전체 모성 사망의 41.7%를 차지하고 있다. (통계청 2010)

4 모성보건의 종류

넓은 범주에서의 모성(母性)은 2차 성징이 나타나는 시기에서 폐경기까지 15~49세의 여성을 말한다. 한편 임신과 분만, 산욕, 수유기의 여성을 일컫는 협의적인 의미로도 사용된다. 최근에는 평균 출산 연령의 상승과 고령 산모가 증가함에 따라 모성 보건에 대한 관심이 증대되고 있다.

모성보건은 산전관리, 분만관리, 산후관리, 수유관리 등으로 나뉜다.

(1) 산전관리

사전관리는 출산 전의 임산부의 태아 출산에서의 필요한 모든 조직적이고 의학적인 서비스를 통하여 신체적 · 정신적 · 사회적인 건강을 보고하고 태아에게 필요한 모든 요구를 관리할 수 있는 능력을 갖도록 하며, 임신 중의 부작용을 감소시키고, 분만 시 안정을 갖도록 교육하며, 태아에게는 저체중, 사산, 신생아 사망 등을 감소시키고 신생아의 건강 유지를 목적으로 한다.

① 산전관리 내용

- 건강력 조사 : 임산부의 과거 및 현재의 임신력, 과거 병력 등을 파악한다.
- 검사 : 임신 중 혈액형 검사, 초음파검사, 양수검사 등을 실시한다.
- 임산부의 영양 관리 : 임부라고 하여 영양소를 과잉으로 섭취할 필요는 없다. 임부의 건강 및 수유를 위한 최적의 영양관리를 꾸준히 유지하는 것이 필요하다.

② 산전관리의 이상

㉮ 임신중독증(Toxemia) : 임신 후반기 특히 8개월 이후에 발생하며, 임산부 사망, 주산기, 유산 또는 사산의 원인이 되기도 한다. 임신중독증으로 인한 태반에 영양 공급이 원활하지 못하는 경우 태아의 건강에 문제가 생길 수 있다. 주 증상으

로는 단백뇨, 부종, 고혈압의 3대 증상으로서 정기적인 검진이 필요하다.

㉯ 임신중독증이 주로 걸리는 임산부

- 초산인 경우
- 가족 중에 유전력이 있는 경우
- 만 40세 이상의 고령의 산모인 경우
- 임신 전 과체중이었던 사람
- 신장병이나 고혈압의 병력이 있는 사람

㉰ 임신중독증을 위한 예방

- 정기적인 검진
- 단백질 및 비타민의 섭취
- 충분한 휴식
- 식염, 당질, 지방질의 과한 섭취 금지

㉱ 자궁 외 임신(Ectopic Pregrancy) : 자궁 내 점막조직 외에 성립되는 임신을 말하며, 전체 자궁 외 임신의 95%는 난관에 착상이 일어나는 경우로, 난관은 좁고 협소한 길을 갖기에 수정란이 자라기에 적당하지 않다. 증상으로는 월경 주기가 아닐 때 출혈이 일어나는 경우, 골반부의 아랫부분에 통증이 있는 경우 등으로 이 또한 검진의 대상이 된다. 최근 자궁 외 임신이 늘어나는 이유는 성전파성 질환에 의한 난관의 손상, 시험관아기나 인공수정 등 보조술 증가, 불임에 의한 난관 수술의 증가 등이 있다. 자궁 외 임신의 치료로는 약물치료와 수술적 치료를 받아야 한다.

㉲ 임산부의 영양 관리 : 산모의 영양 문제에 대한 것은 임부의 건강 및 수유의 적절성을 사려 하여 다음과 같이 권고하여야 한다. 임신 중에는 식염을 줄이고, 설사는 유산 및 조산의 원인이 됨으로 부패한 음식을 금한다.

㉳ 임신 중 산모는 식염 양을 줄이고, 설사는 유산 및 조산의 원인이 되므로 찬 음식과 부패 음식을 금한다. 주기적으로 자신이 먹은 것을 기록하도록 한다. 매일 30mg~60mg의 신선한 야채와 해조류, 과일을 철분을 섭취하도록 하며 알코올, 담배를 금한다. 가장 중요한 것은 임산부의 마인드 컨트롤이다. 하루에도 여러

번의 감정의 기복으로 우울해질 수 있으므로 충분한 자기 시간을 두어 태아에 대한 관리를 꾸준히 한다.

TIP

산전 검사

검사 항목	검사내용
혈액 검사	빈혈, 간기능, 혈액혈청 검사, 간염항체의 유무, 에이즈, 풍진 항체 검사
혈액형 검사	산모의 빈혈 상태 및 Rh 음성인자 확인
초음파 검사	태아의 크기, 태반의 위치, 양수의 양, 쌍태아 등
기형아 검사	임신 중기(16주~18주)에 시행. 태아의 염색체 이상과 신경간 결손으로 인한 영향 검사
양수검사	고연령 출산자인 경우와 특별히 기형아의 소견이 있는 경우
임신성 당뇨 검사	임신 24주~28주에 시행
내진	자궁의 형태 및 태아 위치의 이상 유무 확인
혈압측정,소변 검사상	임신 중독증 유무 확인
태아심음	태아 생존이나 건강 여부 확인
부인 암 검사	자궁암 또는 염증 여부 확인
소변 검사	요로 감염, 당뇨, 신장 이상 여부, 임신 중독증 확인
질분비 세균검사	질염 유무 확인

WHO에서 규정한(1969) 산전 관리 횟수

구분	임신 초~28주	임신 29~36주	임신 37주~	출산 후
주기	4주에 1회	2주에 1회	1주에 1회	출산 후 4주 후

1) 분만 관리

분만이란 자궁 속 태아와 그 부속물이 만출력의 기전으로 산도를 지나 모체 밖으로 배출되는 현상이다. 37주미만의 출생아를 조산아라 하며, 이상분만인 경우는 골산도, 연산도의 이상 또는 골반 및 관절의 영향임을 알고 검진을 꾸준히 받는다. 임신기간에 따른 분안의 상태는 다음과 같이 규정한다.

임신기간에 따른 분만의 분류(WHO 기준)

구분	임신 32주 미만	임신 37~42주 미만	임신 42주 이상
주기	조산아	정상기간 출생아	과숙 출생

2) 산후 관리

산욕기는 분만 후 모체의 해부학적 · 기능적 변화가 임신 이전 상태로 회복될 때까지의 기간으로 분만 후 6주 내외이며 이 시기의 관리를 산후 관리라 한다. 주로 외음부 관리, 방광 및 장의관리, 우울증의 스트레스 관리, 피임 관리가 이에 속한다.

3) 수유 관리

분만 2~3일 이후부터는 모유의 분비가 시작된다. 유방은 항시 깨끗한 물로 씻으며 유두는 비누 칠을 금한다. 분만 후 일주일 정도 분비되는 모유를 초유(初乳)라 하는데, 초유에는 면역항체와 영양물질이 다량 함유되어 있다. 모유수유는 아기에게 정서적 안정감을 주고 면역과 감염에 대한 예방을 높이며 산모의 자궁수축과 산후 비만관리에도 많은 도움을 준다.

〈모유 수유시 피해야 하는 것〉
- 유방에 염증이 생긴 경우
- 급성 감염증이 있을 경우
- 당뇨병, 신장병, 폐결핵, 영양부족, 악성빈혈이 있는 경우
- 산후 합병증이 있는 경우(임신중독증을 경험했거나, 심한 출혈등)
- 미숙아로 빠는 힘이 약하거나 모유에 대한 과민증이 있을 경우
- 모유로 인하여 황달이 생기는 아이인 경우

5 영유아 보건

신생아는 신체적 · 정신적 · 정서적으로 급격한 성장발달을 경험하게 되며 면역력과 감각 기능, 운동기능의 저하로 인해 발육과 성장이 동반되는 시기이다. 신생아의 체중은 영양이 충분히 섭취되면 생후 6개월 이후에 2배가 되며 1년이 지난 후에는 2~3배의 몸무게가 급증이 된다. 이에 영유아 시기는 보건학적으로 중요한 시기이다.

(1) 영유아의 분류

① **초생아** : 출생 후 7일 미만

② **신생아** : 출생 후 28일 미만

③ **후기 신생아** : 1개월 이상 12개월 미만

④ **영아** : 출생 후 1년 미만

⑤ **유아** : 출생 후 6년 미만

(2) 영유아의 사망

영유아의 사망은 어떤 계층의 사망률보다 일반적으로 건강 수준을 나타내는 기준으로 사용되며, 사망 시기에 따라서 큰 차이가 있으므로 신생아 사망은 생물학적 요인, 즉 유전적 요인 등이 많이 작용하고 1~4세 미만인 경우는 사회경제적인 영향으로 인한 사망이 증가하고 있는 추세이다.

표 7-4 영유아 사망의 기준

구분	1990	2018
1	선천적 이상	선천기형, 호흡곤란
2	불의의 사고	영아 돌연사
3	폐렴 및 기관지 질환	임신기간 태아발육 장애
4	주산지 질환	호흡기
5	악성 신생물	심장질환
6	폐혈증	–
7	수막염	–
8	장관감염증	–
9	소아뇌성마비 및 마비 증후군	–
10	홍역	–

■ 자료 : 통계청

TIP

식품 알레르기로부터 우리 아이 지키기

식품 알레르기 반응은 면역체계와 관련된다. 만일 우유에 알레르기가 있다면 우유의 단백질을 공격자 즉 알레르겐으로 인식하고 면역 글로블린 E(igE)으로 불리는 항체를 형성해 대항하려고 합니다. 이들 항체는 알레르기 반응을 유발하는 화학물질을 유발하게 된다. 증상으로는 피부, 소화기, 호흡기 등에서 증상이 나타나고 여러 가지 한꺼번에 나타나기도 한다.

구분	대표증상
유당불내증	• 복부 팽만감, 복부 통증 또는 경련, 구역질, 설사
우유 알레르기	• 가려움증, 발진, 습진, 두드러기 • 입술, 구강, 혀, 얼굴, 목구멍 팽창 • 복부팽창 또는 경련 • 복부 팽만감, 설사, 구토, 천명

(3) 영유아의 이상

① **선천성 이상** : 영유아의 선천적 이상에는 선천성 대사이상과 선천기, 선천기형을 들 수 있다. 대사이상은 주로 유전적 요인에 의해 발생하며, 악성 유전인자 소유자와의 결혼을 금하거나 혈족결혼인 경우에 발행할 수 있다. 비유전적 요인은 주로 임신 3개월 이전에 잘 나타나므로 임신 초기에 바이러스 검사 약재 및 방사선에 대한 과도한 노출을 줄이고 내진에 대한 꾸준한 체크를 하여야 한다.

② **발육 이상** : 발육 이상은 출생 당시의 임신 기간이나 체중 부족으로 인하여 조산아 또는 미숙아라고 하는데 원인 및 예방은 다음과 같다.

③ 조산아의 생리적 취약점

- 체온조절 기능이 원활하지 않아 저체온증이 될 수 있으며, 이 상태가 계속 유지되면 산혈증이나 무호흡이 생긴다.
- 폐가 충분히 발달하지 않아 저산소증이 온다.
- 간 기능의 미성숙으로 인해 황달이 올 수 있다(80%).
- 위의 용적이 적고 장운동이 느리며 소화 기능이 미숙하다.
- 콩팥 기능의 저하로 인한 소변량, 소변의 기능이 미숙하다.
- 면역기능의 저하로 인해 감염이 걸릴 기회가 많다.
- 일반 신생아는 3개월간에 많은 영양분을 저장하는 데 반해 조산아는 그 기간을 채우지 못함으로 인해 영양이 부족하다.

④ 조산아의 예방

- 임신중독 예방
- 영양 관리
- 유산 및 조산 경력자의 지도와 보호
- 고령의 산모 초임에 대한 교육과 관리

(4) 영유아의 건강검진 프로그램

영유아 건강검진은 성인 검진과 달리 기본적으로 성장 및 발달 이상을 보는 검사이다. 영유아기는 혈액 및 소변검사로 확인할 수 있는 질환이 드물고 혈액 채취 시 영유아의 스트레스가 커 전문가들의 의견에 따라 검사를 해야 되며 미국, 캐나다, 영국 등 선진국에서도 무증상 영유아에 대한 혈액 소변 등 검사를 권하고 있지 않다.

TIP

영유아 발달장애 정밀 검사비 지원사업

- 사업 주체 : 시, 군, 구 보건소
- 사업 대상 : 의료급여법, 국민건강보험에 따라 실시되는 해당연도 영유아 검진 대상자 중 의료급여 수급권자와 건강보험료 부과금액 하위 30% 이하인 자로서 영유아 검진 발달평가 결과에서 '정밀 평가 필요'로 통보된 영유아

성폭력 예방

① 하루 동안 무슨 일이 있었는지, 무엇을 했는지, 누구를 만나는지, 인터넷에서 무엇을 보았는지 어떤 사람과 대화를 나누었는지 부모님과 매일 이야기 한다
② 아이의 생각과 느낌을 정확하게 듣고 정확하게 표현하는 연습을 하도록 한다
③ 부모님(보호자, 동거인)의 허락 없이 놀러 가지 않도록 지도한다
④ 일상에서의 불편한 감정들 특히 몸을 만져서 불편했던 적이 있었는지 체크한다
⑤ 외부인(모르는 사람)이 불편하게 했을 경우, 주변 사람 또는 부모님에게 도와주세요, 또는 싫었다라는 표현을 하도록 지도한다
⑥ 아이와 함께 안전하게 다니는 방법에 대해 재미있고 차분하게 이야기한다
⑦ 주변의 아이가 불편한 상황에 처했을 때 도와줄 수 있는 배려에 대해 지도한다

실종유괴예방 전화 : 112 (경찰의 도움을 받는다) / **응급처치 : 119**

표 7-5 영유아 건강검진 프로그램

<table>
<tr><th>검진시기</th><th>검진항목</th><th>검진방법</th><th>국가예방접종안내</th></tr>
<tr><td rowspan="3">1차
생후 4~6개월</td><td>문진 및 진찰</td><td>문진표, 진찰, 청각 및 시각문진, 시각검사</td><td rowspan="3">• B형간염(6개월)
• DTaP(디프테리아/파상풍/백일해) 2차(4개월), 3차(6개월)
• 폴리오 2차(4개월), 3차(6개월)
• Hib(b형헤모필루스인플루엔자) 2차(4개월), 3차(6개월)
• 폐렴구균 2차(4개월), 3차(6개월)</td></tr>
<tr><td>신체계측</td><td>키, 몸무게, 머리둘레</td></tr>
<tr><td>건강교육</td><td>안전사고예방, 영양, 영아돌연사증후군</td></tr>
<tr><td rowspan="4">2차
생후 9~12개월</td><td>문진 및 진찰</td><td>문진표, 진찰, 청각 및 시각문진, 시각검사</td><td rowspan="4">• MMR(홍역/유행성이하선염/풍진) 1차(12~15개월)
• 수두 1회(12~15개월)
• Hib(b형헤모필루스인플루엔자) 4차(12~15개월)
• 폐렴구균 4차(12~15개월)
• 일본뇌염 사백신 1 · 2차 또는 생백신 1차(12~23개월)
• A형간염 1차(12개월)</td></tr>
<tr><td>신체계측</td><td>키, 몸무게, 머리둘레</td></tr>
<tr><td>발달평가 및 상담</td><td>검사도구에 의한 평가 및 상담</td></tr>
<tr><td>건강교육</td><td>안전사고예방, 영양, 구강</td></tr>
<tr><td rowspan="5">3차
생후 18~24개월</td><td>문진 및 진찰</td><td>문진표, 진찰, 청각 및 시각문진, 시각검사</td><td rowspan="5">• DTaP(디프테리아/파상풍/백일해) 4차(15~18개월)
• 일본뇌염 사백신 3차 또는 생백신 2차(24~35개월)
• A형간염 2차(18~30개월)</td></tr>
<tr><td>신체계측</td><td>키, 몸무게, 머리둘레</td></tr>
<tr><td>발달평가 및 상담</td><td>검사도구에 의한 평가 및 상담</td></tr>
<tr><td>건강교육</td><td>안전사고예방, 영양, 대소변 가리기</td></tr>
<tr><td colspan="2">★ 구강검진(생후 18~29개월) 문진표, 진찰, 구강보건교육 등</td></tr>
<tr><td rowspan="4">4차
생후 30~36개월</td><td>문진 및 진찰</td><td>문진표, 진찰, 청각 및 시각문진</td><td rowspan="4">• 일본뇌염 사백신 3차 또는 생백신 2차(24~35개월)
※ 24개월 이후 일본뇌염 접종을 하지 않은 아동</td></tr>
<tr><td>신체계측</td><td>키, 몸무게, 머리둘레, 체질량지수</td></tr>
<tr><td>발달평가 및 상담</td><td>검사도구에 의한 평가 및 상담</td></tr>
<tr><td>건강교육</td><td>안전사고예방, 영양, 전자미디어 노출</td></tr>
<tr><td rowspan="5">5차
생후 42~48개월</td><td>문진 및 진찰</td><td>문진표, 진찰, 청각 및 시각문진, 시력검사</td><td rowspan="14">• DTaP(디프테리아/파상풍/백일해) 5차(만4~6세)
• 폴리오 4차(만4~6세)₩
• MMR(홍역/유행성이하선염/풍진) 2차(만4~6세)</td></tr>
<tr><td>신체계측</td><td>키, 몸무게, 머리둘레, 체질량지수</td></tr>
<tr><td>발달평가 및 상담</td><td>검사도구에 의한 평가 및 상담</td></tr>
<tr><td>건강교육</td><td>안전사고예방, 영양, 정서 및 사회성</td></tr>
<tr><td colspan="2">★ 구강검진(생후 42~53개월) 문진표, 진찰, 구강보건교육 등</td></tr>
<tr><td rowspan="5">6차
생후 54~60개월</td><td>문진 및 진찰</td><td>문진표, 진찰, 청각 및 시각문진, 시력검사</td></tr>
<tr><td>신체계측</td><td>키, 몸무게, 머리둘레, 체질량지수</td></tr>
<tr><td>발달평가 및 상담</td><td>검사도구에 의한 평가 및 상담</td></tr>
<tr><td>건강교육</td><td>안전사고예방, 영양, 개인위생</td></tr>
<tr><td colspan="2">★ 구강검진(생후 54~65개월) 문진표, 진찰, 구강보건교육 등</td></tr>
<tr><td rowspan="4">7차
생후 9~12개월</td><td>문진 및 진찰</td><td>문진표, 진찰, 청각 및 시각문진, 시각검사</td></tr>
<tr><td>신체계측</td><td>키, 몸무게, 머리둘레, 체질량지수</td></tr>
<tr><td>발달평가 및 상담</td><td>검사도구에 의한 평가 및 상담</td></tr>
<tr><td>건강교육</td><td>안전사고예방, 영양, 취학 전 준비</td></tr>
</table>

■ 자료 : 국민건강보험공단

TIP

병명	주요증상	전염기간	빈발시기/연령
수두	발열, 피로감, 피부발진, 수포	수포가 생기기 1~2일 전부터 모든 수포에 가피가 형성이 될때까지	5~6,11~1월 / 4~6, 15세미만
인플루엔자	발열, 두통, 근육통, 인후통, 기침, 객담	증상 발생 1~2일 전부터 7일 혹은 증상이 소실될 때까지	봄, 겨울/ 모든 연령
유행성 이하선염	발열, 두통, 근육통, 이하선 부종	침샘이 커지기 1~2일 전부터 모두 가라앉을 때까지 또는 증상발현 후 9일	5~7월 / 6~17세
수족구염	발열, 손, 발바닥 및 구강 내 수포 및 궤양	발열 후 7일 피부 병변에 액체가 남아있는 동안	여름 / 영유아
유행성 결막염	충열, 통증, 눈물, 눈곱, 어린아이에게서는 두통, 오한, 인후통, 설사 등이 동반되기고 함	인두에서부터 2주일, 분변에서부터 3~4주간 균배출, 발병후 7일간 격리	연중 / 모든 연령
세균성 이질	발열, 복통, 구토, 설사	발병 후4주 이내	연중 / 10세미만(주로 0~4세)
장출혈성, 대장균 감염증	복통, 혈성설사, 발열, 구토 후 열내림	발병 후 1주(최대3주)	6~9월 / 모든 연령

3 가족계획

1 가족계획의 정의

WHO는 "가족계획(Family Planning)이란 근본적으로 산아제한을 의미하는 것으로 출산의 시기 및 간격을 조절하여 출생 자녀 수도 제한하고 불임증 환자의 진단 및 치료를 하는 것이다."라고 정의하고 있으며, 국제가족계획연맹에 의하면 "가족계획이란 반드시 정의를 내려야 할 필요성은 없으나 통상 의식적으로 가족 안의 자녀 수와 출산 간격을 조절하여 계획적으로 제안하는 것이다."라고 정의하였다. 각 나라의 인구 상황, 경제 · 사회적 여건 등에 따라 조금씩 다르게 정의되고 있지만, 일반적으로 알맞은 수의 자녀를 알맞은 터울로 낳아 잘 양육함으로써 가족 모두가 건강하고 명랑한 환경 속에서 행복한 가정생활을 영위하며 궁극적으로 가정생활의 복지 향상을 꾀한다는 목적은 일치한다. 가족계획의 내용으로는 가정 또는 국민경제와 교육, 주택문제 등을 고려하여 세워야 하며 모성보건의 측면에서 다음의 사항을 염두해 두어야 한다.

① 초산 연령의 시기

② 출산 시기

③ 임신 간격(터울)

④ 출산 횟수

2 정부의 가족계획정책

알맞은 수의 자녀를 출산하여 가족 전원이 건강하고 행복한 환경에서 살 수 있도록 정부의 기원 정책이 필요하다. 1960년대에는 산아를 제안하기 위한 시작에서 1980년대에는 단순한 출산 조절을 위한 사업에서 벗어나 사회경제적 시책에 인구적 정책을 감안하여 종합적인 인구 정책으로 추진하고 있다.

표 7-6 가족계획정책

보상제도	규제제도
불임 가족에 주는 혜택	의료보험 분만 급여 두 번째 출산까지
생업자금을 위한 융자	교육비 보조금 비과세 (두 자녀 이내)
공공 주택 입주 우선권	자녀 수에 따른 주민세의 차등 부과
영농자금 융자	의료보험의 개인 부담금 자녀 수에 따른 차등 부관
0~6세 이하 자녀의 무료검진	–
유급휴가제도	–

3 피임법

원하지 않는 임신으로의 인공유산은 도덕적으로 보건학적으로 많은 문제를 일으키므로 사전에 임신이 되지 않도록 철저한 피임법이 강구되어야 한다. 이상적인 피임법은 피임 효과가 정확하고 사용이 간편하며, 비용이 경제적이어야 하고 올바른 성생활을 영위하는데 불편함이 없어야 하며 신체와 정신에 해가 없어야 한다. 피임법은 크게 일시적피임과 영구적 피임법으로 나뉜다.

① **영구적 피임법 :** 정관 절제술(남성), 난관 결찰술(여성)

② **일시적 피임법 :** 경구 피임법(가장 대중적, 효과적), 콘돔(성병 예방에 가장 효과적), 월경주기법, 자궁 내 장치(루프) 등

4 가족의 기능

가족은 대체로 혈연, 혼인, 입양 등으로 관계되어 같이 생활하는 사람들의 집단 또는 그 구성원을 말한다. 가족은 개인의 성장 · 발달과 사회의 유지 · 발전을 위해 여러 가지 기능을 수행하며 이러한 가족의 기능으로는 업의 발달과 드시화의 영향으로 많은 변화를 갖게 되었다. 가족 기능의 일부가 다른 사회 기관에 의해 수행됨으로써 그 기능이 축소 · 약화된 반면 자녀를 사회화시키는 기능이나 가족 그성원의 긴장과 피로를 회복시키기 위한 기능, 사회 발전에 기여할 수 있는 기능은 오히려 확대 · 강화되고 있다.

가족의 일반적인 기능은 성적 욕구 충족의 기능, 자녀 출산의 기능, 자녀 양육과 사회화의 기능, 새로운 가족원에게 사회적 신분을 부여하는 기능, 가족원에 대한 보호와 안전을 위한 기능, 경제적 기능, 사랑과 애정을 공급하는 정서적 기능, 종교적 기능, 오락을 통한 사회적 기능 등이 있다. 또한, 앞에서 열거한 가족의 기능은 개인적 만족과 사회적 만족으로 나누어서 생각할 수 있다. 개인에 대해서는 의식주에 대한 기본적 욕구의 충족과 심적 안정, 및 제2차적인 욕구를 충족시켜 준다. 또한, 사회에 대해서는 노동력을 재생산해 내는 경제적 생활 단위로서 중요한 역할을 하고 있다.

① 가족의 기능에는 성욕 충족과 성행위 규제를 요한다.

성욕은 자연적, 생리적인 현상이고 이는 기본적인 욕구로서 반드시 충족되어야 한다. 부부간의 성적인 접촉과 관계는 자연스러운 현상이다. 프로이트는 인간의 본능 중 가장 강력한 본능으로 성적인 본능을 들고 있다. 그러나 본능은 사회질서를 위해 사회적 규범이나 가치에 의해 통제받을 수밖에 없다. 모든 사회가 성행위에 관심을 갖고 있으며, 성행위 통제 방법이 사회마다 다르지만, 성적 욕구 충족을 개인의 자유의지에 맡겨두지는 않는다. 결혼한 부부의 성적 관계는 사회적으로 공인된 것이므로 사회적 비난으로부터 자유로울 수 있다. 과거 전통사회와 마찬가지로 현대사회에서도 인간의 성적 본능을 정상적인 규범 하에서 해결할 수 있는 것은 가족뿐이다. 즉, 성적 욕구 충족 기능은 시대와 사회를 불문하고 모든 가족의 핵심적 기능이었다. 이 기능은 가족의 고유기능으로서 가족을 중심으로 하는 부부의 성적 결속은 자녀 출산으로 이어진다. 자녀 출산은 가족 내적으로는 자신의 종족을 보존하는 것뿐만 아니라 사회적으로는 사회구성원을 보충함으로써 사회가 존속 유지되게 하고 사회의 안정과 연속성을 보장해 준다.

② 가족의 기능은 자녀출산과 양육 기능을 가지고 있다.

이 기능은 가족 내적으로나 사회적으로 매우 중요시하여 온 기능이다. 자녀 양육에 관하여는 가족이 어느 사회교육 집단 또는 기관보다도 더욱 질적으로 바람직한 양육의 장의 기능을 할 수 있다고 인식하여 왔다. 자녀 양육은 일차적으로 의식주의 제공을 통한 생존의 보장에서부터 시작한다. 아이가 성년이 되어 자신의 삶을 스스로 꾸려가기 전까지는 가족을 통해 의식주를 해결해야 한다. 특히, 유아기 때는 아동의 생존은 전적으로 어머니의 사랑과 양육에 의존한다. 그러나 이 기능 역시 다른 가족 기능과 마찬가지로 사회변화에 따라 급격히 변화하는 양상을 보인다.

③ 가족의 기능은 각각의 부모가 각자의 역할을 수행한다.

부모가 직장생활과 사회생활에 참여하므로 집을 비우게 될 경우 자녀를 대신하여 보호하는 대안 수립이 어렵다. 그리고 부모의 부재 시 자녀의 비행 행동이 나타날 경우에 좀 더 빨리 발견하고 통제할 수 있는 부모 외의 성인 가족 성원이 없다. 확대가족에서는 가정관리, 가사 노동, 자녀 양육의 역할을 다른 가족 성원들과 분담하는 것이 가능하였으나, 핵가족에서는 주로 주부가 여러 역할을 수행하여야 하므로 그 부담감이 더욱 가중되고 있다.

변화된 가족기능은 첫째, 경제적 기능이다. 가족의 경제적인 기능은 아주 중요한 가족 기능으로 지속되고 있다. 그러나 보다 구체적으로는 생산적인 경제 기능은 약화되고 있으며 소비 기능은 강화되고 있는 것으로 보았다. 둘째, 성적 및 재생산 기능이 있다. 성인 남녀가 성적인 욕구를 충족시키고 자녀를 출산하는 재생산 기능은 시대와 사회를 불문하고 모든 가족의 핵심적인 기능으로 남아 있다. 셋째, 자녀의 양육 및 사회화 기능이다. 이 기능은 자녀의 성장과 발달, 그리고 보호에 필요한 모든 것을 가족이 제공하고 있다는 것이다. 그러나 이전 사회와는 달리 자녀의 양육과 사회화에 있어서 가족의 보다 직접적인 역할이 감소하고 있다. 넷째, 정서적인 기능은 약화되고 있다. 사회변동으로 인해서 가족의 정서적 유대 기능의 필요성은 증대하고 있으나 실제적으로는 약화되고 있다.

④ 가족의 기능은 여가 및 휴식을 가지고 있다.

이러한 기능은 가족의 삶의 질을 향상시킬 뿐만 아니라 여우로운 삶에 대한 필요성이 증대됨을 의미한다.

⑤ 가족의 기능은 최근에 사회적으로 가장 많은 관심을 받고 있는 인성의 장이 형성이 된다는 것이다.

'밥상머리 교육'은 하루 20분 간의 가족 식사를 통한 아이의 미래를 바꾼다는 내용을 가지고 현대인들의 인성 문제와 개인주의에 대해서 지적해주고 있다. 미국의 가족 식사 본부에서는 좋은 부모가 되기 위한 서약에서 제일 먼저 아이들과 함께 식사하기가 있다. 부모와의 잦은 대화는 아이의 인격 성형뿐만 아니라 사회의 구성원으로서의 자립을 세워주는 중요한 동기부여가 된다. 우리나라의 평균 식사 횟수를 보면 다음과 같다. 고학년에 올라갈수록 시간적인 여유가 없다는 것이다.

4 노인보건

1 노인보건의 개념

(1) 노인보건의 정의

노인의 질병을 연구하고 육체적 · 정신적으로 기능의 쇠퇴와 사회적인 업무에 능률이 떨어지는 사람을 말하며, 우리나라에서 노인복지법의 노인 기준 연령은 만 60세 이상이다. 현재 노인보건의 내용은 고령화 인구의 증가로 인한 구성비의 변화가 주는 문제점과 가족 문제의 변화에 따른 노인 가족의 혜택과 부양 문제, 노인 개인소득 문제, 보건의료문제, 사회복지에서 주는 혜택에 대한 구체적으로 제시되어야 한다.

(2) 노인보건의 중요성

- 인구통계학적 이유로 노인의 인구가 평균 수명의 연장으로 현저하게 증가되고 있다.
- 과학적 또는 지적 이유로 노화에 관한 노화기 전이나 유전적 조절 등에 관한 관심이 고조되고 있음이다.
- 역학적인 이유로 질병과 장애에 관한 유병률과 발병률이 높아져서 그 원인을 찾기 위함이다.
- 의료비의 증가로 인한 비용의 부담을 줄이기 위해 노인성 질환의 예방이나 치료를 알아두어야 함이다.

2 노인기의 특징

① **피부의 변화** : 피부의 표피(겉층)와 진피(심층)의 얇아짐으로 계절의 변화와 온도, 시간에 민감해지고, 소양증과 주름이 생기며, 색소침착이 생긴다.

② **근골격계의 변화** : 근력의 약화, 골격계의 잦은 부상, 인대 손상 등이 나타난다.

③ **심혈관계의 변화** : 혈관의 축소로 인한 혈액순환의 저하, 심장질환의 증가 등이 나타난다.

④ **호흡기계 및 소화기계의 변화** : 소화 능력의 저하, 폐기능 저하, 호흡기의 기능 저하 등이 나타난다.

⑤ **면역 저하** : 질환의 증가, 만성피로, 림프 이상 증상의 증가 등이 나타난다.

3 노인성 질환의 종류 및 관리

(1) 노인성 질환의 종류

① **파킨슨병** : 뇌의 흑질의 불완전한 도파민의 생성 및 작용으로 운동신경 피질의 자극이 감소되어 일어난다. 심각한 인식 장애와 미약한 언어 장애도 발생하는데 만성적이고 진행적이다. 일본뇌염, 뇌매독, 이산화탄소 중독, 망간 중독이나 윌슨 병에 걸렸을 때도 나타날 수 있다. 발병할 수 있는 확률은 1천 명 중 1명꼴이지만 나이가 많을수록 발생 빈도가 높다. 그리고 운동장애가 발생하여 움직이는 것이 불편해진다. 60세 이상의 만성 질환이다.

② **뇌출혈** : 뇌혈관의 출혈이 원인이 되어 뇌혈관장애, 뇌출혈이라고 한다. 갑작스러운 의식장애, 반신불수 등이 뇌졸중이 대표적 증상이다.

③ **치매** : 뇌 기능 장애로 알츠하이머라고 한다. 대뇌 겉질의 해마의 침범이다.

④ **루게릭병** : 운동뉴런의 운동 질환으로, 뇌 질환의 운동 세포만 선택적으로 사멸하는 치명적인 질환이다.

⑤ **암** : 보통 종양이라고 하며 비정상적인 세포 덩어리이다.

⑥ **관절염** : 크게 퇴행성관절염인 노화 질환의 대표적 질환과 호르몬과 관련 있는 류마티스성 관절염이 있다.

⑦ **뇌경색** :목에 있는 경동맥에서부터 척추의 기저동맥까지 혈관이 막혀서 생기는 질환이다.

⑧ **심근 경색** : 심장을 둘러싸고 있는 관상동맥은 동맥경화증이 심해져서 증상이 악화되어 관상동맥에 협착이 생기는 질환으로 심장 근육의 마비가 온다.

⑨ **고혈압** : 혈관의 압력이 높아져서 수축과 이완기의 압력이 높은 질환이다.

⑩ **협심증** : 심장 중심의 관상동맥이 동맥경화증의 악화로 관상동맥에 산소 공급이 부족하여 생기는 질환으로 운동 시 심장에서 산소 공급량이 부족하서 형성되는 질환이다.

(2) 노인성 질환의 관리 방법

① 정기적인 검진을 받는다.

② 식이와 운동을 조절하여, 급격한 체중 변화가 생기지 않도록 한다..

③ 긍정적인 사고를 가지며 취미를 갖도록 한다.

④ 휴식을 취하며 스트레스를 갖지 않도록 한다.

⑤ 의료전달체계에 대한 이해와 교육에 대한 관심이 필요하다.

4 노인문제에 대한 정부의 정책

(1) 노인장기요양보험제도

고령이나 노인성 질병 등으로 일상생활을 혼자서 수행하기 어려운 이들에게 신체활동 및 일상생활 지원 등의 서비스를 제공하여 노후 생활의 안정과 그 가족의 부담을 덜어주기 위한 사회보험제도이다. 장기 요양등급은 1 등급(最重症), 2등급(重症), 3등급(中等症)으로 나뉜다.

① **주요 내용**

㉮ 신청대상 : 소득수준과 상관없이 노인장기요양보험 가입자(국민건강보험 가입자와 동일)와 그 피부양자· 의료급여 수급권자로서 65세 이상 노인과 65세 미만의 노인성 질병이 있는 자

㉯ 급여 대상 : 65세 이상 노인 또는 치매, 중풍, 파킨슨병 등 노인성 질병을 앓고 있는 65세 미만인 자 중 6개월 이상의 기간 동안 혼자서 일상생활을 수행하기 어려워 장기요양 서비스가 필요하다고 인정받은 자

㉰ 급여내용 : 시설급여로 요양 시설에 장기간 입소하여 신체활동 지원 등 제공하는 시설급여가 있고, 가정을 방문하여 신체활동 및 가사 활동 등 지원, 목욕, 간호 등 제공해 주는 제가 급여가 있으며 장기 요양, 감염병 질환자 등 특수한 경우에 지급되는 특별 현금급여로 나누어진다.

② **장기요양기관**(요양 시설 및 재가시설의 지정 또는 신고)

㉮ 시설급여 시설(노인복지법상 시설) 및 재가급여 시설(장기요양보험법상 시설 · 인력기준 적용) → 시 · 군 · 구청장의 지정 또는 신고

㉯ 장기요양요원 : 요양보호사, 간호사 등

㉰ 관리 운영 : 국민건강보험공단과 지자체 역할 분담

표 7-7 노인장기요양보험 등급별 판정 기준

등급구분	판정기준
장기요양 1등급	일상 생활에서 전적으로 다른 사람의 도움이 필요한 자로서 장기요양인정 점수가 95점 이상인 자
장기요양 2등급	일상 생활에서 상당 부분 다른 사람의 도움이 필요한 자로서 장기요양인정 점수가 75점 이상 95점 미만인 자
장기요양 3등급	일상생활에서 부분적으로 다른 사람의 도움이 필요한 자로서 장기요양인정 점수가 53점 이상 75점 미만인 자

(2) 노인 주거 및 의료복지시설

① 노인 주거 복지 시설 입소 대상

㉮ 양로시설 · 노인 공동생활 가정

㉯ 「국민기초생활보장법」 제2조에 따른 수급권자(이하 "기초수급권자"라 한다)로서 65세 이상의 자

㉰ 부양의무자로부터 적절한 부양을 받지 못하는 65세 이상의 자

㉱ 본인 및 본인과 생계를 같이 하고 있는 부양의무자의 월 소득 합산한 금액을 가구원수로 나누어 얻은 1인당 월평균 소득이 통계청장이 「통계법」 제17조 제3항에 따라 고시하는 전년도(본인 등에 대한 소득 조사일이 속하는 해의 전년도를 말한다)의 도시근로자 가구 월평균 소득을 전년도의 평균 가구원수로 나누어 얻은 1인당 월평균 소득액 이하인 자로서 65세 이상의 자(이하 "실비입소대상자" 라 한다)

㉲ 입소자로부터 입소 비용의 전부를 수납하여 운영하는 양로시설 또는 노인 공동생활 가정의 경우는 60세 이상의 자

• 노인 보호 전문기관에서 학대 피해 노인으로서 입소를 의뢰한 노인은 선입 조치 후, 10일 이내 증빙서류(건강진단서, 학대 사례 판정서 등) 제출토록 함

② **노인 의료 복지 시설 입소 대상**

㉮ 노인 요양 시설 · 노인 요양 공동생활 가정 · 소규모 요양 시설(입소 시설)

㉯ 장기 요양 급여수급자 중 시설급여 대상자 : 장기요양 1~2등급 및 3(시설+재가) 등급자

㉰ 부양 의무자로부터 적절한 부양을 받지 못하는 65세 이상의 자

(3) 노인 의료의 특징

① 장기간의 관리가 시행되어야 하므로 만성적이고 복잡하다.

② 의료비 부담능력은 낮고 필요는 커져서 의료 이용에 제한이 오고 부담된다.

③ 종말에 대비한 노인과 가족 전체에 대한 관리가 고려되어야 한다.

④ 젊은 층에 비해 현저한 수발과 돌봄이 필요하다.

5 의료보건

1 건강보험제도의 개념

(1) 건강보험제도의 정의

건강보험제도란 생활 속에 발생하는 여러 경우의 사건에 대한 고액의 진료비가 소비되어 가계가 파탄되는 것을 방지하기 위하여, 보험원리에 의거 국민들이 평소에 보험료를 내어 기금화하였다가 보험사고가 발생할 경우 보험급여를 해줌으로써 국민 상호 간에 위험을 분담하고 의료 서비스를 제공하는 사회보장제도이다.

(2) 건강보험제도의 기능

건강보험제도는 사회의 연대성, 소득의 재분배 기능 수행, 개개인의 경비를 절감할 수 있는 위험 분산 기능의 수행, 보험급여 측면에서는 피보험 대상자 모두에게 필요한 기본적 의료를 적정한 수준까지 보장함으로써 그들의 의료문제를 해결하고 누구에게나 균등하게 적정 수준의 급여를 제공한다.

2 건강보험제도의 종류

의료보장제도는 각국의 고유한 문화와 전통을 배경으로 하는 역사적 산물로서 단순 분류에는 어려움이 있으나 일반적으로 OECD는 3가지로 나뉜다.

- 국민보건서비스 방식 (NHS : National Health Services)
- 사회보험 방식 (NHI : National Health Insurance)
- 민간보험 방식 (Consumer Sovereignty Model)

3 건강보험제도의 연혁

1963년에서 시작한 건강보험제도는 현재 2014년에 개인을 대상으로 의료보험의 범위가 확대되었다.

표 7-8 건강보험제도

해당연도	내용
1963년	11월 사회보장에 관한 법률, 동년 12월6일 의료보험법 제정 (임의적용방식으로 사회여건에도 맞지 않아 유명무실하였음)
1970년	근로자, 공무원, 군인 등을 적용대상으로 하는 강제보험으로 하는 의료보험법 제정 (의료보험 강제적용의 문제점 등 제반 여건상의 어려움으로 그 시행령조차 마련하지 못함)
1977년	500명 이상 사업장 근로자 대상 실시
1979년	공무원,교원 의료보험 실시
1988년	5인 이상 사업장 확대, 농어촌지역 실시
1989년	도시지역 실시(전국민 의료보험체제)
1997년	국민의료보험관리공단 출범, 지역조합(221개)와 공무원, 사립학교교직원의료보험공단 통합
1999년	국민건강보험법 개정(99.12.31) 직장보험과 지역보험의 통합을 2000. 7. 1 로 연기
2002년	국민건강보험법(1.1), 지역과 직장의 재정통합 1년 6개월 유예
2003년	국민건강보험법(7.1), 지역과 직장의 재정통합
2005년	노인장기요양보험 시범사업실시
2007년	노인장기요양보험법 제정(법률 제 8403호)
2008년	노인장기요양보험 실시
2011년	사회보험 징수통합(건강보험, 국민연금, 고용보험, 산재보험)
2012년	포괄수가제 병 · 의원급 의료기관 당연적용(7개 질병군 입원환자)
2013년	중증질환 재난적 의료비 지원사업 실시
2014년	건보공단, 담배회사 상대로 손해배상청구소송 제기
2015년	간호 · 간병통합서비스 보험급여 적용 – (2015. 12.「의료법」개정으로 기존 포괄간호서비스에서 간호 간병통합서비스로 명칭 변경)
2019년	외국인 지역가입자 당연적용 실시

4 우리나라 건강보험제도의 현황

2002년을 기준으로 건강보험 지역가입자는 870만 명이고 직장가입자는 732만 명이며 지역가입자가 40만 명가량 더 많다. 그러나 수혜자(지역은 세대원, 직장은 피부양자)의 숫자를 합치면, 직장건강보험에 속한 인구는 2,375만 명, 지역가입자에 속한 인구수는 2,290만 명이다. 가입자의 현황을 다음과 같다.

표 7-9 건강보험통계연보

(2018년)				
	직장	지역	계	내용
가입자(A)	1,747만	1,408만	3,359만	직장은 가입자, 지역은 세대
수혜자(B)	1,951만	740만	2,691만	직장은 피부양자, 지역은 가입자
계	3,698만	2,148만	5,846만	–
피수혜율(B/A)	1.12명	0.92명	0.80명	–

■ 자료 : 국민건강보험공단

(1) 직장가입자

직장가입자는 직장 가입 적용 제외 사업장 및 근로자, 소재지가 일정하지 않은 사업장, 근로자가 없이 대표자만 있는 개인사업, 1월 미만의 기간 동안 고용되는 일용근로자, 1월 간의 근로시간이 80시간 미만인 근로자이며, 2003. 6. 24. 국민건강보험법 시행령 개정안이 국무회의를 통과(시행일 2003. 7. 1)로 인해 건강보험 직장가입자의 범위가 확대되어 건강보험 적용사업장의 범위를 농, 어업, 숙박, 음식점업 등 15개의 임의업종을 제외한 5인 미만 사업장인 1인 이상 고용 모든 사업장으로 확대되었고, 직장가입자에서 제외되는 자의 범위를 '시간제 근로자'에서 '월 80시간 미만 근로하는 시간제 근로자'로 축소, 직장가입자에서 제외되어 지역가입자로 관리되고 있는 5인 미만 임의 적용 사업장 근로자 · 사용자와 월 80시간 이상 시간제 근로자 등이 직장가입자로 전환되었다.

※ 다만, 사용자의 일시적인 부담 완화를 위해 법인사업장 등 비교적 안정적인 사업장부터 중점 추진해 나갈 계획이다. ('03.5월 규제개혁위원회 권고)

(2) 지역가입자 건강보험

보통 지역가입자는 자영자로 간주되어 왔으나 실제 지역가입자의 구성을 보면, 도시자영자, 농어민뿐만 아니라 직장건강보험에 속하지 못하는 5인 미만 영세사업장 노동자, 비정규노동자, 무직자, 연금 수급자 등이 다수 포괄되어 있다. 근로소득이 대부분을 차지하는 직장가입자의 경우 근로소득을 기준으로 보험료가 부과된다. 그러나 소득원이 다양하고 과세자료 보유율이 취약한 지역가입자의 경우에는 직장가입자와 다른 보험료 부과체계가 필요하다. 지역가입자의 보험료는 소득 파악 구조의 한계를 인정하여 소득, 재산, 자동차 세 항목을 기준으로 부과된다. 소득에만 의거하는 직장가입자의 보험료부과방식이 단일방식이라면 지역가입자 보험료부과방식은 소득, 재산, 자동차 항목에 각각 보험료가 부과되는 삼중 방식이다. 지역가입자의 보험료는 소득 70등급, 재산 50등급, 자동차 7등급으로 나누어 종합 계산되는데, 최고 보험료는 연간 과세소득 4억 이상의 경우로 월 100만 원이다. (직장가입자의 최고 보험료와 형평성을 맞춤)

(3) 직장가입자와 지역가입자 보험료 구성항목 비교분석

그림 7-2 지역가입자 평가소득 보험료 구조

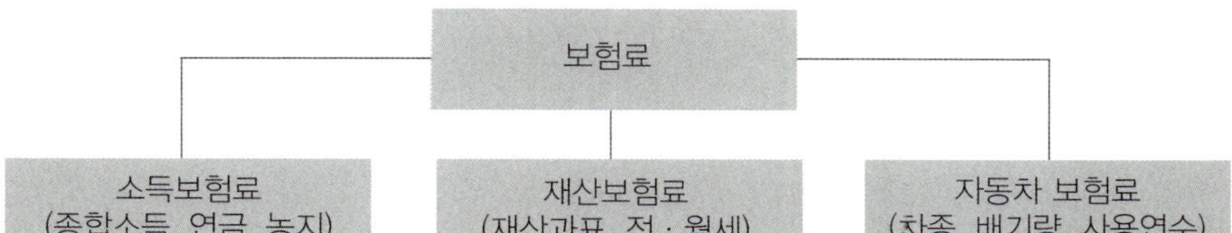

직장가입자는 근로소득에만 브험료가 부과되는 단일부과방식이다. 반면에 삼중부과방식에 기반한 지역가입자의 총보험료는 소득 62.8%(과세소득 12.1%, 평가소득 50.7%), 재산 30.3%, 자동차 6.9%로 구성되어 있다.

5 건강보험의 문제점

(1) 재정부문

건강보험은 현재 높은 의료수가 약제비로 인하여 의료계와 제약회사로 과도하게 의료비용이 지출되고 있다. 건강보험의 지출 증가 원인으로는 첫째, 의약분업 시행과 더불어 이루어진 수가의 급격한 인상, 둘째, 의약분업에 따른 고가 약 처방 및 약제비 증가, 셋째, 의료전달체계의 미비, 기타 고령화, 저출산화, 의약분업에 따른 소비자 부담 감소분의 보험 재정으로의 전가 등이 있다.

(2) 과도한 의료수가 인상

무엇보다도 1999년 11월부터 치솟기 시작한 의료수가의 인상이 재정 파탄의 핵심 원인이다. 의약분업은 의약품의 오남용을 방지하여 의료비 절감에 기여할 것으로 기대되었으나, 추진 과정의 왜곡과 오류로 인해 급속한 재정 악화 요인으로 작용하였다. 즉, 의료계와 약계의 반발을 무마하는 과정에서 총 의료 수가는 누적 기준으로 49% 인상되었으며, 원외 처방료, 조제료 등 일부 항목이 과잉진료를 유발하는 방향으로 인상되었기 때문이다.

(3) 건강보험의 높은 약가제도

부당하게 높은 약가도 건강보험의 재정을 악화시키고 있다. 현행 약가제도는 '실거래가 상환제'이다. 즉, 요양기관이 신고한 실구매가를 그대로 약가로 인정하여 약제비를 지급한다. 이 때문에 제약회사와 요양기관 사이의 약가 담합이 행해질 개연성이 농후하다.

(4) 건강보험제도의 왜곡과 의료전달 체계 미비

건강보험 재정위기는 의약분업 전후의 급격한 수가 인상과 의료통합에 따른 보험료 조정의 어려움으로 인해 그 도래 시점이 앞당겨졌으나, 근본적으로는 의료보험 제도의 왜곡과 의료전달 체계 미비에 기인한다.

6 산업재해보상보험 제도의 개념

(1) 산재보험 제도의 정의

산업재해란 노동자가 사업주에 고용되어 노동하던 중에 부상당하거나 질병에 이환되었을 때 발생하는 직업병으로 우리나라의 산업재해 보상 보험법은 고용노동부가 관장하고 있다.

(2) 산재보험의 적용 대상

우리나라의 산재보험 적용 사업장은 근로자를 사용하는 모든 사업 또는 사업장이 그 대상이 된다. 다만 위험률, 규모 및 장소 등을 고려하여 대통령령으로 정하는 다음의 사업에 대해서는 적용하지 않고 있다(산재보험법 시행령 제2조 제1항). 1인 이상 근로자를 사용하는 사업은 산재보험의 당연 적용대상자가 되며, 사용자가 보험 관계성립신고를 하였는지 여부에 관계없이 사업이 개시되거나 사업개시에 필요한 일정 요건에 도달하게 된 날 이후에 재해를 당한 근로자는 산재보험법에 의해 보상을 받을 수 있다.

(3) 산업재해보험의 비적용 대상

「공무원연금법」, 「군인연금법」에 의하여 재해보상이 행해지는 사업, 「선원법」, 「어선원 및 어선 재해 보상보호법」, 「사립학교 교직원 연금법」에 의하여 재해보상이 행해지는 사업, 주택법」에 의한 주택 건설 사업자, 「건설사업기본법」에 의한 건설업자, 「전기공사업법」에 의한 공사업자, 「정보통신공사업법」에 의한 정보 통신 공사 업자, 「소방시설공사업법」에 의한 소방시설업자 또는 「문화재보호법」에 의한 믄화재 수리업자가 아닌 자가 시공하는 다음 각 목의 어느 하나에 해당하는 공사, 가구 내 고용 활동으로 제1호 내지 제4호의 사업 외의 사업으로서 상시근로자 수가 1명 미단인 사업자, 농업, 임업(벌목업 제외), 어업, 수렵업 중 법인이 아닌 자의 사업으로서 상시근로자 수가 5명 미만인 사업자에 해당된다.

7 산업재해보험 제도의 발전과정

산업재해보험은 작업환경에서의 근로환경 개선을 위해 발전해 왔다. 우리나라는 1950년 이후에서 근로자에 대한 근로기준법의 시작으로 1990년 영세업자를 위한 산업재해보장이 확립되면서 계속해서 발전되어왔다.

표 7-10 산업재해보험제도의 발전

해당연도	내용
1948년	• 민법상의 손해배상청구를 통해 배상요구
1953년	• 근로기준법이 제정 시행되었는데(1953년 5월 10일 제정, 1953년 8월 10일 시행), • 근로기준법 '제8장 재해보상'에 업무상 재해에 대해 사용자의 개별책임주의를 규정 • 16인 이상의 근로자를 사용하는 사업장의 사용자에게 적용
1963년	• 11월 5일 산업재해보상보험법이 제정되었으며, 그 다음 해인 1964년 7월 1일부터 상시 500인 이상 근로자를 사용하는 광업 및 제조업을 대상으로 실시
1964년	• 상시 500인 이상 광업, 제조업에만 당연적용 되었음(1965년에 200인 이상, 1966년에 150인 이상, 1967년에 100인 이상, 1969년에 50인 이상 사업(장)으로 확대적용) • 적용대상 업종도 전기 가스업, 운수보관업, 유기산업, 건설업, 수도 · 위생시설서비스업, 상업서비스업, 통신업이 추가 되었음
1970년	• 산재보험법 개정에 의해 장해급여와 유족급여 등에 연금방식을 도입함으로써 산재로 인한 장기적 소득손실에 대해 보장이 이루어졌음
1976년	• 광업, 제조업 중에서 화학, 석유, 석탄, 고무, 플래스틱 제조업에 한해 5인 이상 사업(장)으로 확대됨 • 근로복지공사법 공포
1977년	• 산재보험법 개정에 의해 모든 급여에 임금변동 순응률제를 적용하고 최저보상한도제를 도입함으로써 산재근로자의 최저생활을 보장 • 근로복지공사 설립 • 10개 산재병원 설치 운영 • 2개 재활훈련원 및 자립작업장 설치 운영
1982년	• 산재보험법 개정에 의해 상병보상연금을 신설하여 폐질로 인해 근로를 하지 못하는 근로자의 소득보장을 강화한 반면, 피재근로자에 대한 사용자의 고용관계 부담을 완화

1989년	• 산재보험법 개정에 의해 산재보험 적용대상을 근로기준법의 적용을 받는 사업(장)만으로 하던 것을 모든사업(장)으로 확대하여 영세사업주도 보험에 가입할 수 있도록 하였음 • 휴업급여수준을 60~70%로 상향조정하고, 장해등급 1~3급 자에 대해 장해보상연금지급을 의무화하고 선급제도를 신설
1990년	• 5인 이상의 농업 · 어업 · 임업 · 수렵업, 도 · 소매업, 교육서비스업, 보건 및 사회복지사업, 연구 및 개발업 등이 산재보험 당연적용대상사업으로 되었음 • 1998년부터 금융보험업을 포함한 거의 대부분의 업종이 당연적용대상이 되었음
1993년	• 중소기업근로자복지진흥법 공포 • 근로복지공사가 근로복지진흥 기금 조성 및 운영주체가 됨
1994년	• 산업재해보상보험법 개정 • 95. 5. 1. 근로복지공사법 폐지
1995년	• 재단법인 산재의료관리원 설립 12개 산재보험시설현물 출연 • 근로복지공단 설립 • 산재보험업무 개시 및 근로복지공사 해산, 권리, 의무 포괄 승계
2000년	• 7월 1일부터 1인 이상 사업으로 적용대상이 확대되어 거의 모든 사업에 산재보험이 적용
2005년	• 산재고용보험 통합징수 수행
2008년	• 진폐근로자 보호업무 수행 • 노사정 협의 산재보험제도 개선 시행 • 특수형태근로종사자 4개직종 산재보험 적용
2010년	• 근로복지공단, 한국산재의료원 통합
2012년	• 대구산재병원 개원 • 택배, 퀵서비스 기사 산재보험 적용 • 예술인 산재보험 가입 확대
2018년	• 통상의 출퇴근재해보상범위 확대 • 소규모 사업 산재보상 범위 확대 실시

■ 고용보험과 산업재해보상보험의 브험료를 통합징수하기 위해 「고용보험 및 산업재해보상보험의 보험료 징수 등에 관한 법률」이 2005년 1월 1일부터 실시됨에 따라 고용보험과 산재보험의 보험료가 통합징수되게 되었다.

TIP

산재보험 급여보상의 요건

산재보험급여를 받기 위해서는, 첫째 산재보험 가입 사업의 근로자이어야 하며, 둘째 재해가 '업무상 재해'로 인정을 받아야 한다. 산재보험의 급여보상 여부는 업무상 재해(업무상의 사유)를 어떻게 해석하느냐에 달려 있다. 산재보험법 제37조는 업무상 재해의 인정기준을 '업무상 사고'와 '업무상 질병'으로 나뉜다.

업무상 사고	업무상 질병
• 근로자가 근로계약에 따른 업무나 그에 따르는 행위를 하던 중 발생한 사고 • 사업주가 제공한 시설물 등을 이용하던 중 그 시설물 등의 결함이나 관리소홀로 발생한 사고 • 사업주가 제공한 시설물 등을 이용하던 중 그 시설물 등의 결함이나 관리소홀로 발생한 사고 • 사업주가 주관하거나 사업주의 지시에 따라 참여한 행사나 행사 준비 중에 발생한 사고 • 휴게시간 중 사업주의 지배관리 하에 있다고 볼 수 있는 행위로 발생한 사고 • 그 밖에 업무와 관련하여 발생한 사고 중 하나에 해당 다만 업무와 재해 사이에 상당 인과관계 포함된 것이어야 함	• 재해성 질병 : 업무상 부상이 원인이 되어 발생한 질병 • 직업성 질병 : 업무수행 과정에서 물리적 인자, 화학물질, 분진, 병원체, 신체에 부담을 주는 업무 등 근로자의 건강에 장해를 일으킬 수 있는 요인을 취급하거나 그에 노출되어 발생한 질병 • 직장 내 괴롭힘, 고객의 폭언 등으로 인한 업무상 정신적 스트레스가 원인이 되어 발생한 질병 • 그 밖에 업무와 관련하여 발생한 질병

과거에 한국의 산재보험 제도는 '업무상의 재해'를 업무 수행 중 그 업무에 기인하여 발생한 재해를 말한다고 규정함으로써 업무 수행성과 업무 기인성이 모두 충족되어야 하는 이 요건 주의를 채택하였다. 즉 산재보험의 재해로 인정받기 위해서는 근로자의 재해가 업무를 수행하는 중에 발생하였어야 하며(업무수행성), 그 업무 때문에 재해가 발생하였어야 한다(업무기인성). 그러나 재택근무 등 업무수행 방법의 다양화와 직업병의 확대로 업무 수행성과 업무 기인성의 두 요건을 모두 검증하는 것은 까다로울 뿐만 아니라 업무상의 재해의 범위를 지나치게 협소하게 해석할 수 있다는 지적이 제기되었다. 이러한 요구를 받아들여 1981년 4월 8일 산재보험법을 개정하여 업무상 재해의 정의를 '업무상의 사유'인 단일요건으로 바꾸었다.

산재 보험급여 내용

요양급여, 휴업급여, 장해급여, 간병급여, 유족급여, 상병보상연금, 장의비, 직업재활급여 등이 있다.

① 요양급여 : 근로자가 업무상의 사유로 부상을 당하거나 질병에 걸린 경우 지급하되, 3일 이내의 요양으로 치유되는 부상 · 질병일 경우에는 요양급여를 지급하지 않으며 진찰 및 검사, 약제 또는 진료재료와 의지(義肢) 그 밖의 보조기의 지급, 처치 · 수술 그 밖의 치료, 재활치료, 입원, 간호 및 간병, 이송 등으로 산재보험 의료기관, 즉 산재의료원 소속 의료기관, 종합 전문요양기관(종합전문 요양기관에서 요양할 필요가 있다는 의학적 소견이 있어야 함), 근로복지공단이 지정한 의료기관 또는 보건소에서 받아야 한다. 다만, 부득이한 경우에는 요양에 갈음하여 요양비를 지급할 수 있다.

② 휴업급여 : 산재로 인한 휴업기간 중 1일당 평균임금의 70%에 해당하는 금액을 지급(요양급여와 같이 3일 이내는 예외 규정을 둠). OECD 대부분 국가에서 평균임금의 80~100%를 지급하고 있는 점과 비교하면 한국의 휴업급여 수준은 매우 낮은 편이다.

③ 장해급여 : 업무상의 사유로 부상을 당하거나 질병에 걸려 치유된 후 신체 등에 장해가 있는 경우에 장애등급에 따라 14등급으로 나뉘어진다.

등급	내용
1~3급	• 의무적으로 장해보상연금이 지급 • 장해급여 청구사유 발생 당시 대한민국 국민이 아닌 사람으로서 외국에 거주하고 있는 근로자에게는 장해보상일시금으로만 지급
4~7급	• 장해보상연금과 장해보상일시금 중 선택이 가능
8~14급	• 장해보상일시금

④ 간병급여 : 요양급여를 받은 자 중 치유 후, 의학적으로 상시 또는 수시로 간병이 필요하여 실제로 간병을 받는 자에게 지급한다.

⑤ 유족급여 : 근로자가 업무상의 사유로 사망한 경우에 유족에게 유족보상 연금이나 유족보상일시금으로 지급된다. 유족보상 연금 수급 자격자의 범위는 근로자와 생계를 같이하고 있는 처, 60세 이상이거나 장해등급 2급(시각장해인은 3급) 이상인 남편 · 부모 · 조부모, 18세 미만이거나 장해등급 2급(시각장해인은 3급) 이상인 자녀 형제자매로서 18세 미만이거나 60세 이상 또는 장해등급 2급(시각장해인은 3급) 이상인 자이다. 유족보상연금을 받을 권리가 있는 순위는 배우자, 자녀, 부모, 손 자녀, 조부모, 형제자매이다.

⑥ 상병보상연금 : 2년 이상 장기요양을 하여 취업하지 못한 재해근로자가 폐질정도가 대통령령으로 정하는 폐질 등급기준(1~3등급)환자로 판정된 경우 요양급여와 함께 지급한다.

⑦ 장의비 : 근로자가 업무상의 사유로 사망한 경우로 평균임금의 120일 분에 상당하는 금액을 그 장제(葬祭)를 지낸 유족에게 지급한다.

⑧ 직업재활급여 : 장해급여자 중 취업을 위하여 직업훈련이 필요한 자(훈련 대상자)에게 실시하는 직업훈련에 드는 비용 및 직업훈련수당, 업무상의 재해가 발생하여 사업에 복귀할 수 있도록 장해급여자에게 사업주가 지급하는 직장 복귀 지원금, 직장적응 훈련비 및 재활운동비와 운동비 전액을 말한다.

⑨ 특별급여 : 보험 가입자의 고의 또는 과실로 발생한 업무상의 재해에 해당된다. 또한, 장해를 입은 수급권자가 보험 가입자와 합의하에 손해배상을 대신하여 특별급여를 청구할 수 있으며, 다른 보상급여 외에 신청한 유족특별급여나 장해특별급여를 받을 수 있다.

6 정신보건

1 정신보건의 개념

(1) 정신보건의 정의

정신보건은 개인의 정신 상태뿐만 아니라 국가 전체의 정신적 · 사회적 안정을 포함하는 개념이다. '정신 상태가 건강하다'라는 말은 임상적으로 특별한 건강에 이상이 없는 것으로 장애가 없는 상태를 말한다. E. Margaret는 "정신보건이란 인간이 본능적 욕구를 충족시킴으로써 얻는 질적으로 양호한 마음의 상태를 말한다."라 하였고, Wallace Wallin은 "정신보건사업이란 개인과 사회의 정신적 건강의 유지와 증진, 그리고 정신병과 정신적 결합에서 오는 신체적, 사회적 부적응을 예방하고 치료하는 것을 말한다."라고 하였다. 미국 정신위생위원회, National Committee For Mental Hygiene는 "정신보건이란 단지 정신적 질병에 걸리지 않은 상태만이 아니라 만족스러운 인간관계와 그것을 유지할 수 있는 능력을 말한다. 이것은 모든 종류의 개인적 · 사회적 적응을 포함하여 어떠한 환경에도 대처해 나갈 수 있는 건전하고, 균형있고, 통일된 성격의 발달을 의미한다."라고 하였다. 즉, 정신보건은 개인의 장애를 극복하도록 예방 치료 함은 물론이고 나아가 사회의 정신적 건강을 유지하도록 하는 데 목적이 있다. 세계보건기구가 후원하고 정신위생연맹이 주최하여 1960년을 '정신보건의 해'로 선정하기도 하였으며 우리나라는 1984년은 '정신질환 종합대책', 1985년 '정신보건발전 5개년 계획', 2002년 'Health Plan 2010 중 정신보건발전 계획'을 시행하고 있다.

(2) 정신보건의 목적

지역사회 주민의 유지, 증진, 회복, 예방을 위한 방법을 모색하고 연구하여 국민의 정신적 효율을 증진시켜 건강한 사회를 이룩하는 데 있다.

(3) 정신보건의 필요성

현대인들의 바쁜 생활상에 육체적 피로와 아울러 정신적 피로는 더욱 가중화되어 사회생활에서 개인의 역량 및 인간관계 개선에 문제가 생기게 되었다. 이에 좀 더 여유롭고 더 나은 삶을 위한 중요한 수단이 된다.

2 정신보건의 역사

(1) 영국

① 태동기

- 1880년대 : 사회복지단체가 주동이 되어 퇴원환자를 대상으로 갈 곳 없는 환자를 위탁가정을 사회복지시설과 요양원 등이 설립되었다.
- 1920년대 : 정신보건운동이 아동상담소 중심으로 타 전문가들과의 팀작업을 시작하였다.(초반은 민간단체 위주로 운영됨)
- 1926년 : 런던 클리닉, 1929년 런던아동가이던스 클리닉을 개업하였고, 이후에 정부는 아동상담소를 설립하였다.

② 발전기 : 정신병원에 있어서 정신의학분야에 관련된 집단사회사업의 발전

- 1930년 : 정신병원 중심으로 정신의학이 발달하면서 사회복지사들도 정신병원에서 입원환자 및 외래환자 중심으로 활동하게 되었다.

③ 정착기 : 이 시기는 정신보건에 종사하는 사회복지사에 대한 전문적 훈련과 지역사회정신보건센터 중심으로 활동범위가 확대되어 감

- 1959년 : 정신보건법이 제정되었다.
- 1960년 : 지역사회 정신건강보호가 강조됨에 따라 도시 인구수에 비례하여 사회복지사가 채용되기 시작하였다.

(2) 미국

① 태동기

- 1773년 : 버지니아 주 윌리엄스버그에 최초로 정신병원 설립(감옥에 감금되었던 정신병 환자를 이전하는 목적)하였다.

- 1900년 : 초기에는 클리포드 비어스가 정신병원 퇴원 후 정신건강협회를 조직하여 정신위생운동의 선구자가 되었다.

- 1904년 : 아돌프 마이어(Adolf Meyer)는 환자에게 영향을 미치는 사회적 요인에 대한 이해를 넓히고 정신질환의 환자의 사회적 문제를 이해를 위해 가족을 방문하도록 하였다. 발생 초기에 환자를 가족, 학교, 지역사회에 적극 참여시키게 하였는데 이는 정신보건사회사업의 원리를 최초로 실시하는 계기가 되었다.

② 발전기

- 1913년 :보스턴 정신병원의 의사 어네스트 소다드(Ernest E. Southard)와 사회사업 책임자 메리 자렛(Mary C. Jarrett)은 정신의료사회복지사라는 용어를 최초로 사용하고 정신의학자와 정신의료사로서 환자를 치료하였다 아돌프 마이어는 존스홉킨스 병원 핍스 진료소에 사회복지사를 채용하였으며 또한 존스홉킨대학 경제학과 내에 사회사업학생 훈련을 위한 부서를 두었다. 1918년경에는 미국 동부 대도시와 서부 시카고까지 정신과 진료소와 정신병원에 사회복지사가 채용되었다.

③ 정착기

- 1920년 보스턴 병원에서 정신의료사회복지사 클럽은 서비스의 전문적 체계형성과 수준을 위해 정신의료사회복지사들에 의해 조직되었다가 1955년 전미사회복지사협회로 통합되었다.

(3) 우리나라

① 태동기

- 1945년 : 대한 신경정신의학회 발족 이후 사회복지사 권기주가 청소년 문제에 관심을 가지고 연구하기 시작하였다.
- 1958년 : 서울시립아동상담소가 개설되었다.
- 1962년 :국립정신병원에서 정신보건 사회복지사가 정신질환자에 대한 서비스를 제공하었다.
- 1962년 :가톨릭사회 복지회 부회장(정의방)이 가톨릭의과대학 성모병원 무료진료 및 우울증과 자살을 위한 센터에서 일을 시작하였다.
- 1963년 : 성모병원 신경정신과에 전임 사회복지사 채용하여 가족상담을 시작하였다.
- 1965년 :연세대학교의과대학 부속 세브란스병원에서는 의료 사회복지사가 1970년부터 정신보건 사회사업도 관여하게 되었다.
- 1967년 :자살예방센터에 전임 정신보건 사회복지사를 채용하였다.
- 1968년 : 중앙대학교 부속 필동 성심병원 신경정신과 개설과 더불어 정신보건 사회복지사가채용되었고, 집단지도, 가족상담과 방문이 이루어졌다.

② 발전기 : 이 시기부터 정신보건사회복지사가 정신과 전문병원에 근무하기 시작

- 1971년 :한강성심병원, 용인정신병원, 혜동의원에 정신보건 사회복지사 근무하였다.
- 1973년 : 9월 대통령령으로 의료법시행령이 개정되었다.
- 1974년 : 안양 신경정신병원, 고려대 부속병원, 서울기독병원에 정신보건 사회복지사가 채용 되었다.
- 1976년에 서울 백제병원에 사회복지사가 채용하였다.
- 1977년 : 7월 1일부터 시행된 의료보험에서 정신보건 사회복지사의 치료 활동에 대한 보험청구가 가능하도록 규정되었다.
- 1978년 : 정신과 정문병원 부산한병원에 정신보건 사회복지사(안영실)이 최초로 근무하게 되였다.

③ 정착기

- 1980~1990년 : 전국적으로 약 100여 개의 기관에서 정신보건 사회복지사들이 활동하게 되었다.
- 1995년 : 정신보건법이 제정되어 정신보건 사회사업이 병원 중심에서 지역사회로 확대될 수 있는 전기가 마련되었다.(정신보건 사회복지사들은 전문적 자격을 갖추게 되었다.)
- 현재 정신보건 사회복지사는 약 1,000여명에 이르고 있다.

3 정신질환의 원인

정신질환은 정확한 원인은 밝혀지지 않고 있지만, 유전이거나 선천적인 또는 기질적인 등의 요소들이 복잡하게 얽힌 환경적 · 심리적 요소들의 상호작용에 의하여 생기며, 그 주요 원인은 다음과 같이 분류할 수 있다.

(1) 유전적 요소

일란성의 한쪽이 분열증이나 조울증이 발병했을 때 다른 한쪽 역시 같은 정신질환이 발병하는 빈도가 이란성보다 월등히 높은 것은 유전적인 요소가 정신질환의 원인임을 나타낸다. 그 외에도 정신적 분열이나, 불안, 공황장애 등도 유전적인 요소를 가지고 있다.

(2) 신체적 요인

청소년기 이후에 발행하는 빈도가 높으며, 체형적으로 비만을 갖게 된 사람이 빈도가 높고, 여성에 비해 남성이 외상이나 중독증과 뇌조직의 손상의 빈도가 높다는 것이다.

(3) 심리적 원인

어린 시절 부모와의 관계에 따른 대안 관계와 정서발달의 영향이 크며 사회, 문화, 환경적 요인과의 관계에서 나타날 수 있는 우울증, 열등감 및 우월감, 몽상, 복잡한 가족관계의 갈등 등이 영향을 준다.

(4) 사회문화적 원인

핵가족을 이루고 가정의 축소 작용으로 인해 일어나는 자녀에 대한 과잉보호로 의존적이고 개인주의적인 인성이 형성된다. 정신적 · 신체적 질병, 가족의 임신, 기형아나 질병이 있는 자녀의 출생, 사망, 이사나 이민으로 인한 생활 환경의 변화, 부모의 이혼이나 별거 등의 과정에서 가족에 대한 신뢰가 무너지고 가족에서 얻을 수 있는 보호의 기능에 위기를 갖게 되면서 정신장애가 증가할 수 있다. 사회적으로는 직업 및 작업량,

사회적 지위와 경제적 조건, 사회적 불안정과 도시화 등은 정신장애의 발현이 될 수 있다. 정신질환, 정신분열증, 히스테리 등은 사회계층이 높고, 안정될수록 강박장애, 신경증, 성격장애 등은 사회계층이 낮고 불안정할수록 많이 나타난다.

스트레스의 종류

Ustress	Distress
개념 : 외부에서 받는 어떤 요인에 의해서 받게 되는 1차적 부담감	1차적 스트레스가 원인이 되어 2차적 심리적 증상의 압박감, 불안감 등의 현상
긴장감, 이완, 맥박과 호흡이 빨라짐	혈압상승, 맥박과 호흡이 빨라짐, 전신의 경련
단시간의 긍정적인 반응으로 생활의 활력을 일으킴	장기간의 부정적인 반응으로 면역저하, 정신적 문제등의 발현

스트레스 예방을 위한 방법

① 명상하기 : 자리에 앉은 상태에서 손바닥을 위로 향하게 해서 가볍게 내려놓고 심호흡을 10~15회 가량 천천히 규칙적으로 합니다. 명상은 스트레스 호르몬의 일종인 코티솔의 수치를 낮추는 효과가 있습니다.

② 음식 섭취하기 : 먹는 행위는 스트레스 해소에 도움을 줍니다. 엔도르핀 분비를 돕는 초콜릿이나 약간 매운 음식은 기분을 좋게 해서 긍정적인 감정 상태로 만들어주는 데 효과적이기 때문입니다. 다만, 스트레스 받는다고 과식 혹은 폭식은 금물입니다.

③ 감정을 솔직하게 그리고 바르게 표현하기 : 우리 몸은 자신의 상태를 인식하는 것만으로도 많은 치유 효과를 기대할 수 있습니다. 때문에 자신의 감정 상태를 솔직하게 그리고 바르게 표현하는 것이 좋습니다. 타인에게 감정을 드러내지 못하는 성격이거나 한번 표출하면 감정 조절이 어려운 성격이라면 그림, 운동 등으로 감정 에너지를 다른 곳으로 소모하는 것도 차선책입니다.

4 정신질환의 종류

정신질환의 증세는 매우 다양하지만 일반적인 것으로는 아래와 같이 정신분열증, 조울증, 간질, 정신박약(지적장애), 신경증, 인격장애 등이 있다.

(1) 정신분열증(Schizophrenia)

정신병 환자 중 가장 큰 비율을 차지하며, 일반적으로 청장년기(20~40세)에 발생하여 만성적으로 진행된다. 양친 중의 한쪽에 정신분열증이 있을 경우, 자녀의 9~10%에 같은 질환이 발생하고, 30~40%가 이 증상과 비슷한 병적 인격자로 발현되며, 양친이 전부 본증인 경우는 자녀의 50% 이상에서 발현되고 30% 가까이가 병적 인격자로 된다는 보고가 있다. 사회적, 심리적, 생리적 원인 및 유전적인 원인이 있는 것으로 보이나 확실한 기전은 밝혀지지 않고 있다. 주요 증세로는 무반응, 함구, 환각, 거절 등의 증세과 과대망상이나 피해망상으로 생활 과정에 직면하는 어려움을 겪게 된다.

(2) 조울증(Manic Depressive Illness)

조울증은 조증(흥분상태 : Manic Phase)과 울증(우울증 : Depressive Phase)이 교대로 나타나든가 또는 한 가지 증상이 반복적으로 나타난다. 발생 원인은 복합적이며 양친 한쪽이 조울병자의 경우는 자녀의 30% 전후에서 발병되고 양친 모두 조울병자의 경우는 60% 정도 발병하며 유전적인 원인도 있는 것으로 보고되고 있다.

조증기에는 기분이 들뜨고 과대망상을 하며 쉬지 않고 많은 활동을 하지만 생산적 활동은 하지 못하며 자신이나 사회에 손해를 입히는 결과에 실망한다. 우울기에는 반대로 우울한 기분과 무력감, 절망감, 자기 비하에 빠지며 의욕을 잃고 주요 증상으로는 불면증, 미래에 대한 불안감, 부적응증이 나타나며, 체중감소, 답답증, 두통, 소화불량, 변비 등이 생긴다.

(3) 진성간질(Essential Epilepsy)

간질의 원인은 정확하게 알려지지 않았다. 경련 발작, 정신발작, 불쾌증을 나타내며, 외적인 영향으로는 알코올 중독, 중추신경 감염 등을 들 수 있으며, 양친 중 한쪽이 본증이면 자녀의 10%가 발병한다는 보고가 있다.

(4) 지적장애

2007년 전까지는 정신박약이나 지체 장애라는 명칭을 사용하였으나, 2007년에 장애인복지법의 개정으로 지적장애로 명칭이 바뀌었다. 예전에는 지적장애를 지능지수(IQ)에 따라 백치, 치우, 노둔 등으로 나누었으나, 지금은 똑같이 IQ에 따라 나누더라도, 50~70이면 경증, 35~49이면 중등, 20~34이면 심도 지적장애인으로 나눈다. 지적장애는 유전적 요인 및 후천적 요인 때문에 발생하는 것으로 알려져 있다.

(5) 신경증(Neuronosis)

신경증은 노이로제증, 불안신경증, 우울신경증이라고도 하는 데 최근에는 불안장애증후군으로 분류되기도 한다. 사회적으로 이해되는 행동이기는 하나 심리적 불안의 문제를 야기하는 주요 원인이 되기도 한다.

(6) 인격장애

이것은 성격장애라고도 하며, 타인에 대한 의심이 강하고, 책임 전가를 잘하며, 타인에 대해 무관심하고, 사회적 관계의 형성 능력에 결함이 있다. 폭력적이고 유아독존적이며, 우월감이나 이기심이 지나치게 강하지만 자신의 의무에는 충실하지 못하다. 외부에 대한 반사회적 행동을 보이는 경우에는 가정과 사회게 큰 불편과 물의를 일으키기도 한다.

(7) 노인성 치매

질병이라기보다 여러 원인에 의해 나타날 수 있는 증상으로는 기억력, 사고력, 판단력, 계산능력의 저하를 들 수 있으며 알츠하이머 또는 뇌졸중이 대표적이다. 초기는 의욕이 감퇴되고 반복되는 일을 잊어버리기도 하다가 증세가 악화되면 건망증이 심해지고 5~10년 후에는 폐렴의 합병증으로 사망하게 된다.

5 정신보건의 관리

정신보건의 목표는 국민이 정신질환을 예방하고, 건전한 정신 기능을 유지, 증진하는 데 있다. 가장 중요한 것은 정신질환자 관리 기반 구축하는 것으로써 대규모의 정신질환자를 파악하고, 지역사회 각각에 병원 증설과 정신질환자를 관리하는 인원을 보유 및 확충이다. 또한, 정신보건법, 아동복지법 등의 행정적 관리 및 보건교육에 대한 준비가 철저히 되어야 할 것이다. 그러기 위해서는 정신장애아의 조기 발견과 조기 치료, 정신장애를 위한 특수 예방과 치료 후의 사회 복귀에 대한 절차 등이 체계적이고 구체적으로 제시되어야 한다.

6 정부의 정신보건 사업 정책 (2012. 보건복지부)

(1) 정신질환에 대한 인식개선 및 정신질환자 권익증진을 위한다

① 정신보건 시설의 정신질환자 인권보호 대책을 실시한다.

- 시 · 도 및 시 · 군 · 구 정신보건심의위원회의 기능 활성화
- 계속 입원 치료 표준심사지침 준수 및 퇴원율 증가
- 보호 의무자에 의한 입원 시 동의 의무자(2인) 확대
- 정신 의료기관 기록 보존 의무 신설 및 환자의 알 권리 강화

② 정신질환자 인권침해 방지 및 권익 보호을 위한다.

- 정신보건 시설 설치 · 운영자, 종사자 대상 인권교육 실시(연 4시간 이상)
- 포괄적 행동 제한의 금지 및 제한 사유의 기록 의무
- 입원환자에 대한 격리를 제한하고, 그 시행방법 및 기록 의무 준수
- 작업요법의 시간 · 장소 제한, 환자 동의, 기록보존, 수입 지급 규정 철저 준수
- 정신질환의 인식개선 및 홍보를 위한학회 및 민간단체 지원

(2) 지역사회 중심의 통합적인 정신보건 서비스를 제공한다

① 정신보건 센터 확충 및 운영 지원을 한다.

지역사회 내에서 정신질환자 예방 및 조기 발견, 상담, 치료, 재활 및 사회 복귀를 촉진할 수 있는 정신질환자

② 통합지원 관리체계 구축을 위한 프로그램을 개발한다.

표준형 및 광역형 정신보건 센터 설치를 통해 지역사회 정신보건 사업을 확대하고 질적 향상을 위한 기반 마련

③ 지역 정신보건 시범사업 실시한다.

정신질환 조기 발견 · 상담, 응급 · 단기입원, 치료, 주거 · 직업 재활을 포함하는 지역사회 중심의 정신보건 모델 수립

④ 자살예방대책 수립 시행한다.

- 자살예방법 시행령, 시행규칙 제정
- 범부처 '자살예방 기본계획'(5개년) 수립 및 이에 따른 시행계획 수립
- 자살예방 실태조사 실시('12년 사전 조사, '13년 본 조사)
- 중앙자살예방센터 설치 및 운영
- (가칭)'생명존중 재단' 설립을 통한 민간 중심의 생명존중 국민운동 추진
- 자살예방 긴급전화(129번) 및 정신건강 전화(1577 – 0199) 운영을 통한 정신건강 증진 및 위기관리 도모
- 제2차 자살예방종합대책('09~'13)에 따른 세부 추진계획 시행, 사회 복귀시설 확충 및 운영 지원
- 정신질환자를 정신의료기관 또는 정신요양 시설에 입원(소)시키지 아니하고 사회 적응훈련, 작업 훈련 등을 실시하여 조기에 사회에 복귀할 수 있도록 지원
- 사회 복귀시설 재활, 사회 적응기능 강화
- 정신질환자의 사회 복귀 활성화를 위해 사회 복귀시설 확대 방안 검토 알코올중독자에 대한 치료 재활체계 강화

• 영화 상영관, 지하철 내 동영상 통한 주류광고 규제 강화
• 알코올 의존자, 가족 및 지역주민에게 알코올 중독 예방, 상담, 재활 훈련 등의

⑤ 서비스를 제공하여 사회에 복귀할 수 있도록 지원한다.
- 알코올 상담센터 확대(45개소) 및 상담 · 사례관리 서비스 강화
- 음주운전, 음주폭력 사범에 대한 치료 명령 의무화 제도 도입 검토

⑥ 마약중독자에 대한 치료 · 보호 지원 체계를 강화한다.
- 마약류 중독자 치료 보호 지정기관 확대 운영 및 치료 보호 서비스 활성화
- 마약류 중독자 치료 보호 유관 기관 간 협력체계 구축 및 연계 활성화
- 마약류 중독자 자의 입원 확대를 위한 홍보 강화

⑦ 아동 · 청소년 정신건강 조기 검진 및 조기 중재한다.
- 아동 · 청소년들의 주요 정신건강 문제를 조기에 발견하여 사례별로 맞춤형 사후 관리 서비스를 제공함으로써 청소년 정신건강증진 및 건강한 성장 도모
- 교육과학기술부와 연계하여 아동 · 청소년 우울증, ADHD(주의력 결핍 과잉행동 장애) 등 선별검사 및 사례관리 확대
- 학교, 보건소, 정신보건 센터, 의료기관 등 상호 연계 및 의뢰체계 구축
- 고위험군 아동 · 청소년에 대한 낙인에 주의하여 지속적이고 포괄적인 서비스 제공

7 정신보건 시설의 요양 및 치료 환경을 대폭 개선한다

① 정신요양 시설 운영 내실화 및 여건 개선한다.
- 정신질환자의 요양 · 보호 수준 및 질의 향상을 위해 각종 정신보건 서비스 제공 내실화(일상생활, 건강진단, 진료 및 투약, 의료기관 이용, 정신재활 및 사회복귀 훈련 등)
- 간호사와 생활 지도원 2교대 실시
- 노후시설 등 기능보강 예산 지원으로 정신 질환자들의 쾌적한 생활 보장
- 정신요양 시설의 서비스 평가 및 환류

8 정신보건 사업의 기반을 구축한다

① 정신보건 서비스 전달 및 연계 체계 강화한다.

- 정신보건 센터, 사회 복귀시설, 알코올 상담센터, 정신의료기관, 정신요양 시설 상호 간에 연계 체계 구축
- 보건소는 지역 사회 내 포괄적인 정신보건 서비스 제공을 위한 기획 · 조정 역할 담당 정신보건전문요원 양성사업
- 5개 국립정신병원과 연계하여 권역별로 정신보건전문요원 수련 기관에 대해 상시 지도 · 점검 체계 마련
- 신규 및 기존 운영 기관에 대한 실태조사 등 수련 기관의 질 향상 유도
- 정신보건 전문 요원 중장기 인력수급 계획 마련

② 중앙 및 지방 정신보건 사업 지원단 기능 활성화 및 연계 체계 강화한다.

- 변화하는 정신보건 환경에 대처하기 위한 다양한 영역의 정책 개발
- 정신건강 증진을 도모할 수 있는 정책 근거 마련
- 정신보건 사업 내실화 및 전국 단위 사업 추진
- 중앙 정신보건 사업 지원단, 지방 정신보건 사업 지원단 연계 활성화 추진

공중보건학

PUBLIC HEALTH

제 8 장

응급처치

1. 응급처치의 개념

2. 응급의료에 대한 정부의 정책

3. 응급처치의 종류

1 응급처치의 개념

1 응급처치의 정의

가정이나 야외 생활에서 벌어지는 위급한 상황에서 자신을 보호하고, 질병으로 인해 고통받는 사람이나 사고로 인해 더 큰 위험을 예방해 주기 위한 과정으로 의사의 치료를 받기 전에 고통을 경감시키고 빠른 처치로 인한 2차적 질환을 예방할 수 있는 지식과 기능이다.

2) 응급처치의 필요성

응급한 상황에서의 신속한 응급처치는 환자의 생존 가능성을 높인다. 다시 말해 응급의료서비스 요원의 현장 도착 전 또는 병원 도착 전까지 잠깐 동안의 적절한 응급처치는 환자의 생명을 유지하고, 고통 경감 및 회복 기간의 단축과 병원비를 줄일 수 있게 된다. 우선 4단계의 기본적인 역할 수행할 수 있어야 한다. 첫째, 위급한 상황에 대한 인지가 필요하다. 둘째는 어떻게 도울 수 있는지 빠른 상황 판단이 필요하다. 셋째는 응급의료기관에 연락한다. 넷째는 응급처치를 의료 요원이 도착할 때까지 시행한다.

2 응급의료에 대한 정부의 정책

만성 질환 증가 등으로 심장, 뇌혈관 응급환자가 늘고 있으며 응급(應急) 질환은 누구에게나 예측이 불가능하게 발생해 장애나 사망의 원인이 되는 등 국민의 건강 안전을 위협하고 있다. 우리나라는 응급의료기관이 없는 군이 43개나 되며, 30분 이상 응급환자 이송 시간이 필요한 시군이 66개나 되는 등 취약 지역이 있다. 적시 치료를 위한 지역 간 응급의료기관의 균형 배치가 필요한 시점이다.

응급의료 정책은 응급의료 자원의 지역적 불균형 해소와 응급의료 서비스의 질적 수준 향상에 최우선 정책 목표를 두고 예방 가능한 외상 사망률(한국 33%, 선진국 15~20%) 및 심근경색환자의 응급치료율(한국 18.6%, OECD 평균 10.2%) 등 응급의료 수준 지표를 세계적 수준으로 향상하도록 하고 있다.

TIP

응급처치시 주의사항

급한 자 신고 시 반드시 전달할 사항	환자 상태와 응급상황이 발생한 경위 주위의 위험요소 유무 : 화재, 사고, 위험 물질 등 환자의 수 증상이 경미하더라도 반드시 응급진료가 필요한 경우 기침 시 혹은 가래에 피가 섞여 나오는 경우 소량이라도 피를 토하는 경우 가슴에 갑자기 통증을 느낀 경우 잠시라도 의식을 잃었던 경우 신체에 마비 증상이 일시적으로 나타났던 경우 기타
구급차가 도착하기 전에 일반인이 취해야 할 조치	일반인이 취해야 할 응급처치 ① 기도유지 : 호흡이 없거나 불규칙한 경우에만 시행 ② 인공호흡 : 호흡이 없는 경우에만 시행 ③ 지혈 : 외부 출혈이 심한 경우에만 압박지혈법을 이용

3 응급처치의 종류

1 응급처치의 종류 및 관리 방법

(1) 심폐소생술(CPR : Cardiopulmonary Resuscitation)

심폐소생술은 호흡 · 순환 · 뇌기능이 정지된 상태에 적용하는 응급처치이다. 심장마비의 경우 신속히 조치하지 않을 시 4~5분이 지나면 뇌손상이 시작되어 생존율이 감소된다. 2010년 통계에 의하면 대한민국에서의 일반인 심폐소생술 시행률은 3.1%로 미국의 37.4%(2011년 통계)에 비해 매우 낮은 수치이다. 심폐소생술 국제연락위원회(Internation Liaison Committee on Resuscitation, ILCOR)의 총의를 기본으로 하고 미국심장협회(American Heart Association, AHA)와 대한민국 소방방재청의 내용을 정리 동일하게 시행하고 있다.

표 8-1 심폐소생술의 특징

성인 심폐소생술	영유아 심폐소생술
① 의식 및 호흡 확인 ② 119 신고 ③ 기도 열기 : 기도가 적절한 호흡을 하여 문제가 없는지, 입안에 음식물이 있는지 확인하여 음식물같은 확실하게 기도를 막는 물질이 있는지 확인하고 있다면 제거 ④ 호흡 확인 : 움직임을 관찰하고, 귀로는 호흡음을 들으며, 뺨의 촉감을 이용하여 호흡유무를 10초 이내 확인 ⑤ 인공호흡 : 인공호흡을 시행할 때에는 우선 엄지와 검지손가락으로 환자의 코를 막은 후에 다른 손으로는 환자의 턱을 들어 올리면서 자신의 입을 완전히 밀착시키고, 내쉬는 숨을 환자에게 1.5~2초에 걸쳐서 천천히 불어넣음 ⑥ 맥박 확인 : 목의 양측에 있는 동맥(경동맥)을 손으로 만져서 맥박의 유무를 확인하는데, 10초 이내에 확인해야 하며, 인공호흡만 계속 시행하면서 1분마다 맥박을 다시 확인하며, 흉부 압박을 동시에 실시 ⑦ 흉부 압박 : 맥박이 뛰지 않으면(경동맥이 촉지되지 않으면) 흉부(가슴)를 압박해야 하는데, 압박하는 위치와 압박하는 방법과 압력에 대한 교육이 되어야 함 ⑧ 인공호흡 반복실시	① 119 신고(1339) ② 기도 열기 : 도는 턱을 올려 안에 음식물이 있는지 확인하며 손가락을 넣어 뺄 수 있는지 확인 ③ 호흡 확인 : 움직임을 관찰하고, 귀로는 호흡을 확인하는데 10초간 호흡이 있는지 확인 ④ 인공호흡 : 2회 반복을 하고 1초 간의 숨을 불어넣음 ⑤ 흉부 압박 영아 : 흉골 바로 중앙 아래를 누름 유아 : 연령에 따라 한 손으로 누름 ⑥ 인공호흡 반복 실시

(2) 골절

① 뼈가 부러졌거나 흠이나 금이 간 상태로, 원인은 강한 충격이나 약한 충격으로 뒤틀린 상태를 말한다. 증상으로는 변형, 통증, 운동 제한, 부종과 출혈이 되거나 골절 부위에 마찰시 소리가 난다.

② 발병 시에는 환자를 안정시키고, 쇼크를 예방(자세, 보온, 음료) 할 수 있도록 처치를 해야 하며, 냉찜질을 하여 부종과 염증을 예방하고 개방성으로 출혈의 경우 멸균거즈로 지혈하거나 부목을 이용하여 불편한 부위를 고정한다.

(3) 염좌

과도한 근육운동, 무거운 물체를 이동할 경우, 관절을 지지하는 인대의 일부가 늘어나거나 손상된 부위가 재손상 되어 부위가 악화되는 증상으로 심한 통증, 부종, 퍼런 멍이 생긴다. 이 경우 면, 천, 스펀지 등으로 대준 다음 붕대로 고정시켜 주며, 냉찜질을 하여 손상 부위를 높여줌으로 순환장애를 막아준다.

(4) 일사병과 열사병

① 일사병은 고온의 환경에서 심한 운동이나 활동 후 수분의 부족으로 탈수 증상이 증상으로는 무력감, 현기증, 두통, 몽롱함, 식욕부진, 오심, 얼굴 창백, 피부는 차갑고 축축해지며 맥박이 빨라지고 쇼크증상이 온다. 이런 경우 처치는 더운 환경이라면 그늘지고 선선한 장소로 이동하여 의복을 느슨하게 하여 휴식을 취한 환자의 몸을 식히며, 심장 방향으로 마사지하여 혈액순환을 시켜준다. 그 후 천천히 몸을 일으켜 수분 및 전해질을 공급하여 회복한다.

② 열사병은 고온에서 장시간 격렬한 활동이 있으면서 습기 찬 환경으로 인해 신체가 조절할 수 있는 체온의 방어기전보다 몸에서 열이 많이 발생하여 뇌기능 손상의 문제를 보이고, 신체조직이 파괴되어 심할 경우 사망에 이른다. 처치는 체온하강이 가장 중요(모든 방법 동원)하므로 환자를 서늘하고 그늘진 곳으로 옮기며, 의복을 제거하고 젖은 타올로 환자를 덮어주며 바람을 불어준다. 특히 이마 부분을 차게 하여

머리를 식혀주고 상태가 악화될 경우는 심폐소생술을 시행한다.

(5) 화상

불, 뜨거운 쇠, 뜨거운 물 또는 증기, 전기 및 화학약품 등에 의해 피부가 손상된 상태이다.

① 1도 화상은 주로 태양 광선에 장시간 노출되었을 때 열에 의해 홍반(Burn)이 발생하고 약간의 통증이 동반되나 물집은 생기지 않는다.

② 2도 화상은 상태에 따라 표재성과 심부성으로 나뉜다.

- 표재성 : 진피의 일부분만 손상된 것으로 약 2주 정도면 진피층의 재생으로 인해 흉터없이 낫게 된다.
- 심재성 : 진피층 대부분의 손상으로 감염만 되지 않는다면 2~4주 정도 옅은 반흔을 남기면서 치료가 가능하나 심할 경우에는 반흔을 남긴다.

③ 3도 화상은 피부 전층이 화상을 입은 상태로 피부는 건조하고 색상을 잃어 검게 변하고 신경의 손상으로 통증이 오히려 없다

④ 4도 화상은 피부 전층과 근육, 뼈, 신경, 혈관의 손상을 말한다.
화상에 대한 처치는 먼저 불이 붙거나 유독 화학 물질이 옷에 묻은 경우 의복과 장신구를 제거하고 안전한 곳으로 이동시킨다(옷은 억지로 제거하지 않는다). 가스 상태의 유독 물질을 흡인한 경우는 마스크를 씌워 100% 산소를 흡입시킨다. 감전이나 전기 화상의 경우는 막대기 등을 이용해 절연체를 몸에서 제거한다. 화상 후 15분 이내의 실온의 물로 화상 부위를 식힌다. 화상 부위는 깨끗하고 마른 시트로 보호한다. 심한 경우 느슨한 붕대로 화상 부위를 공기와 차단하여 주고 지원 요청을 기다린다.

(6) 상처 및 출혈

부조직은 열, 냉, 세균 감염으로 손상이 된다. 상처란 피부나 체표면의 비정상적 균열로 인해 피부 조직이 개방된 세균으로부터 감염되어 염증 반응 및 출혈을 일으키는 것

을 말한다. 상처의 종류에 따라 타박상, 열상, 좌상, 찰과상, 절상으로 나뉜다.

① 타박상은 짓눌린 상처로 피부 아래 출혈이 일어나 조직 부위에 변색(빨간색, 검은색, 자주색)으로 깊은 상처가 생긴다.

② 좌상은 찔린 상처로써 관통상을 포함하며 혈관 및 기타 기관의 손상으로 인해 출혈이 심하다. 이때 파상풍에 대한 주의를 요한다.

③ 찰과상은 가장 일반적 상처로써 외피층이 벗겨짐으로 인한 이물질이 유입이 가능하고 감염을 주의해야 하며 통증을 유발한다.

④ 절상은 날카로운 물건에 의해 베인 상처이며 다른 조직의 손상이 있을 수 있다. 신경이 손상되면 무통증이 생기고 출혈이 심하다.

상처 및 출혈이 심한 경우는 2차 감염을 막기 위한 예방이 필요하며 소독된 거즈를 상처에 대고 드레싱 하며 상처 부위에 지저분한 헝겊을 대지 않도록 하고, 그 상태를 유지하여 의료의 치료를 받는다. 출혈이 심하면 즉시 지혈과 출혈 부위를 높게 하여 안정되게 눕힌다. 출혈 멎기 전에 음료를 주지 않는다(수술 때문에). 지혈 방법은 직접 압박, 지압 점 압박, 지혈대 사용 등의 방법이 있다.

TIP

저온 화상과 고온 화상에 대한 교육

① 음식을 만들 때 유아들의 손이 닿지 않도록 한다
② 뜨거운 냄비와 주전자는 손잡이가 싱크대나 가온기기 쪽으로 놓는다.
③ 유아가 화상을 입었다면 찬물이나 얼음물로 화상 부위를 식힌 후 병원을 찾도록 한다.
④ 조리 중, 아이가 가까이 오지 않도록 하며, 가스레인지 사용하지 않을 경우 중간밸브를 잠그도록 한다.
⑤ 전기밥솥이나 뜨거운 주전자, 냄비의 증기를 조심히 하도록 교육한다.
⑥ 목욕탕의 수도꼭지가 뜨겁지 않도록 하며, 목욕물의 온도를 잘 재어서 놓는다.

2 응급처치에 필요한 물품

(1) 구급상자에 있어야 할 물품

구급상자에 들어 있어야 할 물품이다. 가장 찾기 편하며 눈에 보이는 곳에 놓는 것이 좋다.

표 8-2 구급상자에 있어야 할 물품

구분	내용
물품	삼각붕대, 일회용장갑, 일회용밴드, 반창고, 가위, 소독 거즈, 탄력붕대, 작은 손전등, 체온계, 핀셋, 생리식염수
바르는 약	물파스, 파스, 바셀린, 베타딘 용액, 연고, 화상용 연고
먹는 약	해열진통제, 멀미약, 소화제, 설사약

- 연고는 상처용 연고, 벌레 물린 데 바르는 연고, 화상용 연고 등을 준비
- 구급상자의 약품은 유통기한을 꼭 확인하고, 구입날짜와 개봉날짜를 두어 알맞은 때에 교체

(2) 올바른 약품 보관법

① 알약은 대부분이 제조일로부터 2년 안에, 개봉 후 1일 안에 복용하고, 햇빛이 들지 않는 서늘한 곳에 보관한다.

② 시럽은 3개월 안에 복용한다. 바닥에 가라앉은 게 있거나 색이 변하면 유통기한이 남아 있어도 버린다.

③ 연고는 제조일을 기준으로 2년 안에 사용하며, 개봉 후에는 6개월 안에 사용한다(실온에서 보관한다).

④ 소독약은 서늘한 곳에 보관하고 1년 안에 사용하도록 한다. 뚜껑을 열어 두거나 고온에 오래 두지 않도록 한다.

TIP

사고 예방

미끄러지는 사고	• 욕실 바닥에 미끄럼 방지 • 전선을 정리한다 • 미끄러운 슬리퍼의 사용을 금지한다
찔리고 베이는 사고	• 가위, 목공 도구, 청소 용구는 안전하게 보관한다 • 유리 파편을 잘 정리한다 • 날카로운 것을 버릴 때 쓰리기 함에 잘 정리한다
화재 사고	• TV, 라디오, 컴퓨터 내부를 정리한다 • 난방기구 사용 시 밸브 사용을 확인한다 • 작동이 안되는 가전제품은 밸브를 잠그거나 플러그를 빼놓는다
추락 사고	• 베란다, 철재가 사용된 부분이 녹슬어 있는지 확인한다 • 베란다 난간이 너무 낮지 않은지 확인한다
화상 사고	• 불을 사용하는 기구에 대해서 철저히 관리한다 • 요리 중에는 한눈팔지 않도록 한다 • 요리 중 손잡이는 가스레인지 뒤쪽으로 돌려놓는다
충돌 사고	• 선반 위에 너무 무거운 물건을 올려놓지 않는다 • 모서리 부분은 보호대를 사용한다
섭취 및 삼키는 사고	• 의약품, 세제는 안전하게 보관한다 • 농약이나 살충제는 특히 주의한다
전기합선 사고	• 젖은 손으로 전기제품을 만지지 않는다 • 낡은 전선은 바로 교체한다 • 물이 새는 곳에 전기 사용이 되는지 확인한다

공중보건학
PUBLIC HEALTH

제 9 장

소독에 대한 보건

1. 용어의 개념

2. 소독의 기전 및 소독의 요건

3. 소독의 종류

4. 대상별 소독

1 용어의 개념

1 소독에 대한 정의

① **살균** : 미생물의 물리적, 화학적 작용을 통해 미생물이 증식을 제가, 사멸하는 과정을 말한다.

② **멸균** : 병원성 · 비병원성 및 포자를 가진 것은 전부 사멸 또는 제거하는 것을 말한다.

③ **소독** : 병원미생물의 생활력을 파괴하여 감염력을 없애는 것을 말하는 것으로 2차 감염력을 없애고, 흔히 소독(Disinfection)이라 하면 무생물에 한하여 말하며, 살아있는 조직에 대해서는 소독(Anticeptics)이라 한다.

④ **방부** : 병원성 미생물의 발육과 증식의 작용을 제거하거나 정지시키는 것을 말한다.

⑤ **정균** : 미생물의 증식이 정지되었거나 또는, 제한된 상태를 말한다.

⑥ **위생** : 건강의 유지 및 증진을 위해 질병의 예방이나 치료를 위한 개념이다.

2 소독의 필요성

소독이란 병원균의 감염을 제거하기 위한 것이며, 소독제를 사용하여 미생물의 증식을 억제하는 방부의 효과와 병원균의 사멸시키기 위한 멸균의 작업이 있다. 멸균은 고압증기를 이용하여 미생물을 사멸시킴으로써 병원균으로부터 예방적 차원의 효과를 가지고 있다.

감염환자 또는 의류 침구, 간호, 접촉자 등을 각 질병에 따라 구체적인 방법으로 나누어야 한다. 법령에 따른 소독 방법은 다음과 같다.

① **소각** : 오염되었거나 오염이 의심되는 소독대상 물건 중 소각해야 할 물건을 불에 완전히 태워야 한다.

② **증기소독 :** 통증기(流通蒸氣)를 사용하여 소독기 안의 공기를 빼고 1시간 이상 섭씨 100℃ 이상의 습열 소독을 해야 한다. 다만, 증기소독을 할 경으 더럽혀지고 손상될 우려가 있는 물건은 다른 방법으로 소독을 해야 한다.

③ **끓는 물 소독 :** 소독할 물건을 30분 이상 섭씨 100℃ 이상의 믈속에 넣어 살균해야 한다.

④ **약물소독 :** 다음의 약품을 소독 대상 물건에 뿌려야 한다.

- 석탄산수(석탄산 3% 수용액)
- 크레졸수(크레졸액 3% 수용액)
- 승홍수(승홍 0.1%, 식염수 0.1%, 물 99.8% 혼합액)
- 생석회(대한약전 규격품)
- 크롤칼키수(크롤칼키 5% 수용액)
- 포르마린(대한약전 규격품)
- 그 밖의 소독약을 사용하려는 경우에는 석탄산 3% 수용액에 해당하는 소독력이 있는 약제를 사용해야 한다.

⑤ **일광소독 :** 의류, 침구, 용구, 도서, 서류나 그 밖의 물건으로서 ①부터 ④까지의 규정에 따른 소독 방법을 따를 수 없는 경우에는 일광소독을 해야 한다.

⑥ **소독약품의 사용 :** 살균 · 살충 · 구서 등의 소독에 사용하는 상품화된 약품은 「약사법」 제2조 제7호 다목에 해당하는 의약외품으로서 식품의약품안전처장의 허가를 받은 제품을 용법 · 용량에 따라 안전하게 사용해야 한다.

2 소독의 기전 및 소독의 요건

1 소독 기전

① **단백질의 변성과 응고작용 :** 미생물은 단백질이며 세균 세포의 효소 단백질을 응고함으로 번식(증식)의 기능을 억제한다.

② **세포막 또는 세포벽의 파괴 :** 미생물의 세포막을 파괴하여 세포벽을 통한 물질의 이동을 정지시키고, 이로 인해 변성을 가져오게 한다.

③ **화학적 길항작용 :** 화학적 약품에 의한 반응을 저해하는 과정으로 설파제, 항생 물질이 포함된다.

④ **계면활성제 :** 미생물이나 효소의 표면장력을 약화시켜 접촉을 방해함으로써 미생물의 증식을 막을 수 있는 친수성과 친유성을 가진 물질이다.

2 소독시 고려사항

(1) 미생물의 종류와 특징

① **진핵생물(고등 원생생물)**

㉮ 진균(True Fungi) : 균사체를 이루며 섬유상 균사를 가지는 사상균과 균사체를 형성하지 않는 곰팡이인 효모가 있다.

㉯ 원생동물(Protozoa) : 편모, 위족, 섬모 포자를 가지는 종류로 나누어진다.

㉰ 조류(Algae) : 단세포부터 다세포를 가지고 있으며, 해조류 클로렐라(Chlo-Rella) 등으로 광합성을 하고 있다.

② **원핵생물(하등생물)**

㉮ 세균(Bacteria) : 1㎛ 범위의 크기로써 핵막이 없고, 핵산은 DNA, RNA 모두를 가지고 있다는 것이 바이러스와 다르다.

- 구균 : 세포의 형태가 구상으로 포도상구균, 연쇄상구균, 수막염균 등
- 간균 : 세포의 형태가 긴 모양의 간상균으로 백일해균, 가스괴저균, 디프테리아균, 장티푸스 등
- 나선균 : 섬모를 형성하며, 장염비브리오균, 콜레라균, 매독균 등

㉯ 마이코플라즈마(Mycoplasma) : 세포벽이 없는 다양한 모양을 지닌다.

③ 극미생물

㉮ 바이러스(Virus) : 0.01~0.03㎛의 평균 크기로 숙주세포에 의존해서 살며 감염력을 가지고 있다.

㉯ 리케차(Rickettsia) : 살아있는 세포 내에서만 증식하며, 절지(족)동물를 매개로 하여 질병이 발병된다. (벼룩, 이 등)

㉰ 클라미디아(Chlamydia) : 생식기와 점막에 감염을 시키며, 주로 사람과의 접촉에 의한 성관계에 의한 발병이 높다.

3 소독 시 영향을 주는 요건

(1) 영양원

세포의 생합성을 위한 물질인 영양소는 균종의 발육을 위해 필요하다. 종류로는 탄소원(포도당, 알코올, 유기산 등), 질소원(단백질 등), 무기염류(칼륨, 구리, 아연 등) 등이다.

(2) 수분

세균의 질량의 80~90%를 차지하며, 세포의 대사과정을 유지하기 원한 용매로 작용하며 미생물의 증식에 영향을 준다.

(3) 온도

최적 온도에서 미생물이 가장 잘 증식이 되며, 최고온도 이상에선 불활성화가 된다.

최적 온도에 따라 분류한 미생물에는

- 호저온 세균 : 0~20℃에서 호저온 세균이 가장 잘 증식이 되며, 최적 온도는 12~18℃이다.
- 호중온 세균 : 15~40℃에서 호중온 세균이 가장 잘 증식이 되며, 최적 온도는 30~37℃이다.
- 호고온 세균 : 50℃ 이상에서 가장 장 증식하며, 최적 온도는 55~60℃이다.

(4) 수소이온 농도(pH)

일반적으로 세균은 pH 6~9 사이에서 진균류는 pH 5~9의 범위에서 잘 자란다.

(5) 산소요구량

① **호기성균** : 산소가 필요한 균으로 백일해, 결핵, 디프테리아 등이다.

② **혐기성균** : 산소가 필요하지 않는 균으로 파상풍, 가스괴저균 등이다.

③ **미세 산소성 세균** : 아주 적은 양의 산소가 필요한 균으로, 리스테리아 등이다.

④ **조건적 무산소성 세균** : 산소의 유무와 관계없이 증식하지만, 산소의 존재하에 더욱 증식하는 균으로 대장균, 살모넬라균 등이다.

(6) 삼투압(OP)

세포벽의 농도에 의한 수분의 변이로 원형질의 분리라고 한다. 대부분이 고농도 하에서 사멸한다.

(7) 염도

염도를 필요로 하는 미생물을 호염성 세균으로 3%의 염화나트륨을 필요로 하는 비브리오균이 있다.

4 소독제가 갖추어야 할 요건

① 살균 효과가 높을 것

② 안전성이 있을 것

③ 안정성이 있을 것

④ 용해도가 높을 것

⑤ 부식성 및 표백성이 없을 것

⑥ 냄새가 나지 않아 불쾌감을 주지 않을 것

⑦ 침투력이 강할 것

⑧ 사용이 간편할 것

⑨ 경제적일 것

5 살균력의 평가

살균력의 비교에 옛날부터 이용되어 온 평가법으로 석탄산의 안정된 살균력을 표준으로 하고, 그것에 비해서 몇 배의 살균력을 갖는가를 나타내는 계수이다.
시험 균주로는 표준 석탄산 용액에 대하여 감수성이 있는 장티푸스 및 황색 포도상 구균이 이용되고, 일정한 시간에 일정량의 균을 죽이는데 필요한 피검소독 약품과 석탄산의 희석비로 나타낸다.

$$* \text{ 석탄산 계수(PC)} = \frac{\text{피검소독제의 최대 희석배수}}{\text{석탄산의 최대 희석 배수}}$$

3 소독의 종류

분류	대분류	소분류	
자연 소독법	희석에 의한 소독법(Dilution)		
	태양광선에 의한 소독법(Sunlight)		
	한랭에 의한 소독법(Cold)		
물리적 소독법	건열에 의한 멸균법	화염(Flaming Sterilization)에 의한 멸균법	소각, 알코올램프법
		건열멸균법(Dry Heat Sterilization)	
	습열에 의한 멸균법 (Weat Sterilization)	자비(열탕소독)(Boiling Water)	
		고압증기멸균법(Autoclaving Steam Under High Pressure)	
		간헐멸균법 (Sterilization by Intermittent Method)	
		초고온소독법	
		고온소독법	
		저온소독법(Pasteurization)	
	방사선에 의한 멸균법 (Sterilization by Radiation)	자외선멸균법	
		초음파멸균법 (Sterilization Byutrasonic Wave)	
		방사선멸균법	
	여과멸균법(Sterilization by Filtration)	세균여과	
화학적 소독법	알코올류	에탄올, 이소프로판올	
	알데히드류	포름알데히드, 포르말린 등	
	계면활성제류	음이온, 양이온, 양쪽성 계면활성제	
	석탄산류	석탄산, 크레졸 등	
	염소제제	염소, 표백분, 차아염소산 나트륨 등	
	생석회(산화칼슘)	생석회	
	산화제제	과산화수소, 과망간산칼륨 등	
	산류	초산, 붕산, 젖산 등	
	요오드화합물	포비돈 요오드, 요오드포름 등	
	가스에 의한 멸균법 (Gas Sterilization)	E.O(에틸렌옥사이드)가스,오존가스 등	

1 자연적인 방법을 이용한 살균법

(1) 희석에 의한 자연 소독법(Dioution)

자체의 방법으로는 살균 효과는 없으나, 감염된 분비물을 정화하여 조건을 분산시킴으로써 미생물의 증식할 수 있는 군락(Colony)을 형성할 수 없어 발육이 지연되며, 이러한 희석 행위만으로도 소독의 의미를 가질 수 있다.

(2) 햇볕에 의한 자연 소독법(Sunlight)

태양광선의 살균작용을 이용한 방법으로 강력한 살균작용이 있는 파장은 290~320nm이며, 비타민 D의 합성에 관여하는 장점이 있으나, 장기간 피부에 흡수 시 피부암, 색소 침착, 피부염의 문제점을 일으킬 수 있는 단점이 있다.

(3) 한랭에 의한 자연 소독법(Cold)

저온에 의한 자연소독법으로 일반적 세균은 저온에 강하다. 그러므로 일시적인 효과는 있으나 세균의 발육을 저지하지는 못하므로 한랭소독법을 이용할 경우에는 동결과 건조법을 동시에 적용하는 방법을 적용해야 한다.

2 물리적인 방법을 이용한 살균법

(1) 건열멸균법(Dry Heat)

① **화염멸균법**(Flaming Sterilization) : 멸균하고자 하는 세균을 화염과 램프를 통하여 표면적을 태워 미생물을 멸균시키는 방법이다.

㉮ 사용 기구 : 알코올램프, 소각

㉯ 사용 대상물 : 핀셋을 이용하여 멸균시키고자 할 때, 용기를 이용한 화염을 실시할 경우는 사기 제품이나 내열성이 강한 금속 용기를 선택한다. 소각인 경우는

폐결핵 환자의 옷가지나, 폐기처분이 대상이 된다.

㉰ 방법 : 불꽃에 적어도 20초 이상 가열

② **건열멸균법**(Dry Heat Sterilization) : 건열을 이용하여 수증기로 내용물의 수분을 건조시켜 사용하는 방법으로 전기기기를 사용한다.

㉮ 사용 기구 : 전기 건열멸균기(Dry Oven)

㉯ 사용 대상물

- 유리 주사기, 주삿바늘, 그 외 초자용품
- 금속 제품, 사기 제품, 유리 제품
- 파라핀, 분말, 바세린 등의 제품

㉰ 방법 : 140℃에서 4시간 혹은 160−180℃에서 1~2시간 동안 실시

(2) 습열을 이용한 멸균법

습열을 이용한 방법은 수분을 이용한 단백질 응고를 가속화하여 멸균하는 방법으로써 수분이 열전도의 효과를 가지며, 열에 의해 초고온, 저온, 자비소독, 간헐, 고압증기멸균법으로 나뉜다.

① **자비소독법**(Boiling Water) : 소독할 물품을 물이 끓기 시작하면 충분히 담가 전체적인 가열 효과에 의해 미생물을 사멸시키는 방법으로, 끓는 물에 1~2% 중조(탄산나트륨), 1~2% 붕소, 5% 석탄산 혹은 2~3% 크레졸 비누 액을 가하여 열에 의한 용기의 균열을 막아 소독의 효과를 높일 수 있다.

㉮ 사용 기구 : Schimmelbusch 멸균기, 가열기기

㉯ 사용 대상물 : 금속 기구, 사기 제품, 주사기, 고무 등

㉰ 방법 : 끓는 물 속에 15~20분간 담근다.

㉱ 주의 : 이 방법은 포자가 죽지 않고 살아남을 수 있으므로 간헐멸균법을 시행한

다. (세균 포자, 간염 바이러스, 원충류의 시스트(cyst)에는 효과가 없음)

② **저온소독법**(Pasteurization) : 1117년 중국의 술을 보존하기 위해 가열하는 방법에서 유래되어 현대판 저온살균법은 프랑스의 세균학자인 파스퇴르에 의해 고안되었다. 62-63℃에서 30분간 살균하는 방법이다.

㉮ 사용 대상물 : 유제품, 치즈, 포도주 등 주로 식품 소독에 관여한다.

㉯ 방법 : 62-63℃에서 30분간 살균하는 방법이다.

㉰ 주의사항 : 음식에 있는 바실러스 세레우스(저온에서 번식하는 균), 바실러스스테로서모필러스 균들과 같은 미생물은 저온에 저항한다.

③ **간헐멸균법**(Sterilization by Intermittent Method) : 자비 소독으로 죽지 않은 포자를 실온에 24시간 방치하여 열에 약한 상태로 발아시킨 다음 이것을 끓는 물로 20분간 멸균하는 것을 3일간 반복하여 포자까지 완전하게 죽이는 방법으로 일정한 온도에서 반복적인 횟수를 통해 멸균시키는 방법으로 유통증기 멸균법(Free Fliowing Steam Sterilization)이라고도 한다.

㉮ 사용 기구 : Arnold 멸균기, Koch 솥(Koch Sterilizer)

㉯ 사용 대상물 : 금속 제품, 사기 제품, 여과지, 붕대 재료, 물약 등에 멸균에 사용한다.

㉰ 방법 : 100℃의 유통증기 속에서 30~60분간 멸균시킨 다음 24시간 동안 20℃ 이상의 실온에 방치하였다가 다시 전과 같은 방법으로 3회 가열한다.

④ **고압 증기 멸균법**(Autoclaving Steam Sterilization) : 고압 증기 멸균기(Autocalve)에 멸균할 물체를 넣고 밀폐하여 증기압(121℃)에서 15~20분간 처리하여 멸균하는 방법이다. 이때 주의해야 할 사항은 고압 증기 멸균기 내에 들어 있는 공기를 100% 의 수증기로 교체한 후 배기밸브를 닫아 멸균하는 것이다. 주의하여야 할 또 다른 한 가지는 액체배지와 같은 액상 물질을 이 방법으로 멸균한 후 급하게 배기밸브를 열어 15lb/in2의 압력을 대기압으로 내리면 액체가 끓어 넘치게 되므로

끓어 넘치지 않도록 배기밸브를 서서히 열어서 압력을 내려야 한다.

㉮ 사용 기구 : 고압 멸균기(Autoclaving Steam Sterilization)

㉯ 사용 대상물 : 이 · 미용기구, 고무 제품, 약액, 거즈, 자기류 등의 멸균에 사용한다.

㉰ 방법 : 10Lbs(115.5℃)에서 30분, 15Lbs(121.5℃)에서 20분간, 20Lbs(126.5℃)에서 15분간 처리한다.

⑤ **초고온멸균법** : 멸균 시간의 단축으로 인한 영양소의 파괴를 막기 위한 멸균 방법이다. 135℃에서 2초간 순간적 열처리로 우유 안의 미생물 증식을 막고 영양소의 파괴를 방지하기 위함이다.

(3) 방사선 멸균법(Sterillization by Radiation)

코발트(Co), 세슘(Cs)과 같은 대량의 방사선을 방출하여 식료품, 산업용품, 의료품 등을 살균하는 방법으로, 일반적으로 생물에 대한 방사선의 작용은 하등생물일수록 저항성이 강하며 방사선을 이용하여 세균을 멸균하려면 포유동물 치사량을 훨씬 넘을 정도의 강력한 방사선이 필요하며, 포자를 형성하는 균은 더욱 강한 방사선이 필요하다. 또한, 의료분야에도 방사선 멸균법이 이용되기는 하나 주로 식품 분야에서 이용되며 저온살균의 형태를 취하고 있다.

방사선 멸균법의 장점은 다른 멸균법에 비하여 짧은 시간 내에 멸균을 할 수 있으며, 멸균과정의 온도 과정이 적기에 멸균하기 어려운 물품에도 적용할 수 있다.

(4) 여과멸균법(Sterillization by Filtration)

열에 불안정한 액체의 멸균에 이용되는 것으로, 가열에 의해 변질될 수 있는 혈청, 당요소 같은 재료의 멸균이나 바이러스의 분리 및 세균의 대사물질을 여과기로 식품을 세균 여과기로 걸러서 균을 제거하는 방법이다. 바이러스는 걸러지지 않는다.

여과기의 종류에는 규조토로 만든 Berkefeld여과기, 카올린(Kaolin)과 규사를 혼합하여 만든 Chamberland여과기, 석면으로 된 여과판을 사용하는 Seitz여과기와 최근에 널리 이용되고 있는 아세트셀룰로오스 (Cellulose Acetate) 또는 질산 셀룰로오스 (Cellulose Nitrate)로 된 인공 여과막을 이용하는 여과기가 있다. 멸균에 사용되는 인공 여과막의 구멍의 크기는 지름이 0.22 m인 것이 많이 사용된다.

(5) 초음파 멸균법(Sterillization by Ultrasonic Wave)

매초 8,800Hz의 음파는 상이 다른 두 개 이상의 물질을 균일하게 충돌하여 응집작용으로 살균을 하며, 16~20,000Hz 이상에서는 가장 강력한 살균력을 갖는다. 나선균은 초음파에 가장 민감하다. 비누, 양성비누, 클로로헥시딘 등의 소독제와 함께 손 소독을 할 경우는 3분 정도 해야 한다.

(6) 자외선 멸균법

태양광선의 자외선 중 Doner선(280nm~320nm)은 최적의 살균력을 발휘하며 멜라닌 색소침착을 시키며, 비타민D 형성을 시키며, 신진대사의 항진 장점을 가지고 있으나, 결막염 및 피부암을 유발하는 단점도 가지고 있다. 가장 최적의 자외선은 저전압 수은 램프는 살균력이 강한 260~280nm의 전자파를 자진 멸균 방법이다.

식품 저장창고, 병원의 수술실, 미용용 가위나 빗, 무균 조작실에서 사용하며, 최근에는 조직 세포를 배양하는 실험실에서 사용하고 있다.

3 가스를 이용한 멸균법(Gas Sterilization)

가스를 이용한 멸균법은 가스를 공기 중에 분무시켜 미생물을 멸균시키는 화학적 살균의 특수한 방법이다. 이것은 고형 재료, 기구, 장치, 식품 및 밀폐 공간 등에 존재하는 미생물을 사멸하기 위한 목적으로 특히 일회용 플라스틱 제인 패트리 디시(petri dish)나 의료 기구의 멸균법에 사용된다.

실제로 많이 사용되는 가스로는 에틸렌 옥사이드(Ethylene Oxide, E.O), 포름알데히드, 프로필렌 옥사이드(Propylene Oxide), 베타프로피오락톤(β-Propiolactone), 오존 등이 있다.

(1) E. O(Ethylene Oxide) 가스를 이용한 멸균법

에틸렌 가스멸균은 일반적인 액체 상태의 살균제보다 빠르지 않지만 수용액 상태나 가스 상태 중에서도 가장 넓은 범위에서 미생물에 살균작용을 한다. 가스멸균에서 농도와 습도는 매우 중요한 인자로 작용하며, 상대습도 33% 전후에서 최고의 살균력을 보인다.

① **사용대상물** : 각종 내시경 기구, 플라스틱 고무 제품, 수술이나 마취에 사용되는 미세 한 기계류, 인공 장기류, 병원에서 감염성 환자가 사용하였던 침구류, 매트리스를 동시에 멸균하고자 할 때 에틸렌 가스멸균법

② **특성**

- 실온에서 색이 없고, 액체 상태로서 보관하기 쉬우나 폭발성이 강하다.
- 완전히 멸균하는 데 걸리는 시간은 Chamber 안에 E.O(Ethylene Oxide) 가스 농도가 리터당 450~1,000mg일 때 대략 3~7시간 걸린다.
- 가스 멸균 후 물품을 공기에 노출시키려면 50~60℃에서는 8~12시간 그리고 24시간 노출 뒤에 사용한다.

③ **단점**

- 멸균 후 피 멸균 품에 남아 있는 잔류 가스에 의한 피부 손상 및 점막을 자극한다.
- 고압증기멸균법에 비해 비싸고 조작의 난이도가 높아 숙련이 필요하다.

④ **장점**

- 모든 종류의 미생물을 멸균할 수 있다.
- 고온, 고습, 고압을 필요로 하지 않고 멸균한다.

(2) 프로필렌 옥사이드(Propylene Oxide)

미생물에 대해 살균력을 가지고 있으나 세균 포자에 대하여는 살균력이 약하므로 주로 곰팡이, 효모, 포자를 생성하지 않는 세균의 살균에 이용한다. 고온, 고농도 조건에서는 짧은 시간에 세균과 포자를 살균할 수 있지만, E.O 가스에 비하여 살균력은 약하고 글리콜류의 생성 및 잔류 독성이 적은 편이다.

(3) 포름알데히드(Formaldehyde)

오랫동안 감염병 환자의 가스 살균제로 이용되어 온 것으로 세균 포자를 포함한 광범위한 미생물의 살균에 사용되었으나, 투과성이 좋지 않아 실용상의 문제로 사용이 되지 않고 있다. 단, 방이나 건물, 직물 및 기계 등에 부착된 미생물을 멸균하지만, 피 멸균품에 분사하면 이를 제거하는 데는 오랜 시간이 걸리는 단점이 있다.

(4) 오존(Ozone)

물의 살균제로 사용되며, 강력한 산화작용으로 인하여 자극이 심하다. 농도가 0.02~0.04ppm에서는 눈 · 코 · 목 등의 점막에 자극을 주며, 1000ppm 이상에서 치사율이 높다. 오존은 또한 불안정하여 이용 범위가 좁다.

4 화학 약품에 의한 살균법

화학약품을 이용한 소독은 농도와 온도에 따라 살균력의 효력이 달라지며 목적에 따라 적합한 소독제를 선택하여 저렴하고 사용이 간편한 소독제를 선택한다.

(1) 알코올(Alcohol)

알코올류는 탄소 수에 따라 살균력이 달라지며 가장 많이 사용하는 화학제로는 에탄올(Ethanol)과 이소프로판올(Isopropanol)이다. 가잘 많이 사용되는 농도로는 70~90%로 사용되는데 영향형 세포에는 살균작용이 있으나 세균 포자 및 사상균에는 소독 효과가 없다.

① **에탄올**(Ethanol) : 가장 많이 사용되어 온 의료용 소독제로서 보통 70~80%의 농도를 사용하고 있다. 그람양성균과 그람음성균 및 결핵균과 일부 바이러스 등 세균의 영양형 세포에는 살균력이 있으나, 포자에 대해서는 정균작용으로만 나타난다. 손, 기구, 피부소독에 주로 사용된다.

② **이소프로판올**(Isopropanol) : 분가량이 크며, 물과 쉽게 섞일 수 있는 알코올보다

살균력이 큰 화학 소독 약품으로 살균력은 70% 이상의 농도에서 사용된다. 독성 및 자극적인 냄새는 에탄올보다 강하지만 에탄올 대용으로 사용되며, 가격이 저렴하여 다른 용매와 함께 사용된다.

(2) 알데히드류(Aldehyde)

세균 포자에 대해 살균력을 보이는 소독제이며, 알데히드류에는 포름알데히드, 글리옥시 살, 글루타르알데히드 등이 있다.

① **포름알데히드**(Formaldehyde) : 포름알데히드는 포르말린, 파라포름알데히드분말이다. 포름알데히드는 미생물에 대한 살균작용의 농도지수는 1~2%이다.

- 그램음성 · 양성, 결핵균, 세균 포자, 바이러스 및 사상균에 이르기까지 광범위한 미생물에 대해 강한 살균작용을 한다.
- 포름알데히드는 주로 고무, 금속 제품, 플라스틱의 기계, 기구에 1~2%의 용액이 사용하나 자극성, 독성이 문제이다.
- 물품, 의류 및 가옥 소독, 목제품에는 1~2%의 용액을 살포하거나 담가 쓴다.

② **포르말린**(Formalin) : 에틸알코올을 산화시켜 얻은 가스 상태의 포름알데히드를 수용액 상태로 만들어 포르말린은 보통 35%의 포름알데히드를 포함한다. 포르말린 : 물 = 1 : 34의 비율로 조제하며, 고온에서 살균력이 강하여, 세균, 아포, 바이러스 등의 미생물에 유용하다.

- 살균력이 강하고 부식성 · 휘발성이 없다.
- 생체조직 소독에는 피부가 자극적이라 부적당하다.
- 가구나 기계, 물품, 가옥, 침구 목재, 셀룰로이드 등의 소독 시 사용된다.
- 포르말린 : 물 = 1 : 34의 비율로 혼합해서 사용하되 20℃ 이하에서 사용하지 않는다.

(3) 계면활성제

계면의 장력을 저하시켜 유화, 침투, 세척, 분산 및 기포의 특성을 가진 화합물로써 친수성과 친유성의 특징을 가지는 계면활성제는 양이온, 음이온 및 양성 계면활성제이고, 이 중에서 양이온 계면활성제의 살균력이 가장 우수하다.

① **음이온 계면활성제** : 음전하를 띄는 계면활성제로써 살균작용은 낮고 세정을 통한 균의 제거를 목적으로 사용된다. 다른 살균제와 병용하여 사용하며, 기초화장품의 유화제로 사용되며, 기포력이 우수하여 비누, 클렌징폼 등에 사용된다.

② **양이온 계면활성제(역성비누)** : 손 소독에 사용되며 양이온의 계면활성제로써 무색의 냄새가 없고 독성이 없다.

- 식품 소독에 좋으며, 역성 비누액은 냄새가 없고 자극성이 적다.
- 손, 기구 등의 소독에 적당, 이용, 미용업소에 널리 사용된다.
- 불쾌한 냄새, 색깔이 없으며 피부에 독성이 거의 없다.
- 손 소독 시 원액 1~2ml을 사용하며, 실내소독 시 100~200배 희석 용액으로 닦는다.

③ **양성 계면활성제** : 음이온, 양이온의 두이온을 가지고 있는 양성 계면활성제이다. 기계 · 기구 · 거즈 · 의류 · 손 등의 소독 혹은 실내의 살균, 냄새 제거 및 세척제로 사용한다. 세정력은 크지 않으며, 양이온 계면활성제와 거의 비슷하나 살균에 효력이 있고 객담 소독에도 사용할 수 있다.

(4) 석탄산류

페놀화합물이라고 하며 농도에 따라서 정균적 혹은 살균적으로 작용하나 세균 포자나 바이러스에 대해서는 살균력이 약하다.

① **석탄산(Phenol)** : 단백질 응고작용으로 저온에서 살균력이 떨어지고 금속 기구에는 부적당하며 금속 기구의 녹스는 것을 방지하려면 0.5%의 탄산수소나트륨을 가한다.

- 그람 음성, 양성 및 결핵균에는 효과가 있으나 사상균에는 효과가 떨어진다.
- 석탄산 1~3%의 수용액으로서 의류나 실험대의 살균에 쓰인다.
- 기구나 실내용 소독에는 1~3% 수용액으로 닦는다.

② **크레졸(Cresol)** : 바이러스의 소독 효과는 적으나 세균에는 소독 효과가 크다.

- 세균과 결핵균에는 효과가 있으나 아포나 바이러스에는 효과가 없다.

• 크레졸비누액 : 물 = 3 : 37의 비율로 비누액을 만들어 사용된다.(석탄산 계수가 2인 석탄산보다 살균력이 2배 더 크다)
• 피부에 자극성은 없으나 냄새가 강한 것이 단점이다.

③ **헥사클로로펜**(Hexachlorophene) : 물에는 거의 용해성이 없으나 알코올, 아세톤, 에테르에 녹는다.

• 그람음성균보다 양성균에 더 강하다.
• 수술 전 피부에 사용하며 손 소독에 0.25%의 액체 비누와 3% 세척용액이 사용된다.

(5) 할로겐(Halogen) 화합물

물, 음료수 정화와 부식력이 강하므로 금속에는 사용을 금한다. 염소와 요오드계가 살균제로 이용되고, 세포 내의 단백질과 할로겐 복합물을 형성해서 균체를 죽인다.

① **염소**(Chloride) **화합물** : 의료분야에 주로 사용되며 현재는 물과 식품 분야의 살균 소독에 사용되고 있다.

• 살균력이 크지만 자극이 강하고, 값이 저렴하다.
• 금속 부식과 피부 자극을 유발된다.
• 상수도, 하수도 이외에는 사용되지 않는다.
• 물의 잔류염소는 0.2ppm 이상을 함유하고 있다.

② **표백분**(Chlorinated Lime) : 클로르석회는 물속에서 반응하여 염소를 내며 살균작용을 한다. 음료수나 수영장 소독에 사용한다.

③ **차아염소산 나트륨**(Sodium Hypochloride) : 차아염소산 나트륨은 용액 중에 염소를 내며 살균 작용 한다. 1% 용액으로 결핵 환자에 사용한다.

(6) 요오드 화합물

요오드는 저온에서도 살균력이 강하며 세균, 세균 포자, 곰팡이, 원충류 및 조류의 광범위한 미생물에 대하여 살균력을 가진다.

① **요오드 팅크**(Iodine Tincture) : 일본어로 아이오딘 팅크처, 옥도정기라 한다. 물에 잘 녹지 않는 요오드 6g을 요오드화칼륨 4g과 함께 70%의 에칸올에 녹여서 100cc로 만들어 사용한다. 일명 소독약이라 부르며 몸에 바르면 노란색을 띠게 된다.

② **요오드 포르**(Iodophors) : '포비돈'이라고 한다. 계면활성제를 요오드에 첨가하여 만든 복합물질로서 요오드 팅크의 피부 자극을 완화하기 위한 소독약이며, 이는 요오드 함량이 낮아 6~8시간 정도 착색되어 있는 동안에는 살균력이 있다고 알려져 있다. 포비돈 요오드(Providone Iodine)제제가 시판되고 있다.

(7) 산화제

① **과산화수소** : 3% 수용액을 만들어서 사용한다. 무색투명하며, 거의 냄새가 없다. 자극성이 적어 구구 내염, 입안 상처, 피부소독에 사용한다. 물에 산소가 하나 더 붙어 있는 형태로 상처 부위를 만나면 물과 산소로 분리되어 거품을 내며 이때 발생하는 활성산소가 병원균을 살균하는 방법이다.

- 시판되는 제품은 2.5~3.5%의 과산화수소를 함유하며, 두색, 투명하고 냄새가 거의 없다.
- 여러 종류의 미생물에 대한 살균력이 있으나 다량의 살균력이 요하는 세균 포자를 위해서는 고온, 고농도의 과산화수소가 필요하다.
- 상처 부위 소독 시 거품이 발생하며 소독 후에 이물질이 발생할 수 있으므로 이를 제거하고 사용한다.

(8) 중금속 화합물

① 수은 화합물

- 염화제 2수은 : 보통 0.1% 수용액(승홍수$Hgcl_2$)를 손 등의 소독에 사용한다. 많이 사용되는 소독제로써는 승홍 : 물 : 식염 = 1 : 1 : 98의 비율로 수용액을 만든다. 살균력은 좋으나 금속 부식이 심하며, 피부 점막에 자극을 주며, 수은중독을 일으킬 수 있다.

• 머큐로크롬 : 머큐로크롬의 2%는 피부 및 점막 소독에 사용한다.

② **은 화합물** : 질산은($AgaNO_3$)은 신생아의 임균 감염 예방에 사용한다.

(9) 산, 알칼리류

① **붕산** : 무색의 광택을 갖는 분말로써 살균력이 약하며, 자극이 적어 피부 창상, 구내염, 인두염이나 구강 세척제로 사용된다.

② **안식향산**

4 대상별 소독

1 병실 소독

(1) 대소변, 배설물, 토사물

소각법이 가장 좋다. 충분한 소독 효과를 얻기 위해서는 작용 시간이 길어야 한다. 석탄산수, 크레졸수, 생석회 분말 등도 사용된다.

(2) 의복, 침구류

환자의 의복, 침구류는 자주 소독하여 주어야 하므로 작용시간이 짧아야 한다. 일광소독, 증기 소독, 자비 소독을 하거나 석탄산수, 크레졸수에 2시간 정도 담가둔다.

(3) 초자 기구, 도자기류

용기에 따라 모든 소독액의 사용이 가능하나 소독하기 쉬운 방법을 선택한다. 증기, 자비, 건열멸균, 자외선, 석탄산수, 크레졸수, 승홍수, 포르말린수 등이 사용된다.

(4) 고무, 피혁제품, 칠기

열이나 약액에 의해 손상이 될 수 있으므로 주의한다. 포름알데히드가스, 소독용 에탄올, 역성비누액 그 외 석탄산수, 크레졸수, 포르말린수 등이 사용된다.

(5) 화장실, 쓰레기통, 하수구

분변에는 외부와의 차단 효과가 확실한 소독액을 사용하는 것이 좋다. 물이 있는 곳이므로 생석회를 사용하여 살균한다. 쓰레기통과 하수구는 석탄산수, 크레졸수, 포르말린수 등을 뿌린다.

(6) 병실

환자가 있는 병실은 벽면과 바닥을 소독하여야 하며, 환자들이 쓰는 기기 및 기타 도구를 살균할 수 있어야 한다. 바닥, 벽면 소독은 석탄산수, 크레졸수, 포르말린수 등을 뿌리거나 닦는다. 기기는 소독용 에탄올, 역성 비누액을 사용하도록 한다.

(7) 전염 병동 소독

포르말린으로 침상을 소독하고, 증기 또는 E.O 가스로 매트리스 · 시트 등은 처리한다. 실내 소독은 석탄산, 크레졸로 분무하거나 포름알데히드 가스, E.O 가스 등을 이용하여 멸균한다.

(8) 환자 및 환자 접촉자

환자와의 잦은 접촉을 하는 보호자나 기타 등의 간호자는 석탄산수, 크레졸수, 승홍수, 역성비누를 사용하고 몸은 역성비누로 목욕시킨다.

2 미용장 소독

(1) 헤어

① **영업소 내의 응접 장소, 상담실, 탈의실 :** 미용제품으로 인한 냄새 및 인공향, 화학물로 인한 실내공기의 쾌적성을 위해 항시 환기를 시킨다. 바닥 및 천장과 벽면은 석탄산, 크레졸, 포르말린 등으로 살균한다.

② **기기(가위, 두피, 모발관리기기, 헤어 클리퍼 등), 제품, 샴푸대 :** 기기는 오래된 먼지와 냄새, 제품은 제품마다 나오는 화학성분에 의한 오염, 샴푸 대는 머리카락과 일반 세균에 의한 찌든 때를 제거해야 한다. 기기와 제품은 마른 천에 역성 비누액이나 소독용 알코올을 묻혀 소독을 한다. 샴푸 대는 생석회로 소독을 하거나 석탄산으로 살균한다. 금속 제품은 주로 철, 알루미늄으로 강산, 알칼리성과 부식될 수 있

음을 주의하며 약액을 묻혀 산화제와 접촉하면 산화될 수 있으므로 자외선 증기, 역성 비누액, 소독용 알코올 등으로 살균한다.

③ **빗류 :** 재질에 따라 변질이 될 수 있으니 주의해서 소독제를 사용하며, 크레졸수선 탄산수, 역성 비누액으로 사용한다. 단, 빗과 같은 플라스틱은 자비소독을 하지 않는다.

④ **타올류 :** 타올로 인한 타라코마, 안과질환 등에 의한 감염을 예방해야 한다. 자비 소독, 세탁 시에 가정용 표백제와 함께 세탁한다.

⑤ **쓰레기통 :** 생석회 등으로 가루를 뿌려 물로 가볍게 살균한다. 항시 뚜껑이 있는 쓰레기통을 사용한다.

(2) 피부

① **영업소 내의 응접 장소, 상담실, 탈의실, 관리실 :** 잦은 고객의 이동으로 인한 먼지와 특유의 냄새, 오래된 찌든 때를 제거하도록 한다. 바닥 및 천장과 벽면은 석탄산, 크레졸, 포르말린 등으로 살균한다.

② **기기(피부미용 기기 등), 제품, 베드 :** 기기는 오래된 먼지나, 금속의 녹으로 인해 변질된 것을 없애도록 하며, 잦은 제품의 사용으로 내용물 입구를 닦아주고, 배드 위의 오일로 인한 냄새와 찌든 때를 제거한다. 기기와 제품, 베드는 마른 천에 역성 비누액이나 소독용 알코올을 묻혀 소독한다.

③ **베드타올(타올류) :** 타올로 인한 트라코마, 안과질환 등에 의한 감염을 예방해야 한다. 자비 소독, 세탁시에 가정용 표백제와 함께 세탁한다.

④ **해면, 브러쉬, 보울, 압력봉 등 :** 자외선 소독기와, 소독 시 사용하는 에탄올을 이용하여 살균한다.

⑤ **욕조 :** 물로 인한 찌든 때와 제품 특유의 냄새를 제거하도록 한다. 역성 비누액이나 욕실 전용 살균제를 이용하여 제거하도록 한다.

⑥ **쓰레기통** : 생석회 등으로 가루를 뿌려 물로 가볍게 살균한다. 항상 뚜껑이 있는 쓰레기통을 사용한다.

(3) 네일 및 메이크업

① **영업소 내의 응접 장소, 상담실, 관리실(시술대)** : 잦은 고객의 이동으로 인한 먼지와 제품 특유의 냄새로 인한 쾌적함을 위해 실내 환풍을 시킨다.

② **기기, 제품, 시술도구(니퍼, 큐티클 가위 등)** : 기기는 오래된 먼지나, 금속의 녹으로 인해 변질된 것을 없애도록 하며, 잦은 제품의 사용으로 내용물 입구를 닦아주고 기기와 제품, 시술도구는 마른 천에 역성 비누액이나 소독용 알코올을 묻혀 소독을 한다.

③ **파일, 버퍼, 에모리 보드 등** : 고객의 각질에 숨어있는 곰팡이 균과 개방된 상처를 통해 감염될 수 있는 질환을 예방해야 한다. 일회용 사용을 원칙으로 하며, 다음 고객에게 사용하지 않도록 한다.

④ **타올류** : 타올로 인한 트라코마, 안과질환 등에 의한 감염을 예방해야 한다. 자비소독, 세탁 시에 가정용 표백제와 함께 세탁한다.

⑤ **쓰레기통** : 생석회 등으로 가루를 뿌려 물로 가볍게 살균한다. 항시 뚜껑이 있는 쓰레기통을 사용한다.

공중보건학
PUBLIC HEALTH

공중보건학

PUBLIC HEALTH

제 10 장

공중위생법규

공중위생관리법

[시행 2020. 3. 24.] [법률 제17091호, 2020. 3. 24., 타법개정]

보건복지부(건강정책과 – 이용업, 미용업 관련), 044-202-2882
보건복지부(건강정책과 – 숙박업, 목욕업, 세탁업, 건물위생관리업, 위생사 관련), 044-202-2884

판 판례 연 연혁 행 위임규칙 규 규제

판 연 제1조(목적) 이 법은 공중이 이용하는 영업의 위생관리등에 관한 사항을 규정함으로써 위생수준을 향상시켜 국민의 건강증진에 기여함을 목적으로 한다. 〈개정 2016. 2. 3.〉

판 연 제2조(정의) ①이 법에서 사용하는 용어의 정의는 다음과 같다. 〈개정 2005. 3. 31., 2016. 2. 3.〉

1. "공중위생영업"이라 함은 다수인을 대상으로 위생관리서비스를 제공하는 영업으로서 숙박업 · 목욕장업 · 이용업 · 미용업 · 세탁업 · 건물위생관리업을 말한다.
2. "숙박업"이라 함은 손님이 잠을 자고 머물 수 있도록 시설 및 설비등의 서비스를 제공하는 영업을 말한다. 다만, 농어촌에 소재하는 민박등 대통령령이 정하는 경우를 제외한다.
3. "목욕장업"이라 함은 다음 각목의 어느 하나에 해당하는 서비스를 손님에게 제공하는 영업을 말한다. 다만, 숙박업 영업소에 부설된 욕실 등 대통령령이 정하는 경우를 제외한다.
   가. 물로 목욕을 할 수 있는 시설 및 설비 등의 서비스
   나. 맥반석 · 황토 · 옥 등을 직접 또는 간접 가열하여 발생되는 열기 또는 원적외선 등을 이용하여 땀을 낼 수 있는 시설 및 설비 등의 서비스
4. "이용업"이라 함은 손님의 머리카락 또는 수염을 깎거나 다듬는 등의 방법으로 손님의 용모를 단정하게 하는 영업을 말한다.
5. "미용업"이라 함은 손님의 얼굴 · 머리 · 피부등을 손질하여 손님의 외모를 아름답게 꾸미는 영업을 말한다.
6. "세탁업"이라 함은 의류 기타 섬유제품이나 피혁제품등을 세탁하는 영업을 말한다.
7. "건물위생관리업"이라 함은 공중이 이용하는 건축물 · 시설물등의 청결유지와 실내공기정화를 위한 청소등을 대행하는 영업을 말한다.

8. 삭제 〈2015. 12. 22.〉

②제1항제2호 내지 제7호의 영업은 대통령령이 정하는 바에 의하여 이를 세분할 수 있다. 〈개정 2005. 3. 31.〉

제2조(정의) ①이 법에서 사용하는 용어의 정의는 다음과 같다.
〈개정 2005. 3. 31., 2016. 2. 3., 2019. 12. 3.〉

1. "공중위생영업"이라 함은 다수인을 대상으로 위생관리서비스를 제공하는 영업으로서 숙박업 · 목욕장업 · 이용업 · 미용업 · 세탁업 · 건물위생관리업을 말한다.
2. "숙박업"이라 함은 손님이 잠을 자고 머물 수 있도록 시설 및 설비등의 서비스를 제공하는 영업을 말한다. 다만, 농어촌에 소재하는 민박등 대통령령이 정하는 경우를 제외한다.
3. "목욕장업"이라 함은 다음 각목의 어느 하나에 해당하는 서비스를 손님에게 제공하는 영업을 말한다. 다만, 숙박업 영업소에 부설된 욕실 등 다통령령이 정하는 경우를 제외한다.

가. 물로 목욕을 할 수 있는 시설 및 설비 등의 서비스

나. 맥반석 · 황토 · 옥 등을 직접 또는 간접 가열하여 발생되는 열기 또는 원적외선 등을 이용하여 땀을 낼 수 있는 시설 및 설비 등의 서비스

4. "이용업"이라 함은 손님의 머리카락 또는 수염을 깎거나 다듬는 등의 방법으로 손님의 용모를 단정하게 하는 영업을 말한다.
5. "미용업"이라 함은 손님의 얼굴, 머리, 피부 및 손톱 · 발톱 등을 손질하여 손님의 외모를 아름답게 꾸미는 다음 각 목의 영업을 말한다.

가. 일반미용업: 파마 · 머리카락자르기 · 머리카락모양내기 · 머리피부손질 · 머리카락염색 · 머리감기, 의료기기나 의약품을 사용하지 아니하는 눈썹손질을 하는 영업

나. 피부미용업: 의료기기나 의약품을 사용하지 아니하는 피부상태분석 · 피부관리 · 제모(除毛) · 눈썹손질을 하는 영업

다. 네일미용업: 손톱과 발톱을 손질 · 화장(化粧)하는 영업

라. 화장 · 분장 미용업: 얼굴 등 신체의 화장, 분장 및 의료기기나 의약품을 사용하지 아니하는 눈썹손질을 하는 영업

마. 그 밖에 대통령령으로 정하는 세부 영업

바. 종합미용업 : 가목부터 마목까지의 업무를 모두 하는 영업

6. "세탁업"이라 함은 의류 기타 섬유제품이나 피혁제품등을 세탁하는 영업을 말한다.

7. "건물위생관리업"이라 함은 공중이 이용하는 건축물 · 시설물등의 청결유지와 실내공기정화를 위한 청소등을 대행하는 영업을 말한다.

8. 삭제 〈2015. 12. 22.〉

②제1항제2호부터 제4호까지, 제6호 및 제7호의 영업은 대통령령이 정하는 바에 의하여 이를 세분할 수 있다. 〈개정 2005. 3. 31., 2019. 12. 3.〉

[시행일 : 2020. 6. 4.] 제2조제1항제5호, 제2조제2항

판 연 규 제3조(공중위생영업의 신고 및 폐업신고) ①공중위생영업을 하고자 하는 자는 공중위생영업의 종류별로 보건복지부령이 정하는 시설 및 설비를 갖추고 시장 · 군수 · 구청장(자치구의 구청장에 한한다. 이하 같다)에게 신고하여야 한다. 보건복지부령이 정하는 중요사항을 변경하고자 하는 때에도 또한 같다. 〈개정 2008. 2. 29., 2010. 1. 18.〉

②제1항의 규정에 의하여 공중위생영업의 신고를 한 자(이하 "공중위생영업자"라 한다)는 공중위생영업을 폐업한 날부터 20일 이내에 시장 · 군수 · 구청장에게 신고하여야 한다. 다만, 제11조에 따른 영업정지 등의 기간 중에는 폐업신고를 할 수 없다. 〈신설 2005. 3. 31., 2016. 2. 3.〉

③시장 · 군수 · 구청장은 공중위생영업자가 「부가가치세법」 제8조에 따라 관할 세무서장에게 폐업신고를 하거나 관할 세무서장이 사업자등록을 말소한 경우에는 신고 사항을 직권으로 말소할 수 있다. 〈신설 2016. 2. 3.〉

④시장 · 군수 · 구청장은 제3항의 직권말소를 위하여 필요한 경우 관할 세무서장에게 공중위생영업자의 폐업여부에 대한 정보 제공을 요청할 수 있다. 이 경우 요청을 받은 관할 세무서장은 「전자정부법」 제36조제1항에 따라 공중위생영업자의 폐업여부에 대한 정보를 제공하여야 한다. 〈신설 2017. 12. 12.〉

⑤제1항 및 제2항의 규정에 의한 신고의 방법 및 절차 등에 관하여 필요한 사항은 보건복지부령으로 정한다. 〈개정 2005. 3. 31., 2008. 2. 29., 2010. 1. 18., 2016. 2. 3., 2017. 12. 12.〉

[전문개정 2002. 8. 26.]

[제목개정 2005. 3. 31.]

판 연 규 제3조의2(공중위생영업의 승계) ①공중위생영업자가 그 공중위생영업을 양도하거나 사망한 때 또는 법인의 합병이 있는 때에는 그 양수인 · 상속인 또는 합병후 존속하는 법인이나 합병에 의하여 설립되는 법인은 그 공중위생영업자의 지위를 승계한다. 〈개정 2005. 3. 31.〉

②민사집행법에 의한 경매, 「채무자 회생 및 파산에 관한 법률」에 의한 환가나 국세징수법 · 관세법 또는 「지방세징수법」에 의한 압류재산의 매각 그 밖에 이에 준하는 절차에 따라 공중위생영업 관련시설 및 설비의 전부를 인수한 자는 이 법에 의한 그 공중위생영업자의 지위를 승계한다. 〈개정 2005. 3. 31., 2010. 3. 31., 2016. 12. 27.〉

③제1항 또는 제2항의 규정에 불구하고 이용업 또는 미용업의 경우에는 제6조의 규정에 의한 면허를 소지한 자에 한하여 공중위생영업자의 지위를 승계할 수 있다.

④제1항 또는 제2항의 규정에 의하여 공중위생영업자의 지위를 승계한 자는 1월 이내에 보건복지부령이 정하는 바에 따라 시장 · 군수 또는 구청장에게 신고하여야 한다. 〈개정 2008. 2. 29., 2010. 1. 18.〉

[본조신설 2002. 8. 26.]

판 연 규 제4조(공중위생영업자의 위생관리의무등) ①공중위생영업자는 그 이용자에게 건강상 위해요인이 발생하지 아니하도록 영업관련 시설 및 설비를 위생적이고 안전하게 관리하여야 한다.

②목욕장업을 하는 자는 다음 각호의 사항을 지켜야 한다. 이 경우 세부기준은 보건복지부령으로 정한다. 〈개정 2005. 3. 31., 2008. 2. 29., 2010. 1. 18.〉

1. 제2조제1항제3호 가목의 서비스를 제공하는 경우 : 목욕장의 수질기 준 및 수질검사방법 등 수질 관리에 관한 사항
2. 제2조제1항제3호 나목의 서비스를 제공하는 경우 : 위생기준 등에 관한 사항

③이용업을 하는 자는 다음 각호의 사항을 지켜야 한다. 〈개정 2008. 2. 29., 2008. 3. 28., 2010. 1. 18.〉

1. 이용기구는 소독을 한 기구와 소독을 하지 아니한 기구로 분리하여 보관하고, 면도기는 1회용 면도날만을 손님 1인에 한하여 사용할 것. 이 경우 이용기구의 소독기준 및 방법은 보건복지부령으로 정한다.

2. 이용사면허증을 영업소안에 게시할 것

3. 이용업소표시등을 영업소 외부에 설치할 것

④미용업을 하는 자는 다음 각호의 사항을 지켜야 한다. 〈개정 2008. 2. 29., 2010. 1. 18.〉

1. 의료기구와 의약품을 사용하지 아니하는 순수한 화장 또는 피부미용을 할 것

2. 미용기구는 소독을 한 기구와 소독을 하지 아니한 기구로 분리하여 보관하고, 면도기는 1회용 면도날만을 손님 1인에 한하여 사용할 것. 이 경우 미용기구의 소독기준 및 방법은 보건복지부령으로 정한다.

3. 미용사면허증을 영업소안에 게시할 것

⑤세탁업을 하는 자는 세제를 사용함에 있어서 국민건강에 유해한 물질이 발생되지 아니하도록 기계 및 설비를 안전하게 관리하여야 한다. 이 경우 유해한 물질이 발생되는 세제의 종류와 기계 및 설비의 안전관리에 관하여 필요한 사항은 보건복지부령으로 정한다. 〈개정 2008. 2. 29., 2010. 1. 18.〉

⑥건물위생관리업을 하는 자는 사용장비 또는 약제의 취급시 인체의 건강에 해를 끼치지 아니하도록 위생적이고 안전하게 관리하여야 한다. 〈개정 2016. 2. 3.〉

⑦제1항 내지 제6항의 규정에 의하여 공중위생영업자가 준수하여야 할 위생관리기준 기타 위생관리서비스의 제공에 관하여 필요한 사항으로서 그 각항에 규정된 사항외의 사항 및 감염병환자 기타 함께 출입시켜서는 아니되는 자의 범위와 목욕장내에 둘 수 있는 종사자의 범위등 건전한 영업질서유지를 위하여 영업자가 준수하여야 할 사항은 보건복지부령으로 정한다. 〈개정 2005. 3. 31., 2008. 2. 29., 2009. 12. 29., 2010. 1. 18.〉

판 규 제5조(공중위생영업자의 불법카메라 설치 금지) 공중위생영업자는 영업소에 「성폭력범죄의 처벌 등에 관한 특례법」 제14조제1항에 위반되는 행위에 이용되는 카메라나 그 밖에 이와 유사한 기능을 갖춘 기계장치를 설치해서는 아니 된다.

[본조신설 2018. 12. 11.]

판 연 규 제6조(이용사 및 미용사의 면허등) ①이용사 또는 미용사가 되고자 하는 자는 다음 각호의 1에 해당하는 자로서 보건복지부령이 정하는 바에 의하여 시장·군수·구청장의 면허를 받아야 한다. 〈개정 2001. 1. 29., 2002. 1. 19., 2005. 3. 31., 2007. 12. 14., 2008. 2. 29., 2010. 1. 18., 2013. 3. 23., 2018. 12. 11.〉

1. 전문대학 또는 이와 같은 수준 이상의 학력이 있다고 교육부장관이 인정하는 학교에서 이용 또는 미용에 관한 학과를 졸업한 자

1의2. 「학점인정 등에 관한 법률」 제8조에 따라 대학 또는 전문대학을 졸업한 자와 같은 수준 이상의 학력이 있는 것으로 인정되어 같은 법 제9조에 따라 이용 또는 미용에 관한 학위를 취득한 자

2. 고등학교 또는 이와 같은 수준의 학력이 있다고 교육부장관이 인정하는 학교에서 이용 또는 미용에 관한 학과를 졸업한 자

3. 교육부장관이 인정하는 고등기술학교에서 1년 이상 이용 또는 미용게 관한 소정의 과정을 이수한 자

4. 국가기술자격법에 의한 이용사 또는 미용사의 자격을 취득한 자

②다음 각호의 1에 해당하는 자는 이용사 또는 미용사의 면허를 받을 수 없다.
〈개정 2007. 12. 14., 2008. 2. 29., 2009. 12. 29., 2010. 1. 18., 2015. 12. 22., 2016. 2. 3., 2018. 12. 11.〉

1. 피성년후견인

2. 「정신건강증진 및 정신질환자 복지서비스 지원에 관한 법률」 제3조제1호에 따른 정신질환자. 다만, 전문의가 이용사 또는 미용사로서 적합하다고 인정하는 사람은 그러하지 아니하다.

3. 공중의 위생에 영향을 미칠 수 있는 감염병환자로서 보건복지부령이 정하는 자

4. 마약 기타 대통령령으로 정하는 약물 중독자

5. 제7조제1항제2호, 제4호, 제6호 또는 제7호의 사유로 면허가 취소된 후 1년이 경과되지 아니한 자

제6조(이용사 및 미용사의 면허등) ①이용사 또는 미용사가 되고자 하는 자는 다음 각호의 1에 해당하는 자로서 보건복지부령이 정하는 바에 의하여 시장 · 군수 · 구청장의 면허를 받아야 한다. 〈개정 2001. 1. 29., 2002. 1. 19., 2005. 3. 31., 2007. 12. 14., 2008. 2. 29., 2010. 1. 18., 2013. 3. 23., 2018. 12. 11., 2019. 12. 3.〉

1. 전문대학 또는 이와 같은 수준 이상의 학력이 있다고 교육부장관이 인정하는 학교에서 이용 또는 미용에 관한 학과를 졸업한 자

1의2. 「학점인정 등에 관한 법률」 제8조에 따라 대학 또는 전문대학을 졸업한 자와 같은 수준 이상의 학력이 있는 것으로 인정되어 같은 법 제9조에 따라 이용 또는 미용에 관한 학위를 취득한 자

2. 고등학교 또는 이와 같은 수준의 학력이 있다고 교육부장관이 인정하는 학교에서 이용 또는 미용에 관한 학과를 졸업한 자

3. 초 · 중등교육법령에 따른 특성화고등학교, 고등기술학교나 고등학교 또는 고등기술학교에 준하는 각종학교에서 1년 이상 이용 또는 미용에 관한 소정의 과정을 이수한 자

4. 국가기술자격법에 의한 이용사 또는 미용사의 자격을 취득한 자

②다음 각호의 1에 해당하는 자는 이용사 또는 미용사의 면허를 받을 수 없다.
〈개정 2007. 12. 14., 2008. 2. 29., 2009. 12. 29., 2010. 1. 18., 2015. 12. 22., 2016. 2. 3., 2018. 12. 11.〉

1. 피성년후견인

2. 「정신건강증진 및 정신질환자 복지서비스 지원에 관한 법률」 제3조제1호에 따른 정신질환자. 다만, 전문의가 이용사 또는 미용사로서 적합하다고 인정하는 사람은 그러하지 아니하다.

3. 공중의 위생에 영향을 미칠 수 있는 감염병환자로서 보건복지부령이 정하는 자

4. 마약 기타 대통령령으로 정하는 약물 중독자

5. 제7조제1항제2호, 제4호, 제6호 또는 제7호의 사유로 면허가 취소된 후 1년이 경과되지 아니한 자

[시행일 : 2020. 6. 4.] 제6조제1항제3호

판 연 규 제6조의2(위생사의 면허 등) ① 위생사가 되려는 사람은 다음 각 호의 어느 하나에 해당하는 사람으로서 위생사 국가시험에 합격한 후 보건복지부장관의 면허를 받아야 한다. 〈개정 2018. 12. 11.〉

1. 전문대학이나 이와 같은 수준 이상에 해당된다고 교육부장관이 인정하는 학교(보건복지부장관이 정하여 고시하는 인정기준에 해당하는 외국의 학교를 포함한다. 이하 같다)에서 보건 또는 위생에 관한 교육과정을 이수한 사람
2. 「학점인정 등에 관한 법률」 제8조에 따라 전문대학을 졸업한 사람과 같은 수준 이상의 학력이 있는 것으로 인정되어 같은 법 제9조에 따라 보건 또는 위생에 관한 학위를 취득한 사람
3. 외국의 위생사 면허 또는 자격(보건복지부장관이 정하여 고시하는 인정기준에 해당하는 면허 또는 자격을 말한다)을 가진 사람

②제1항에 따른 위생사 국가시험은 매년 1회 이상 보건복지부장관이 실시하며, 시험과목 · 시험방법 · 합격기준과 그 밖에 시험에 필요한 사항은 대통령령으로 정한다.

③보건복지부장관은 위생사 국가시험의 실시에 관한 업무를 「한국보건의료인국가시험원법」에 따른 한국보건의료인국가시험원에 위탁할 수 있다.

④위생사 국가시험에서 대통령령으로 정하는 부정행위를 한 사람에 대하여는 그 시험을 정지시키거나 합격을 무효로 한다.

⑤제4항에 따라 시험이 정지되거나 합격이 무효가 된 사람은 해당 위생사 국가시험 후에 치러지는 위생사 국가시험에 2회 응시할 수 없다.

⑥보건복지부장관은 위생사 면허를 부여하는 경우에는 보건복지부령으로 정하는 바에 따라 면허대장에 등록하고 면허증을 발급하여야 한다. 다만, 면허 발급 신청일 기준으로 제7항에 따른 결격사유에 해당하는 사람에게는 면허 등록 및 면허증 발급을 하여서는 아니 된다. 〈개정 2019. 12. 3.〉

⑦다음 각 호의 어느 하나에 해당하는 사람은 위생사 면허를 받을 수 없다. 〈개정 2018. 12. 11.〉

1. 「정신건강증진 및 정신질환자 복지서비스 지원에 관한 법률」 제3조제1호에 따른 정신질환자. 다만, 전문의가 위생사로서 적합하다고 인정하는 사람은 그러하지 아니하다.
2. 「마약류 관리에 관한 법률」에 따른 마약류 중독자

3. 이 법, 「감염병의 예방 및 관리에 관한 법률」, 「검역법」, 「식품위생법」, 「의료법」, 「약사법」, 「마약류 관리에 관한 법률」 또는 「보건범죄 단속에 관한 특별조치법」을 위반하여 금고 이상의 실형을 선고받고 그 집행이 끝나지 아니하거나 그 집행을 받지 아니하기로 확정되지 아니한 사람

⑧제6항에 따른 면허의 등록, 수수료 및 면허증에 필요한 사항은 보건복지부령으로 정한다.

[본조신설 2016. 2. 3.]

제6조의2(위생사의 면허 등) ①위생사가 되려는 사람은 다음 각 호의 어느 하나에 해당하는 사람으로서 위생사 국가시험에 합격한 후 보건복지부장관의 면허를 받아야 한다. 〈개정 2018. 12. 11.〉

1. 전문대학이나 이와 같은 수준 이상에 해당된다고 교육부장관이 인정하는 학교(보건복지부장관이 정하여 고시하는 인정기준에 해당하는 외국의 학교를 포함한다. 이하 같다)에서 보건 또는 위생에 관한 교육과정을 이수한 사람
2. 「학점인정 등에 관한 법률」 제8조에 따라 전문대학을 졸업한 사람과 같은 수준 이상의 학력이 있는 것으로 인정되어 같은 법 제9조에 따라 보건 또는 위생에 관한 학위를 취득한 사람
3. 외국의 위생사 면허 또는 자격(보건복지부장관이 정하여 고시하는 인정기준에 해당하는 면허 또는 자격을 말한다)을 가진 사람

②제1항에 따른 위생사 국가시험은 매년 1회 이상 보건복지부장관이 실시하며, 시험과목 · 시험방법 · 합격기준과 그 밖에 시험에 필요한 사항은 대통령령으로 정한다.

③보건복지부장관은 위생사 국가시험의 실시에 관한 업무를 「한국보건의료인국가시험원법」에 따른 한국보건의료인국가시험원에 위탁할 수 있다.

④위생사 국가시험에서 대통령령으로 정하는 부정행위를 한 사람에 대하여는 그 시험을 정지시키거나 합격을 무효로 한다.

⑤제4항에 따라 시험이 정지되거나 합격이 무효가 된 사람은 해당 위생사 국가시험 후에 치러지는 위생사 국가시험에 2회 응시할 수 없다.

⑥보건복지부장관은 위생사 면허를 부여하는 경우에는 보건복지부령으로 정하는 바에 따라 면허대장에 등록하고 면허증을 발급하여야 한다. 다만, 면허 발급 신청일 기준으로 제7항에 따른 결격사유에 해당하는 사람에게는 면허 등록 및 면허증 발급을 하여서는 아니 된다. 〈개정 2019. 12. 3.〉

⑦다음 각 호의 어느 하나에 해당하는 사람은 위생사 면허를 받을 수 없다. 〈개정 2018. 12. 11.〉

1. 「정신건강증진 및 정신질환자 복지서비스 지원에 관한 법률」 제3조제1호에 따른 정신질환자. 다만, 전문의가 위생사로서 적합하다고 인정하는 사람은 그러하지 아니하다.

2. 「마약류 관리에 관한 법률」에 따른 마약류 중독자

3. 이 법, 「감염병의 예방 및 관리에 관한 법률」, 「검역법」, 「식품위생법」, 「의료법」, 「약사법」, 「마약류 관리에 관한 법률」 또는 「보건범죄 단속에 관한 특별조치법」을 위반하여 금고 이상의 실형을 선고받고 그 집행이 끝나지 아니하거나 그 집행을 받지 아니하기로 확정되지 아니한 사람

⑧제6항에 따른 면허의 등록, 수수료 및 면허증에 필요한 사항은 보건복지부령으로 정한다.

⑨제6항에 따라 면허증을 발급받은 사람은 다른 사람에게 그 면허증을 빌려주어서는 아니 되고, 누구든지 그 면허증을 빌려서는 아니 된다. 〈신설 2020. 4. 7.〉

⑩누구든지 제9항에 따라 금지된 행위를 알선하여서는 아니 된다. 〈신설 2020. 4. 7.〉

[본조신설 2016. 2. 3.]

[시행일 : 2020. 7. 8.] 제6조의2

판 연 규 제7조(이용사 및 미용사의 면허취소등) ①시장 · 군수 · 구청장은 이용사 또는 미용사가 다음 각호의 1에 해당하는 때에는 그 면허를 취소하거나 6월 이내의 기간을 정하여 그 면허의 정지를 명할 수 있다. 다만, 제1호, 제2호, 제4호, 제6호 또는 제7호에 해당하는 경우에는 그 면허를 취소하여야 한다. 〈개정 2005. 3. 31., 2016. 2. 3., 2018. 12. 11.〉

1. 제6조제2항제1호
2. 제6조제2항제2호 내지 제4호에 해당하게 된 때
3. 면허증을 다른 사람에게 대여한 때
4. 「국가기술자격법」에 따라 자격이 취소된 때
5. 「국가기술자격법」에 따라 자격정지처분을 받은 때(「국가기술자격법」에 따른 자격정지처분 기간에 한정한다)
6. 이중으로 면허를 취득한 때(나중에 발급받은 면허를 말한다)
7. 면허정지처분을 받고도 그 정지 기간 중에 업무를 한 때
8. 「성매매알선 등 행위의 처벌에 관한 법률」이나 「풍속영업의 규제에 관한 법률」을 위반하여 관계 행정기관의 장으로부터 그 사실을 통보받은 때

②제1항의 규정에 의한 면허취소 · 정지처분의 세부적인 기준은 그 처분의 사유와 위반의 정도 등을 감안하여 보건복지부령으로 정한다. 〈개정 2008. 2. 29., 2010. 1. 18.〉

판 제7조의2(위생사 면허의 취소 등) ①보건복지부장관은 위생사가 다음 각 호의 어느 하나에 해당하는 경우에는 그 면허를 취소한다.

1. 제6조의2제7항 각 호의 어느 하나에 해당하게 된 경우
2. 면허증을 대여한 경우

②위생사가 제1항제1호에 따라 면허가 취소된 후 그 처분의 원인이 된 사유가 소멸된 때에는 보건복지부장관은 그 사람에 대하여 다시 면허를 부여할 수 있다.

[본조신설 2016. 2. 3.]

판 연 규 **제8조(이용사 및 미용사의 업무범위등)** ①제6조제1항의 규정에 의한 이용사 또는 미용사의 면허를 받은 자가 아니면 이용업 또는 미용업을 개설하거나 그 업무에 종사할 수 없다. 다만, 이용사 또는 미용사의 감독을 받아 이용 또는 미용 업무의 보조를 행하는 경우에는 그러하지 아니하다.

②이용 및 미용의 업무는 영업소외의 장소에서 행할 수 없다. 다만, 보건복지부령이 정하는 특별한 사유가 있는 경우에는 그러하지 아니하다. 〈개정 2008. 2. 29., 2010. 1. 18.〉

③제1항의 규정에 의한 이용사 및 미용사의 업무범위와 이용 · 미용의 업무보조 범위에 관하여 필요한 사항은 보건복지부령으로 정한다. 〈개정 2008. 2. 29., 2010. 1. 18., 2016. 2. 3.〉

판 **제8조의2(위생사의 업무범위)** 위생사의 업무범위는 다음 각 호와 같다.

1. 공중위생영업소, 공중이용시설 및 위생용품의 위생관리
2. 음료수의 처리 및 위생관리
3. 쓰레기, 분뇨, 하수, 그 밖의 폐기물의 처리
4. 식품 · 식품첨가물과 이에 관련된 기구 · 용기 및 포장의 제조와 가공에 관한 위생관리
5. 유해 곤충 · 설치류 및 매개체 관리
6. 그 밖에 보건위생에 영향을 미치는 것으로서 대통령령으로 정하는 업무

[본조신설 2016. 2. 3.]

판 연 규 **제9조(보고 및 출입 · 검사)** ①특별시장 · 광역시장 · 도지사(이하 "시 · 도지사"라 한다) 또는 시장 · 군수 · 구청장은 공중위생관리상 필요하다고 인정하는 때에는 공중위생영업자에 대하여 필요한 보고를 하게 하거나 소속공무원으로 하여금 영업소 · 사무소 등에 출입하여 공중위생영업자의 위생관리의무이행 등에 대하여 검사하게 하거나 필요에 따라 공중위생영업장부나 서류를 열람하게 할 수 있다. 〈개정 2002. 8. 26., 2005. 3. 31., 2015. 12. 22.〉

②시 · 도지사 또는 시장 · 군수 · 구청장은 공중위생영업자의 영업소에 제5조에 따라 설치가 금지되는 카메라나 기계장치가 설치되었는지를 검사할 수 있다. 이 경우 공중위생영업자는 특별한 사정이 없으면 검사에 따라야 한다. 〈신설 2018. 12. 11.〉

③제2항의 경우에 시 · 도지사 또는 시장 · 군수 · 구청장은 관할 경찰관서의 장에게 협조를 요청할 수 있다. 〈신설 2018. 12. 11.〉

④제2항의 경우에 시 · 도지사 또는 시장 · 군수 · 구청장은 영업소에 대하여 검사 결과에 대한 확인증을 발부할 수 있다. 〈신설 2018. 12. 11.〉

⑤제1항 및 제2항의 경우에 관계공무원은 그 권한을 표시하는 증표를 지녀야 하며, 관계인에게 이를 내보여야 한다. 〈개정 2018. 12. 11.〉

⑥제1항 및 제2항의 규정을 적용함에 있어서 관광진흥법 제4조제2항의 규정에 의하여 등록한 관광숙박업(이하 "관광숙박업"이라 한다)의 경우에는 해당 관광숙박업의 관할행정기관의 장과 사전에 협의하여야 한다. 다만, 보건위생관리상 위해요인을 방지하기 위하여 긴급한 사유가 있는 경우에는 그러하지 아니하다. 〈개정 2018. 12. 11., 2019. 12. 3.〉

판 규 **제9조의2(영업의 제한)** 시 · 도지사는 공익상 또는 선량한 풍속을 유지하기 위하여 필요하다고 인정하는 때에는 공중위생영업자 및 종사원에 대하여 영업시간 및 영업행위에 관한 필요한 제한을 할 수 있다.

[본조신설 2004. 1. 29.]

판 연 규 **제10조(위생지도 및 개선명령)** 시 · 도지사 또는 시장 · 군수 · 구청장은 다음 각 호의 어느 하나에 해당하는 자에 대하여 보건복지부령으로 정하는 바에 따라 기간을 정하여 그 개선을 명할 수 있다. 〈개정 2005. 3. 31., 2016. 2. 3.〉

1. 제3조제1항의 규정에 의한 공중위생영업의 종류별 시설 및 설비기준을 위반한 공중위생영업자
2. 제4조의 규정에 의한 위생관리의무 등을 위반한 공중위생영업자
3. 삭제 〈2015. 12. 22.〉

[전문개정 2002. 8. 26.]

판 연 규 제11조(공중위생영업소의 폐쇄등) ①시장 · 군수 · 구청장은 공중위생영업자가 다음 각 호의 어느 하나에 해당하면 6월 이내의 기간을 정하여 영업의 정지 또는 일부 시설의 사용중지를 명하거나 영업소폐쇄등을 명할 수 있다. 다만, 관광숙박업의 경우에는 해당 관광숙박업의 관할행정기관의 장과 미리 협의하여야 한다. 〈개정 2002. 8. 26., 2007. 5. 25., 2011. 9. 15., 2016. 2. 3., 2017. 12. 12., 2018. 12. 11., 2019. 12. 3.〉

1. 제3조제1항 전단에 따른 영업신고를 하지 아니하거나 시설과 설비기준을 위반한 경우
2. 제3조제1항 후단에 따른 변경신고를 하지 아니한 경우
3. 제3조의2제4항에 따른 지위승계신고를 하지 아니한 경우
4. 제4조에 따른 공중위생영업자의 위생관리의무등을 지키지 아니한 경우

4의2. 제5조를 위반하여 카메라나 기계장치를 설치한 경우

5. 제8조제2항을 위반하여 영업소 외의 장소에서 이용 또는 미용 업무를 한 경우
6. 제9조에 따른 보고를 하지 아니하거나 거짓으로 보고한 경우 또는 관계 공무원의 출입, 검사 또는 공중위생영업 장부 또는 서류의 열람을 거부 · 방해하거나 기피한 경우
7. 제10조에 따른 개선명령을 이행하지 아니한 경우
8. 「성매매알선 등 행위의 처벌에 관한 법률」, 「풍속영업의 규제에 관한 법률」, 「청소년 보호법」, 「아동 · 청소년의 성보호에 관한 법률」 또는 「의료법」을 위반하여 관계 행정기관의 장으로부터 그 사실을 통보받은 경우

②시장 · 군수 · 구청장은 제1항에 따른 영업정지처분을 받고도 그 영업정지 기간에 영업을 한 경우에는 영업소 폐쇄를 명할 수 있다. 〈신설 2016. 2. 3.〉

③시장 · 군수 · 구청장은 다음 각 호의 어느 하나에 해당하는 경우에는 영업소 폐쇄를 명할 수 있다. 〈신설 2016. 2. 3.〉

1. 공중위생영업자가 정당한 사유 없이 6개월 이상 계속 휴업하는 경우
2. 공중위생영업자가 「부가가치세법」 제8조에 따라 관할 세무서장에게 폐업신고를 하거나 관할 세무서장이 사업자 등록을 말소한 경우

④제1항에 따른 행정처분의 세부기준은 그 위반행위의 유형과 위반 정도 등을 고려하여 보건복지부령으로 정한다. 〈개정 2016. 2. 3.〉

⑤시장 · 군수 · 구청장은 공중위생영업자가 제1항의 규정에 의한 영업소폐쇄명령을 받고도 계속하여 영업을 하는 때에는 관계공무원으로 하여금 해당 영업소를 폐쇄하기 위하여 다음 각 호의 조치를 하게 할 수 있다. 제3조제1항 전단을 위반하여 신고를 하지 아니하고 공중위생영업을 하는 경우에도 또한 같다. 〈개정 2016. 2. 3., 2019. 12. 3.〉

1. 해당 영업소의 간판 기타 영업표지물의 제거

2. 해당 영업소가 위법한 영업소임을 알리는 게시물등의 부착

3. 영업을 위하여 필수불가결한 기구 또는 시설물을 사용할 수 없게 하는 봉인

⑥시장 · 군수 · 구청장은 제5항제3호에 따른 봉인을 한 후 봉인을 계속할 필요가 없다고 인정되는 때와 영업자등이나 그 대리인이 해당 영업소를 폐쇄할 것을 약속하는 때 및 정당한 사유를 들어 봉인의 해제를 요청하는 때에는 그 봉인을 해제할 수 있다. 제5항제2호에 따른 게시물등의 제거를 요청하는 경우에도 또한 같다. 〈개정 2016. 2. 3., 2019. 12. 3.〉

판 연 규 **제11조의2(과징금처분)** ①시장 · 군수 · 구청장은 제11조제1항의 규정에 의한 영업정지가 이용자에게 심한 불편을 주거나 그 밖에 공익을 해할 우려가 있는 경우에는 영업정지 처분에 갈음하여 1억원 이하의 과징금을 부과할 수 있다. 다만, 제5조, 「성매매알선 등 행위의 처벌에 관한 법률」, 「아동 · 청소년의 성보호에 관한 법률」, 「풍속영업의 규제에 관한 법률」 제3조 각 호의 1 또는 이에 상응하는 위반행위로 인하여 처분을 받게 되는 경우를 제외한다. 〈개정 2016. 2. 3., 2017. 12. 12., 2018. 12. 11., 2019. 1. 15.〉

②제1항의 규정에 의한 과징금을 부과하는 위반행위의 종별 · 정도 등에 따른 과징금의 금액 등에 관하여 필요한 사항은 대통령령으로 정한다.

③시장 · 군수 · 구청장은 제1항의 규정에 의한 과징금을 납부하여야 할 자가 납부기한까지 이를 납부하지 아니한 경우에는 대통령령으로 정하는 바에 따라 제1항에 따른 과징금 부과처분을 취소하고, 제11조제1항에 따른 영업정지 처분을 하거나 「지방행정제재 · 부과금의 징수 등에 관한 법률」에 따라 이를 징수한다. 〈개정 2013. 8. 6., 2016. 2. 3., 2020. 3. 24.〉

④제1항 및 제3항의 규정에 의하여 시장 · 군수 · 구청장이 부과 · 징수한 과징금은 해당 시 · 군 · 구에 귀속된다. 〈개정 2019. 12. 3.〉

⑤시장 · 군수 · 구청장은 과징금의 징수를 위하여 필요한 경우에는 다음 각 호의 사항을 기재한 문서로 관할 세무관서의 장에게 과세정보의 제공을 요청할 수 있다. 〈신설 2016. 2. 3.〉

1. 납세자의 인적사항

2. 사용목적

3. 과징금 부과기준이 되는 매출금액

[본조신설 2002. 8. 26.]

판 규 제11조의3(행정제재처분효과의 승계) ①공중위생영업자가 그 영업을 양도하거나 사망한 때 또는 법인의 합병이 있는 때에는 종전의 영업자에 대하여 제11조제1항의 위반을 사유로 행한 행정제재처분의 효과는 그 처분기간이 만료된 날부터 1년간 양수인 · 상속인 또는 합병후 존속하는 법인에 승계된다.

②공중위생영업자가 그 영업을 양도하거나 사망한 때 또는 법인의 합병이 있는 때에는 제11조제1항의 위반을 사유로 하여 종전의 영업자에 대하여 진행중인 행정제재처분 절차를 양수인 · 상속인 또는 합병 후 존속하는 법인에 대하여 속행할 수 있다.

③제1항 및 제2항에도 불구하고 양수인이나 합병 후 존속하는 법인이 양수하거나 합병할 때에 그 처분 또는 위반사실을 알지 못한 경우에는 그러하지 아니하다. 〈신설 2019. 12. 3.〉

[본조신설 2002. 8. 26.]

판 연 규 제11조의4(같은 종류의 영업 금지) ① 제5조, 「성매매알선 등 행위의 처벌에 관한 법률」 · 「아동 · 청소년의 성보호에 관한 법률」 · 「풍속영업의 규제에 관한 법률」 또는 「청소년 보호법」(이하 이 조에서 "「성매매알선 등 행위의 처벌에 관한 법률」 등"이라 한다)을 위반하여 제11조제1항의 폐쇄명령을 받은 자(법인인 경우에는 그 대표자를 포함한다. 이하 제2항에서 같다)는 그 폐쇄명령을 받은 후 2년이 경과하지 아니한 때에는 같은 종류의 영업을 할 수 없다. 〈개정 2011. 9. 15., 2017. 12. 12., 2018. 12. 11.〉

②「성매매알선 등 행위의 처벌에 관한 법률」 등 외의 법률을 위반하여 제11조제1항의 폐쇄명령을 받은 자는 그 폐쇄명령을 받은 후 1년이 경과하지 아니한 때에는 같은 종류의 영업을 할 수 없다.

③「성매매알선 등 행위의 처벌에 관한 법률」 등의 위반으로 제11조제1항에 따른 폐쇄명령이 있은 후 1년이 경과하지 아니한 때에는 누구든지 그 폐쇄명령이 이루어진 영업장소에서 같은 종류의 영업을 할 수 없다.

④「성매매알선 등 행위의 처벌에 관한 법률」 등 외의 법률의 위반으로 제11조제1항에 따른 폐쇄명령이 있은 후 6개월이 경과하지 아니한 때에는 누구든지 그 폐쇄명령이 이루어진 영업장소에서 같은 종류의 영업을 할 수 없다.

[본조신설 2007. 5. 25.]

판 규 제11조의5(이용업소표시등의 사용제한) 누구든지 시 · 군 · 구에 이용업 신고를 하지 아니하고 이용업소표시등을 설치할 수 없다.

[본조신설 2008. 3. 28.]

판 규 제11조의6(위반사실 공표) 시장 · 군수 · 구청장은 제7조, 제11조 또는 제11조의2에 따라 행정처분이 확정된 공중위생영업자에 대한 처분 내용, 해당 영업소의 명칭 등 처분과 관련한 영업 정보를 대통령령으로 정하는 바에 따라 공표하여야 한다.

[본조신설 2016. 2. 3.]

판 연 제12조(청문) 보건복지부장관 또는 시장 · 군수 · 구청장은 다음 각 호의 어느 하나에 해당하는 처분을 하려면 청문을 하여야 한다.

1. 제3조제3항에 따른 신고사항의 직권 말소
2. 제7조에 따른 이용사와 미용사의 면허취소 또는 면허정지
3. 제7조의2에 따른 위생사의 면허취소
4. 제11조에 따른 영업정지명령, 일부 시설의 사용중지명령 또는 영업소 폐쇄명령

[전문개정 2016. 2. 3.]

판 연 규 제13조(위생서비스수준의 평가) ①시 · 도지사는 공중위생영업소(관광숙박업의 경우를 제외한다. 이하 이 조에서 같다)의 위생관리수준을 향상시키기 위하여 위생서비스평가계획(이하 "평가계획"이라 한다)을 수립하여 시장 · 군수 · 구청장에게 통보하여야 한다. 〈개정 2005. 3. 31.〉

②시장 · 군수 · 구청장은 평가계획에 따라 관할지역별 세부평가계획을 수립한 후 공중위생영업소의 위생서비스수준을 평가(이하 "위생서비스평가"라 한다)하여야 한다. 〈개정 2005. 3. 31.〉

③시장 · 군수 · 구청장은 위생서비스평가의 전문성을 높이기 위하여 필요하다고 인정하는 경우에는 관련 전문기관 및 단체로 하여금 위생서비스평가를 실시하게 할 수 있다. 〈개정 2005. 3. 31.〉

④제1항 내지 제3항의 규정에 의한 위생서비스평가의 주기 · 방법, 위생관리등급의 기준 기타 평가에 관하여 필요한 사항은 보건복지부령으로 정한다. 〈개정 2008. 2. 29., 2010. 1. 18.〉

판 연 규 **제14조(위생관리등급 공표등)** ①시장 · 군수 · 구청장은 보건복지부령이 정하는 바에 의하여 위생서비스평가의 결과에 따른 위생관리등급을 해당공중위생영업자에게 통보하고 이를 공표하여야 한다. 〈개정 2005. 3. 31., 2008. 2. 29., 2010. 1. 18.〉

②공중위생영업자는 제1항의 규정에 의하여 시장 · 군수 · 구청장으로부터 통보받은 위생관리등급의 표지를 영업소의 명칭과 함께 영업소의 출입구에 부착할 수 있다. 〈개정 2005. 3. 31.〉

③시 · 도지사 또는 시장 · 군수 · 구청장은 위생서비스평가의 결과 위생서비스의 수준이 우수하다고 인정되는 영업소에 대하여 포상을 실시할 수 있다. 〈개정 2005. 3. 31.〉

④시 · 도지사 또는 시장 · 군수 · 구청장은 위생서비스평가의 결과에 따른 위생관리등급별로 영업소에 대한 위생감시를 실시하여야 한다. 이 경우 영업소에 대한 출입 · 검사와 위생감시의 실시주기 및 횟수등 위생관리등급별 위생감시기준은 보건복지부령으로 정한다. 〈개정 2005. 3. 31., 2008. 2. 29., 2010. 1. 18.〉

판 연 **제15조(공중위생감시원)** ①제3조, 제3조의2, 제4조 또는 제8조 내지 제11조의 규정에 의한 관계공무원의 업무를 행하게 하기 위하여 특별시 · 광역시 · 도 및 시 · 군 · 구(자치구에 한한다)에 공중위생감시원을 둔다. 〈개정 2005. 3. 31., 2015. 12. 22.〉

②제1항의 규정에 의한 공중위생감시원의 자격 · 임명 · 업무범위 기타 필요한 사항은 대통령령으로 정한다.

판 연 제15조의2(명예공중위생감시원) ①시 · 도지사는 공중위생의 관리를 위한 지도 · 계몽 등을 행하게 하기 위하여 명예공중위생감시원을 둘 수 있다. 〈개정 2005. 3. 31.〉

②제1항의 규정에 의한 명예공중위생감시원의 자격 및 위촉방법, 업무범위 등에 관하여 필요한 사항은 대통령령으로 정한다.

[본조신설 2002. 8. 26.]

판 제16조(공중위생 영업자단체의 설립) 공중위생영업자는 공중위생과 국민보건의 향상을 기하고 그 영업의 건전한 발전을 도모하기 위하여 영업의 종류별로 전국적인 조직을 가지는 영업자단체를 설립할 수 있다.

판 연 규 제17조(위생교육) ①공중위생영업자는 매년 위생교육을 받아야 한다.
〈개정 2002. 8. 26., 2004. 1. 29.〉

②제3조제1항 전단의 규정에 의하여 신고를 하고자 하는 자는 미리 위생교육을 받아야 한다. 다만, 보건복지부령으로 정하는 부득이한 사유로 미리 교육을 받을 수 없는 경우에는 영업개시 후 6개월 이내에 위생교육을 받을 수 있다. 〈개정 2002. 8. 26., 2008. 2. 29., 2010. 1. 18., 2016. 2. 3.〉

③제1항 및 제2항의 규정에 따른 위생교육을 받아야 하는 자 중 영업에 직접 종사하지 아니하거나 2 이상의 장소에서 영업을 하는 자는 종업원 중 영업장별로 공중위생에 관한 책임자를 지정하고 그 책임자로 하여금 위생교육을 받게 하여야 한다. 〈신설 2006. 9. 27., 2008. 3. 28.〉

④제1항부터 제3항까지의 규정에 따른 위생교육은 보건복지부장관이 허가한 단체 또는 제16조에 따른 단체가 실시할 수 있다. 〈개정 2008. 3. 28., 2010. 1. 18.〉

⑤제1항부터 제4항까지의 규정에 따른 위생교육의 방법 · 절차 등에 관하여 필요한 사항은 보건복지부령으로 정한다. 〈신설 2008. 3. 28., 2010. 1. 18.〉

판 연 제18조(위임 및 위탁) ①보건복지부장관은 이 법에 의한 권한의 일부를 대통령령이 정하는 바에 의하여 시 · 도지사 또는 시장 · 군수 · 구청장에게 위임할 수 있다. 〈개정 2008. 2. 29., 2010. 1. 18.〉

②보건복지부장관은 대통령령이 정하는 바에 의하여 관계 전문기관에 그 업무의 일부를 위탁할 수 있다. 〈신설 2000. 1. 12., 2008. 2. 29., 2010. 1. 18., 2018. 12. 11.〉

[제목개정 2000. 1. 12.]

판 제19조(국고보조) 국가 또는 지방자치단체는 제13조제3항의 규정에 의하여 위생서비스평가를 실시하는 자에 대하여 예산의 범위안에서 위생서비스평가에 소요되는 경비의 전부 또는 일부를 보조할 수 있다.

판 제19조의2(수수료) 제6조의 규정에 의하여 이용사 또는 미용사 면허를 받고자 하는 자는 대통령령이 정하는 바에 따라 수수료를 납부하여야 한다.

[본조신설 2005. 3. 31.]

판 제19조의3(같은 명칭의 사용금지) 위생사가 아니면 위생사라는 명칭을 사용하지 못한다.

[본조신설 2016. 2. 3.]

판 제19조의4(벌칙 적용에서 공무원 의제) 제18조제2항에 따라 위탁받은 업무에 종사하는 관계 전문기관의 임직원은 「형법」 제129조부터 제132조까지의 규정을 적용할 때에는 공무원으로 본다.

[본조신설 2018. 12. 11.]

판 연 제20조(벌칙) ①다음 각호의 1에 해당하는 자는 1년 이하의 징역 또는 1천만원 이하의 벌금에 처한다. 〈개정 2002. 8. 26.〉

1. 제3조제1항 전단의 규정에 의한 신고를 하지 아니한 자
2. 제11조제1항의 규정에 의한 영업정지명령 또는 일부 시설의 사용중지명령을 받고도 그 기간중에 영업을 하거나 그 시설을 사용한 자 또는 영업소 폐쇄명령을 받고도 계속하여 영업을 한 자

②다음 각호의 1에 해당하는 자는 6월 이하의 징역 또는 500만원 이하의 벌금에 처한다. 〈개정 2002. 8. 26.〉

1. 제3조제1항 후단의 규정에 의한 변경신고를 하지 아니한 자
2. 제3조의2제1항의 규정에 의하여 공중위생영업자의 지위를 승계한 자로서 동조제4항의 규정에 의한 신고를 하지 아니한 자
3. 제4조제7항의 규정에 위반하여 건전한 영업질서를 위하여 공중위생영업자가 준수하여야 할 사항을 준수하지 아니한 자

③다음 각 호의 어느 하나에 해당하는 사람은 300만원 이하의 벌금에 처한다. 〈개정 2015. 12. 22.〉

1. 제7조제1항에 따른 면허의 취소 또는 정지 중에 이용업 또는 미용업을 한 사람
2. 제8조제1항을 위반하여 면허를 받지 아니하고 이용업 또는 미용업을 개설하거나 그 업무에 종사한 사람

제20조(벌칙) ①다음 각호의 1에 해당하는 자는 1년 이하의 징역 또는 1천만원 이하의 벌금에 처한다. 〈개정 2002. 8. 26.〉

1. 제3조제1항 전단의 규정에 의한 신고를 하지 아니한 자
2. 제11조제1항의 규정에 의한 영업정지명령 또는 일부 시설의 사용중지명령을 받고도 그 기간중에 영업을 하거나 그 시설을 사용한 자 또는 영업소 폐쇄명령을 받고도 계속하여 영업을 한 자

②다음 각호의 1에 해당하는 자는 6월 이하의 징역 또는 500만원 이하의 벌금에 처한다. 〈개정 2002. 8. 26.〉

1. 제3조제1항 후단의 규정에 의한 변경신고를 하지 아니한 자
2. 제3조의2제1항의 규정에 의하여 공중위생영업자의 지위를 승계한 자로서 동조제4항의 규정에 의한 신고를 하지 아니한 자
3. 제4조제7항의 규정에 위반하여 건전한 영업질서를 위하여 공중위생영업자가 준수하여야 할 사항을 준수하지 아니한 자

③다음 각 호의 어느 하나에 해당하는 사람은 300만원 이하의 벌금에 처한다. 〈개정 2015. 12. 22., 2020. 4. 7.〉

1. 제6조제3항을 위반하여 다른 사람에게 이용사 또는 미용사의 면허증을 빌려주거나 빌린 사람
2. 제6조제4항을 위반하여 이용사 또는 미용사의 면허증을 빌려주거나 빌리는 것을 알선한 사람
3. 제6조의2제9항을 위반하여 다른 사람에게 위생사의 면허증을 빌려주거나 빌린 사람
4. 제6조의2제10항을 위반하여 위생사의 면허증을 빌려주거나 빌리는 것을 알선한 사람
5. 제7조제1항에 따른 면허의 취소 또는 정지 중에 이용업 또는 미용업을 한 사람
6. 제8조제1항을 위반하여 면허를 받지 아니하고 이용업 또는 미용업을 개설하거나 그 업무에 종사한 사람

[시행일 : 2020. 7. 8.] 제20조

판 연 제21조(양벌규정) 법인의 대표자나 법인 또는 개인의 대리인, 사용인, 그 밖의 종업원이 그 법인 또는 개인의 업무에 관하여 제20조의 위반행위를 하면 그 행위자를 벌하는 외에 그 법인 또는 개인에게도 해당 조문의 벌금형을 과(科)한다. 다만, 법인 또는 개인이 그 위반행위를 방지하기 위하여 해당 업무에 관하여 상당한 주의와 감독을 게을리하지 아니한 경우에는 그러하지 아니하다.

[전문개정 2011. 3. 30.]

판 연 제22조(과태료) ①다음 각호의 1에 해당하는 자는 300만원 이하의 과태료에 처한다. 〈개정 2002. 8. 26., 2005. 3. 31., 2008. 3. 28.〉

1. 삭제 〈2016. 2. 3.〉

1의2. 제4조제2항의 규정을 위반하여 목욕장의 수질기준 또는 위생기준을 준수하지 아니한 자로서 제10조의 규정에 의한 개선명령에 따르지 아니한 자

2. 제4조제7항의 규정에 위반하여 숙박업소의 시설 및 설비를 위생적이고 안전하게 관리하지 아니한 자

3. 제4조제7항의 규정에 위반하여 목욕장업소의 시설 및 설비를 위생적이고 안전하게 관리하지 아니한 자

4. 제9조의 규정에 의한 보고를 하지 아니하거나 관계공무원의 출입 · 검사 기타 조치를 거부 · 방해 또는 기피한 자

5. 제10조의 규정에 의한 개선명령에 위반한 자

6. 제11조의5를 위반하여 이용업소표시등을 설치한 자

②다음 각호의 1에 해당하는 자는 200만원 이하의 과태료에 처한다. 〈개정 2002. 8. 26., 2016. 2. 3.〉

1. 제4조제3항 각호 및 제7항의 규정에 위반하여 이용업소의 위생관리 의무를 지키지 아니한 자

2. 제4조제4항 각호 및 제7항의 규정에 위반하여 미용업소의 위생관리 의무를 지키지 아니한 자

3. 제4조제5항 및 제7항의 규정에 위반하여 세탁업소의 위생관리 의무를 지키지 아니한 자

4. 제4조제6항 및 제7항의 규정에 위반하여 건물위생관리업소의 위생관리 의무를 지키지 아니한 자

5. 제8조제2항의 규정에 위반하여 영업소외의 장소에서 이용 또는 미용업무를 행한 자

6. 제17조제1항의 규정에 위반하여 위생교육을 받지 아니한 자

③제19조의3을 위반하여 위생사의 명칭을 사용한 자에게는 100만원 이하의 과태료를 부과한다. 〈신설 2016. 2. 3.〉

④제1항부터 제3항까지의 규정에 따른 과태료는 대통령령으로 정하는 바에 따라 보건복지부장관 또는 시장 · 군수 · 구청장이 부과 · 징수한다. 〈신설 2016. 2. 3.〉

제23조 삭제 〈2016. 2. 3.〉

부칙 〈법률 제5839호, 1999. 2. 8.〉

제1조 (시행일) 이 법은 공포후 6월이 경과한 날부터 시행한다.

제2조 (다른 법률의 폐지) 공중위생법은 이를 폐지한다.

제3조 (유기장업 · 위생처리업 및 위생용품제조업에 관한 경과조치) 이 법 시행이후의 유기장업 · 위생처리업 및 위생용품제조업에 관하여는 관련 법률의 제정 또는 개정시까지 종전의 공중위생법을 적용한다.

제4조 (이용사 · 미용사 면허에 관한 경과조치) 이 법 시행당시 종전의 공중위생법에 의한 이용사 · 미용사 면허는 이 법에 의한 면허로 본다.

제5조 (영업자단체에 관한 경과조치) 이 법 시행당시 종전의 공중위생법에 의하여 설립된 영업자단체는 이 법에 의하여 설립된 공중위생영업자단체로 본다.

제6조 (종전의 행위등에 대한 경과조치) ①이 법 시행전의 공중위생법 위반행위에 대한 처분에 관하여는 종전의 공중위생법에 의한다.

②이 법 시행당시 종전의 공중위생법에 의하여 행정기관이 행한 처분은 이 법에 의하여 행한 처분으로 본다.

③이 법 시행당시 종전의 공중위생법에 의하여 행한 청문은 이 법에 의하여 행한 청문으로 본다.

제7조 (벌칙등에 관한 경과조치) 이 법 시행전의 공중위생법 위반행위에 대한 벌칙 또는 과태료의 적용에 있어서는 종전의 공중위생법에 의한다.

제8조 (다른 법률과의 관계) 이 법 시행당시 다른 법령에서 종전의 공중위생법을 인용하고 있는 경우 이 법중 그에 해당하는 규정이 있는 때에는 종전의 규정에 갈음하여 이 법 또는 이 법의 해당규정을 인용한 것으로 본다.

부칙 〈법률 제6155호, 2000. 1. 12.〉

이 법은 공포후 6월이 경과한 날부터 시행한다.

〈법률 제6400호, 2001. 1. 29.〉 (정부조직법)

제1조 (시행일) 이 법은 공포한 날부터 시행한다. 〈단서 생략〉

제2조 생략

제3조 (다른 법률의 개정) ① 내지 〈63〉생략

〈64〉공중위생관리법중 다음과 같이 개정한다.

제6조제1항제1호 및 제2호중 "교육부장관"을 각각 "교육인적자원부장관"으로 한다.

〈65〉 내지 〈79〉생략

제4조 생략

부칙 〈법률 제6616호, 2002. 1. 19.〉

이 법은 공포한 날부터 시행한다.

〈법률 제6726호, 2002. 8. 26.〉

①(시행일) 이 법은 공포후 6월이 경과한 날부터 시행한다.

②(행정제재처분의 승계에 관한 적용례) 제11조의3의 개정규정은 이 법 시행 후 최초로 위반행위가 행하여진 분부터 적용한다.

③(공중위생영업의 신고에 관한 경과조치) 이 법 시행 당시 종전의 규정에 의하여 시장 · 군수 · 구청장에게 공중위생영업소의 개설 통보를 한 자는 제3조제1항 전단의 개정규정에 의하여 시장 · 군수 · 구청장에게 신고한 것으로 본다. 다만, 이 법 시행후 1년 이내에 제3조제1항 전단의 개정규정에 의한 시설 및 설비를 갖추어야 한다.

④(개선명령에 관한 경과조치) 이 법 시행 당시 종전의 제10조의 규정에 따라 종전의 제3조제1항에 관한 개선명령을 받은 자는 그 개선명령 기간에 불구하고 이 법 시행후 1년 이내에 개선명령에 따른 시설 및 설비(개선명령 받은 사항이 제3조제1항 전단의 개정규정에 의한 시설기준에 미달하는 때에는 제3조제1항 전단의 개정규정에 의한 시설 및 설비기준을 말한다)를 갖추어야 한다.

부칙 〈법률 제7147호, 2004. 1. 29.〉

이 법은 공포후 6월이 경과한 날부터 시행한다.

〈법률 제7428호, 2005. 3. 31.〉 (채무자 회생 및 파산에 관한 법률)

제1조 (시행일) 이 법은 공포 후 1년0 경과한 날부터 시행한다.

제2조 내지 제4조 생략

제5조 (다른 법률의 개정) ①내지 ⑩생략

⑪공중위생관리법 일부를 다음과 같이 개정한다.

제3조의2제2항중 "파산법"을 "「채무자 회생 및 파산에 관한 법률」"로 한다.

⑫내지 〈145〉생략

제6조 생략

〈법률 제7455호, 2005. 3. 31.〉

①(시행일) 이 법은 공포 후 6월이 경과한 날부터 시행한다. 다만, 제6조제1항 · 제7조제1항 · 제9조제1항 · 제10조 · 제12조제1항 · 제13조제1항 내지 제3항 · 제14조 및 제15조제1항의 개정규정은 공포 후 3월이 경과한 날부터 시행한다.

②(폐업신고에 관한 적용례) 제3조제2항의 개정규정은 이 법 시행 후 최초로 폐업을 하는 자부터 적용한다.

③(수수료에 관한 적용례) 제19조의2의 개정규정은 이 법 시행 후 최초로 이용사 또는 미용사의 면허를 신청하는 자부터 적용한다.

④(이미 영업 중인 새로운 목욕장업에 관한 경과조치) 이 법 시행당시 이미 제2조제1항제3호 나목의 개정규정에 의한 목욕장업의 영업을 하고 있는 자는 이 법 시행 후 6월 이내에 제3조제1항의 규정에 의한 시설 및 설비를 갖추어 시장 · 군수 · 구청장에게 신고하여야 한다.

⑤(행정처분 등에 관한 일반적 경과조치) 이 법 시행당시 종전의 제6조제1항 · 제7조제1항 · 제9조제1항 · 제10조 · 제12조제1항 · 제13조제1항 내지 제3항 · 제14조 · 제15조제1항 및 제15조의2의 규정에 의한 행정기관이 행한 처분은 이 법의 개정규정에 의한 행정기관이 행한 처분으로 본다.

부칙 〈법률 제8003호, 2006. 9. 27.〉

이 법은 공포한 날부터 시행한다.

〈법률 제8488호, 2007. 5. 25.〉

①(시행일) 이 법은 공포 후 3개월이 경과한 날부터 시행한다.

②(영업소폐쇄명령을 받은 영업장소에서의 영업신고 제한에 관한 경과조치) 이 법 시행 전에 종전의 규정에 따라 영업소폐쇄명령을 받은 사람 또는 영업장소에서의 영업신고의 제한은 종전의 규정에 따른다.

부칙 〈법률 제8689호, 2007. 12. 14.〉

이 법은 공포 후 6개월이 경과한 날부터 시행한다.

〈법률 제8852호, 2008. 2. 29.〉 (정부조직법)

제1조(시행일) 이 법은 공포한 날부터 시행한다. 다만, · · · 〈생략〉 · · · , 부칙 제6조에 따라 개정되는 법률 중 이 법의 시행 전에 공포되었으나 시행일이 도래하지 아니한 법률을 개정한 부분은 각각 해당 법률의 시행일부터 시행한다.

제2조부터 제5조까지 생략

제6조(다른 법률의 개정) ①부터 〈444〉까지 생략

〈445〉 공중위생관리법 일부를 다음과 같이 개정한다.

제3조제1항 전단 · 후단 및 제3항, 제3조의2제4항, 제4조제2항 각 호 외의 부분 후단, 제3항제1호 후단, 제4항제2호 후단, 제5항 후단 및 제7항, 제5조제1호 및 제2호 후단, 제6조제1항 각 호 외의 부분 및 제2항제3호, 제7조제2항, 제8조제2항 단서 및 제3항, 제11조제2항, 제13조제4항, 제14조제1항 및 제4항, 제17조제2항 단서 및 제4항 중 "보건복지부령"을 각각 "보건복지가족부령"으로 한다.

제6조제1항제1호, 제2호 및 제3호 중 "교육인적자원부장관"을 각각 "교육과학기술부장관"으로 한다.

제18조제1항 및 제2항 중 "보건복지부장관"을 각각 "보건복지가족부장관"으로 한다.

〈446〉부터 〈760〉까지 생략

제7조 생략

부칙 〈법률 제9026호, 2008. 3. 28.〉

이 법은 2008년 7월 1일부터 시행한다.

〈법률 제9847호, 2009. 12. 29.〉 (감염병의 예방 및 관리에 관한 법률)

제1조(시행일) 이 법은 공포 후 1년이 경과한 날부터 시행한다.

제2조부터 제20조까지 생략

제21조(다른 법률의 개정) ①생략

②공중위생관리법 일부를 다음과 같이 개정한다.

제4조제7항 중 "전염병환자"를 "감염병환자"로 한다.

제6조제2항제3호 중 "전염병환자"를 "감염병환자"로 한다.

③부터 ㉚까지 생략

제22조 생략

부칙 〈법률 제9932호, 2010. 1. 18.〉 (정부조직법)

제1조(시행일) 이 법은 공포 후 2개월이 경과한 날부터 시행한다. 〈단서 생략〉

제2조 및 제3조 생략

제4조(다른 법률의 개정) ①부터 ⑲까지 생략

⑳공중위생관리법 일부를 다음과 같이 개정한다.

제3조제1항 전단 및 후단 · 제3항, 제3조의2제4항, 제4조제2항 각 호 외의 부분 후단 · 제3항제1호 후단 · 제4항제2호 후단 · 제5항 후단 · 제7항, 제5조제1호 · 제2호 후단, 제6조제1항 각 호 외의 부분 · 제2항제3호, 제7조제2항, 제8조제2항 단서 · 제3항, 제11조제2항, 제13조제4항, 제14조제1항 · 제4항 후단 및 제17조제2항 단서 · 제5항 중 "보건복지가족부령"을 각각 "보건복지부령"으로 한다.

제17조제4항 및 제18조제1항 · 제2항 중 "보건복지가족부장관"을 각각 "보건복지부장관"으로 한다.

㉑부터 〈137〉까지 생략

제5조 생략

부칙 〈법률 제10219호, 2010. 3. 31.〉 (지방세기본법)

제1조(시행일) 이 법은 2011년 1월 1일부터 시행한다.

제2조부터 제10조까지 생략

제11조(다른 법률의 개정) ①부터 ⑤까지 생략

⑥공중위생관리법 일부를 다음과 같이 개정한다.

제3조의2제2항 중 "지방세법"을 "「지방세기본법」"으로 한다.

⑦부터 〈61〉까지 생략

제12조 생략

부칙 〈법률 제10506호, 2011. 3. 30.〉

이 법은 공포한 날부터 시행한다.

부칙 〈법률 제11048호, 2011. 9. 15.〉 (청소년 보호법)

제1조(시행일) 이 법은 공포 후 1년이 경과한 날부터 시행한다. 〈단서 생략〉

제2조 및 제3조 생략

제4조(다른 법률의 개정) ① 및 ② 생략

③공중위생관리법 일부를 다음과 같이 개정한다.

제11조제1항 본문 및 제11조의4제1항 중 "「청소년보호법」"을 각각 "「청소년 보호법」"으로 한다.

④부터 ⑰까지 생략

제5조 생략

부칙 〈법률 제11690호, 2013. 3. 23.〉 (정부조직법)

제1조(시행일) ①이 법은 공포한 날부터 시행한다.

②생략

제2조부터 제5조까지 생략

제6조(다른 법률의 개정) ①부터 〈462〉까지 생략

〈463〉 공중위생관리법 일부를 다음과 같이 개정한다.

제6조제1항제1호 · 제2호 및 제3호 중 "교육과학기술부장관"을 각각 "교육부장관"으로 한다.

〈464〉부터 〈710〉까지 생략

제7조 생략

부칙 〈법률 제11998호, 2013. 8. 6.〉 (지방세외수입금의 징수 등에 관한 법률)

제1조(시행일) 이 법은 공포 후 1년이 경과한 날부터 시행한다.

제2조 생략

제3조(다른 법률의 개정) ①부터 ⑧까지 생략

⑨공중위생관리법 일부를 다음과 같이 개정한다.

제11조의2제3항 중 "지방세체납처분의 예에 의하여 이를 징수한다"를 "「지방세외수입금의 징수 등에 관한 법률」에 따라 징수한다"로 한다.

⑩부터 〈71〉까지 생략

부칙 〈법률 제13596호, 2015. 12. 22.〉

제1조(시행일) 이 법은 공포 후 1년이 경과한 날부터 시행한다.

제2조(금치산자에 대한 경과조치) 제6조제2항제1호의 개정규정에 따른 피성년후견인에는 법률 제10429호 민법 일부개정법률 부칙 제2조에 따라 금치산 선고의 효력이 유지되는 사람을 포함하는 것으로 본다.

제3조(벌칙에 관한 경과조치) 이 법 시행 전의 행위에 대한 벌칙의 적용에 있어서는 종전의 규정에 따른다.

부칙 〈법률 제13983호, 2016. 2. 3.〉

제1조(시행일) 이 법은 공포 후 6개월이 경과한 날부터 시행한다.

제2조(다른 법률의 폐지) 위생사에 관한 법률은 폐지한다.

제3조(과징금 부과처분 취소 및 재영업정지 처분에 관한 적용례) 제11조의2제3항의 개정규정은 이 법 시행 후 최초로 과징금 부과처분을 받은 공중위생영업자부터 적용한다.

제4조(위반사실 공표에 관한 적용례) 제11조의6의 개정규정은 이 법 시행 후 최초로 행정처분이 확정된 경우부터 적용한다.

제5조(위생사 국가시험 응시자격에 관한 특례) 이 법 시행일부터 5년까지의 기간 내에 종전의 「위생사에 관한 법률」 제3조제1항제2호 또는 제3호에 해당하는 자는 제6조의2제1항의 개정규정에도 불구하고 위생사 국가시험에 응시할 수 있다.

제6조(위생관리용역업에 관한 경과조치) 이 법 시행 당시 종전의 규정에 따라 위생관리용역업의 신고를 한 자는 제2조제1항제7호의 개정규정에 따른 건물위생관리업의 신고를 한 것으로 본다.

제7조(위생사에 대한 경과조치) ①이 법 시행 당시 종전의 「위생사에 관한 법률」에 따라 위생사 면허를 받은 사람은 이 법에 따라 면허를 받은 것으로 본다.

②이 법 시행 당시 종전의 위생사등에관한법률(법률 제5842호로 개정되기 전의 것을 말한다)에 따른 위생시험사로서 법률 제5842호 위생사등에관한법률개정법률 부칙 제3항에 따라 교육과정을 이수한 사람은 이 법에 따른 위생사로 본다.

제8조(행정처분에 관한 경과조치) 이 법 시행 전의 위반행위에 대한 행정처분에 관하여는 종전의 규정에 따른다.

제9조(과태료에 관한 경과조치) 이 법 시행 전의 위반행위에 대한 과태료를 적용할 때에는 종전의 규정에 따른다.

제10조(다른 법률의 개정) ①식품위생법 일부를 다음과 같이 개정한다.

제41조제4항제3호 중 "「위생사에 관한 법률」 제3조"를 "「공중위생관리법」 제6조의2"로 한다.

②조세특례제한법 일부를 다음과 같이 개정한다.

제106조제1항제4호의2 각 목 외의 부분 중 "위생관리용역업"을 "건물위생관리업"으로 한다.

제11조(다른 법령과의 관계) 이 법 시행 당시 다른 법령에서 「위생사에 관한 법률」 또는 그 규정을 인용하고 있는 경우 이 법 중 그에 해당하는 규정이 있으면 「위생사에 관한 법률」 또는 종전의 규정을 갈음하여 이 법 또는 이 법의 해당 규정을 인용한 것으로 본다.

부칙 〈법률 제14476호, 2016. 12. 27.〉 (지방세징수법)

제1조(시행일) 이 법은 공포 후 3개월이 경과한 날부터 시행한다. 〈단서 생략〉

제2조 및 제3조 생략

제4조(다른 법률의 개정) ①부터 ⑦까지 생략

⑧공중위생관리법 일부를 다음과 같이 개정한다.

제3조의2제2항 중 "「지방세기본법」"을 "「지방세징수법」"으로 한다.

⑨부터 〈65〉까지 생략

제5조 생략

부칙 〈법률 제15184호, 2017. 12. 12.〉

이 법은 공포한 날부터 시행한다.

부칙 〈법률 제15873호, 2018. 12. 11.〉

제1조(시행일) 이 법은 공포한 날부터 시행한다. 다만, 제5조, 제9조제2항부터 제6항까지, 제11조제1항제4호의2, 제11조의2제1항 및 제11조의4제1항의 개정규정은 공포 후 6개월이 경과한 날부터 시행하며, 제6조의2제1항제1호 및 제3호의 개정규정은 공포 후 1년이 경과한 날부터 시행한다.

제2조(위생사 국가시험의 응시자격에 관한 경과조치) 이 법 시행 당시 종전의 제6조의2제1항제1호 및 제3호에 따라 위생사 국가시험의 응시자격을 인정받은 사람은 이 법에 따른 응시자격이 있는 것으로 본다.

부칙 〈법률 제16237호, 2019. 1. 15.〉

제1조(시행일) 이 법은 공포 후 3개월이 경과한 날부터 시행한다.

제2조(과징금 부과에 관한 경과조치) 이 법 시행 전의 위반행위에 대한 과징금 부과에 관해서는 종전의 규정에 따른다.

부칙 〈법률 제16718호, 2019. 12. 3.〉

제1조(시행일) 이 법은 공포한 날부터 시행한다. 다만, 제2조제1항제5호, 같은 조 제2항 및 제6조제1항제3호의 개정규정은 공포 후 6개월이 경과한 날부터 시행한다.

제2조(이용사 및 미용사의 면허에 관한 적용례) 제6조제1항제3호의 개정규정은 이 법 시행 이전에 특성화고등학교 및 각종학교(고등학교 또는 고등기술학교에 준하는 경우만 해당한다)에서 1년 이상 이용 또는 미용에 관한 소정의 과정을 이수한 자에게도 적용한다.

제3조(위생사 국가시험에 관한 적용례) 제6조의2제6항의 개정규정은 이 법 시행 후 공고되는 위생사 국가시험부터 적용한다.

부칙 〈법률 제17091호, 2020. 3. 24.〉 (지방행정제재 · 부과금의 징수 등에 관한 법률)

제1조(시행일) 이 법은 공포한 날부터 시행한다. 〈단서 생략〉

제2조 및 제3조 생략

제4조(다른 법률의 개정) ①부터 ⑭까지 생략

⑮공중위생관리법 일부를 다음과 같이 개정한다.

제11조의2제3항 중 "「지방세외수입금의 징수 등에 관한 법률」"을 "「지방행정제재 · 부과금의 징수 등에 관한 법률」"로 한다.

⑯부터 〈102〉까지 생략

제5조 생략

공중보건학

PUBLIC HEALTH

부록

공중보건학 문제

PUBLIC HEALTH

공중보건학 문제 〈1회〉

1. 공중위생에 대한 정의로 맞는 것은?

① 공중을 대상으로 한 보건학이다.
② 집단의 이익을 위한 보호이다.
③ 특정 집단을 위한 위생에 관한 정책이다.
④ 공중의 목적을 위해 특정 대상의 위생을 희생하는 것이다.

2. 전염병의 발생설에 대한 설명으로 거리가 먼 것은?

① 종교설 – 선과 악에 의한 질병이 발생할 수 있다.
② 점성설 – 별자리에 따라, 질병, 기아등이 발생 할 수 있음.
③ 장기설 – 피부병은 개인의 환경에 의해 일어날 수 있음.
④ 세균설 – 미생물로 인해 질병이 발생할 수 있음.

3. 전염병에 대한 설명으로 거리가 먼 것은?

① 병원체는 세균, 바이러스 등으로 나뉜다.
② 병원소의 종류로는 인간, 동물, 토양으로 나뉜다.
③ 인간은 환자, 보균자로 나뉜다.
④ 환자 중 가장 치유가 잘 되는 것은 불현성 환자이다.

4. 면역의 종류 중 예방접종에 의한 면역은 무엇인가?

① 자연 능동면역
② 인공 능동면역
③ 자연 수동면역
④ 인공 수동면역

5. 법정 1군 전염병에 해당되는 것은?

① 페스트
② 장티푸스
③ 세균성 이질
④ 결핵

6. 다음 중 절지동물에 의한 전염병으로 잘못 연결된 것은?

① 쥐 – 패스트, 쯔쯔가 무시병
② 파리 – 이질, 장티푸스
③ 모기 – 일본뇌염
④ 바퀴 – 이질, 유행성 출혈열

7. 기생충의 종류로 거리가 먼 것은?

① 갈고리촌충 – 쇠고기
② 민촌충 – 쇠고기
③ 긴촌충 – 송어, 연어
④ 아나사키스충 – 오징어

정답 1 ❶, 2 ❸, 3 ❹, 4 ❷, 5 ❶, 6 ❹, 7 ❶

8. 수질오염을 측정하는 단계에 대한 설명이다. 거리가 먼 것은?

① 용존산소 : 하수일 경우 수치가 낮다.
② 생물학적 산소요구량 : 하수일 경우 수치가 높다.
③ 화학적 산소요구량 : 하수일 경우 수치가 낮다.
④ 부유물질 : 하수일 경우 수치가 높다.

9. 보건 지표중 가장 대표적 지표는 무엇인가?

① 영아 사망률
② 조 사망률
③ 비례 사망지수
④ 평균 수명

10. 다음 물리적 소독에 대한 설명이다. 거리가 먼 것은?

① 건열멸균소독은 화염과, 소각으로 나뉜다.
② 자비소독은 5분 정도 끓는 100도의 물에 소독하는 방법이다.
③ 저온살균소독은 90도에서 우유를 저온살균하는 방법이다.
④ 고압증기 멸균법은 130도의 온도에 의류기기등의 멸균하는 방법

11. 과태료 300만 원에 대한 내용과 거리가 먼 것은?

① 폐업신고를 하지 아니한 자
② 관계 공무원의 출입, 검사, 기타, 조치를 거부 방해 또는 기피한 자
③ 개선 명령에 위반한 자
④ 위생관리 의무를 지키지 아니한 자

12. 위생교육을 받지 아니할 경우 1차 행정처분에 해당하는 것은?

① 경고
② 5월
③ 10월
④ 면허정지

13. 석탄산 90배 희석액과 같은 조건하에서는 소독액의 180배 희석액의 이 소독액의 석탄산 계수는 ?

① 20
② 2
③ 3
④ 4

정답 8 ③, 9 ①, 10 ③, 11 ④, 12 ①, 13 ②

PUBLIC HEALTH

공중보건학 문제 〈2회〉

1. 공중보건 사업대상을 가장 적절한 표현은?

① 지역사회 전체 주민을 대상으로 한다.
② 고소득층을 대상으로 한다.
③ 질병이 있는 사람을 골라서 한다.
④ 교육 수준이 낮고, 비위생적인 사람을 대상으로 한다.

2. 실내공기오염의 지표가 되는 것은?

① 일산화탄소
② 이산화탄소
③ 이산화질소
④ 아황산가스

3. 하수 처리 시 호기성 처리 방법이 아닌 것은?

① 활성오니법
② 살수여과법
③ 임포프탱크법
④ 산화지법

4. 정수장에서 시행하는 작업의 순서는?

① 염소소독 – 여과 – 침전
② 침전 – 염소소독 – 여과
③ 여과 – 침저 – 염소소독
④ 침전 – 여과 – 염소소독

5. 벼룩이 옮기는 전염병은?

① 발진열
② 발진티푸스
③ 디프테리아
④ 콜레라

6. 전염병 감염 후 얻어지는 면역은?

① 인공능동면역
② 인공수동면역
③ 자연능동면역
④ 자연수동면역

정답 1 ❶, 2 ❷, 3 ❸, 4 ❹, 5 ❶, 6 ❸

7. 제3군 전염병인 아닌 것은?

① 신증후군출혈열
② 말라리아
③ 성병
④ 콜레라

8. 식중독에 대한 설명이 옳지 않은 것은?

① 보툴리누스균에 의한 식중독은 사망률이 가장 높다.
② 포도상구균은 열에 매우 강하다.
③ 식중독은 세균성과 화학물질, 두 가지에 희한 것이 있다.
④ 식중독은 일반적으로 급격하게 발생하고 발생 지역이 국한되어 있다.

9. 다음 중 물리적 소독 방법이 아닌 것은?

① 생석회 소독
② 건열소독
③ 고압증기멸균법
④ 방사선멸균법

10. 영업소 이외의 장소에서 미용업무를 행한자에 대한 벌칙은?

① 200만 원 이하의 과태료
② 100만 원 이하의 과태료
③ 200만 원 이하의 벌금
④ 100만 원 이하의 벌금

11. 공중위생 영업자가 풍속 관련 등 다른 법령에 위반하여 관계 행기관의장 요청이 있을 때 당국이 취할 수 있는 사항은?

① 국가기술자격 취소
② 일정 기간 동안의 업무정지
③ 6월 이내 기간의 영업정지
④ 개선명령

12. 위생관리등급의 구분이 옳지 않은 것은?

① 최우수업소 : 녹색등급
② 우수업소 : 황색등급
③ 일반관리대상 업소 : 청색등급
④ 일반 관리 대상 업소 : 백색등급

정답 7 ④, 8 ③, 9 ①, 10 ②, 11 ③, 12 ③

공중보건학 문제 〈3회〉

PUBLIC HEALTH

1. 우유 소독에 주로 사용되는 소독법은?

① 저온소독법
② 고압증기 멸균법
③ 자비멸균법
④ 유통증기 멸균법

2. 자비멸균법에 관한 설명으로 옳지 않은 것을?

① 세균을 사멸시키나 포자는 없앨 수 없다.
② 끓는 물에 20-30분간 처리하는 방법이다.
③ 붕소를 첨가하게 되면 금속이 녹스는 것을 방지한다.
④ 소독 대상물을 물이 끓기 전에 완전히 잠기지 않도록 주의하여 소독한다.

3. 다음 중 물리적 소독이 아닌 것은?

① 유통증기 멸균법
② 간헐 멸균법
③ 계면활성제
④ 저온 소독법

4. 공중위생영업자가 관계공무원의 출입 빛 검사를 거부, 기피하거나 방해한 때의 1차위반 행정처분기분은?

① 영업정지 20일
② 영업정지 10일
③ 영업정지 15일
④ 영업정지 5일

5. 미용사의 면허를 받을 수 없는 자에 해당하지 않는 것은?

① 금치산자
② 정신질환자 또는 간질 환자
③ 결핵환자(비전염성인 경우를 제외한다)
④ 한정치산자

6. 건전한 영업질서를 위하여 공중위생영업자가 준수하여야 할 사항을 준수하지 아니한 자에 대한 벌칙은?

① 3월 이하의 징역 또는 500만 원 이하의 벌금
② 6월 이하의 징역 또는 500만 원 이하의 벌금
③ 3월 이하의 징역 또는 300만 원 이하의 벌금
④ 300만 원 이하의 벌금

정답 1 ❶, 2 ❹, 3 ❸, 4 ❷, 5 ❹, 6 ❷

7. 위생 서비스 평가의 주기, 방법, 위생 관리 등급 등 평가에 관하여 필요한 사항을 정하고 있는 것은?

① 보건복지부령
② 국무총리령
③ 행정자치부령
④ 대통령령

8. 다음중 이,미용사의 면허를 받을 수 없는 자는?

① 국가기술자격법에 의한 이용사 또는 미용사의 자격을 취득한 자
② 교육인적자원부 장관이 인정하는 고등기술학교에서 6개월 이상 이용 또는 미용에 관한 소정의 과정을 이수한 자
③ 전문대학 또는 이와 동등 이상의 학력이 있다고 교육인적자원 부장관이 인정하는 이용 또는 미용에 관한 학과를 졸업한 자
④ 고등학교 또는 이와 동등의 학력이 있다고 교육인적자원부 장관이 인정하는 학교에서 미용 또는 미용에 관한 학과를 졸업한 자

정답 7 ❶ 8 ❷

PUBLIC HEALTH

공중보건학 문제 〈4회〉

1. 공중보건학의 정의로 바르지 않은 것은?

① 목적은 질병 예방, 수명 연장, 신체적, 정신적 건강증진
② 개인의 노력에 의해 달성될 수 있다
③ 지역사회 전체 주민을 대상으로 한다
④ 국민 모두의 건강 확보 방안과 전략을 모색

2. 다음 중 공중 보건학 분야가 아닌 것은?

① 환경보건
② 질병관리
③ 보건관리
④ 사회관리

3. 다음 중 공중보건상 가장 문제가 되는 보균자는?

① 일시보균자
② 과거병력자
③ 건강보균자
④ 환자

4. 다음중 모체나 태반을 통해서 얻는 면역은?

① 자연 능동면역
② 인공 능동면역
③ 자연 수동면역
④ 인공 수동면역

5. 폴리오의 가장 효과적인 예방대책은?

① 보건교육 철저
② 공중위생관리철저
③ 예방접종실시
④ 환자치료사업 철저

6. 다음 소화기계 전염병이 아닌 것은?

① 장티푸스
② 콜레라
③ 세균성 이질
④ 홍역

정답 1 ②, 2 ④, 3 ③, 4 ③, 5 ③, 6 ④

7. 폐흡충증(페디스토마)의 제1중간숙주에 해당되는 것은?

① 다슬기
② 송어
③ 게
④ 왜 우렁

8. 제2군 법정전염병은?

① 콜레라
② 장티푸스
③ 인플루엔자
④ 풍진

9. 다음 중 현대의 질병 발생의 변화 양상을 설명한 것으로 옳지 않는 것은?

① 만성병이 증가되고 있다.
② 질병의 원인이 다양하다.
③ 급성전염병이 만연한다.
④ 치료보다는 예방이 중요하다.

10. 일반적으로 소고기의 생식에 의해 감염될 수있는 것은?

① 유구조충
② 살모넬라
③ 무구조충
④ 선모충

11. 인구성장의 결정 요인이 아닌 것은?

① 출생
② 사망
③ 이동
④ 경제력

12. 임신중독증의 주증상이 아닌 것은?

① 출혈
② 단백뇨
③ 고혈압
④ 부종

정답 7 ❶, 8 ❹, 9 ❸, 10 ❸, 11 ❹, 12 ❶

13. 고혈압에 관한 설명중 틀린 것은?

① 비만증이 있는 자에게 많다.
② 유전과 관련이 있다.
③ 한대지방이 온대지방보다 고혈압 발생이 적다.
④ 일반적으로 산간지방이 해안지방보다 고혈압발생이 많다.

14. 가족계획의 목적이라고 할 수 없는 것은?

① 모자보건을 위하여
② 인구 조절을 위하여
③ 전염병을 위하여
④ 생활 양식 개선을 위하여

15. 모성보건의 사업목적이 아닌 것은?

① 산전보호
② 분만보호
③ 혼전보호
④ 산욕보호

16. 영유아보건과 거리가 먼 것은?

① 예방접종
② 전염병 예방
③ 과잉보호
④ 영양관리

17. 다음 중 노인질환의 특징이 아닌 것은?

① 병인이 불분명하다.
② 발병시기가 불분명하다.
③ 합병증이 일으키기 쉽다.
④ 퇴행성 질환보다 전염병이 많이 발생하게 된다.

18. 다음중 공장 폐수로 파천이 오염되었을 때 측정하는 지수는?

① DO(용존산소량)
② BOD(생물학적 산소요구량)
③ COD(화학적 산소요구량)
④ pH(수소이온농도)

정답 13 ❹, 14 ❸, 15 ❸, 16 ❸, 17 ❹, 18 ❸

19. 하루의 최고기온과 최저기온의 차이를 무엇이라고 하는 가

① 일교차
② 월교차
③ 기류
④ 기습

20. 다음 중 하수에서 용존산소가 낮다는 것은 무엇을 의미하는가?

① 물의 오염도가 낮다는 의미이다.
② 물의 오염도가 높다는 의미이다.
③ 수생식물 성장에 좋은 환경이다.
④ BOD가 낮은 것과 같은 의미이다.

21. 온실효과의 원인이 되는 가스는?

① 이산화탄소, 메탄
② 이산화탄소, 일산화탄소
③ 이산화탄소, 아황산가스
④ 이산화탄소, 황산나트륨

22. 하수도의 복개로 가장 문제가 되는 것은?

① 대장균수의 증가
② 메탄가스의 발생
③ 일산화탄소의 증가
④ 이끼류의 번식

23. 하수처리법 중 본처리에 해당되는 것은?

① 침사조
② 부패조
③ 침전법
④ 퇴비화법

24. 적조현상은 어느 절에 발생하는가?

① 봄
② 여름
③ 가을
④ 겨울

정답 19 ❶, 20 ❷, 21 ❶, 22 ❷, 23 ❷, 24 ❷

25. 대기 오염의 주원인 물질 중 하나로 석탄이나 석유 속에 포함되어 있어 연소할 때 산화되어 발생하는 것으로 만성기관지염과 산성비 등을 유발하는 것은?

① 일산화탄소
② 질소화합물
③ 황산화물
④ 부유분진

26. 다음중 수질오염 방지책이 아닌 것은?

① 대기의 오염실태 파악
② 산업폐수 처리시설 개선
③ 가정하수 처리시설 개선
④ 축산폐수 처리시설 개선

27. 다음 중 산업종사자와 직업병의 연결이 잘못된 것은?

① 광부 – 자폐증
② 용접공 – 규폐증
③ 항공정비사 – 난청
④ 인쇄공 – 납중독

28. 바람직한 작업자세에 해당되지 않는 것은?

① 불안정한 자세를 피한다.
② 정적 작업을 피하도록 한다.
③ 작업 물체와 눈과의 거리를 20cm이상 유지한다.
④ 작업에 사용하는 신체 부위를 심장 높이에 위치한다

29. 산업보건의 목적과 관계가 가장 적은 것은?

① 근로자의 보건 유지 및 증진
② 근로자의 안전 유지 및 증진
③ 직업병 치료
④ 산업재해 예방

30. 다음중 결핍되면 불임증과 유산을 유발하는 비타민은?

① 비타민 A
② 비타민 B
③ 비타민 C
④ 비타민 E

정답 25 ③ 26 ① 27 ① 28 ③ 29 ③ 30 ④

31. 감염형 식중독에 속하는 것은?

① 보툴리누스 식중독
② 포도상구균 식중독
③ 웰치균 식중독
④ 살모넬라 식중독

32. 단기간 식품의 신선도를 유지할 목적으로 이용되는 식품보존 방법은?

① 보툴리누스 식중독
② 포도상구균 식중독
③ 웰치균 식중독
④ 살모넬라 식중독

33. 다음 식품을 보존하는 목적과 거리가 먼 것은?

① 영양가 유지
② 식품의 신선도 유지
③ 식품의 가치 유지
④ 미생물의 멸균

34. 역성비누에 대한 설명으로 옳지 않은 것은?

① 살균력이 있으며 계면활성제
② 손소독시 3% 수용액이 사용된다.
③ 손, 기구, 식기소독에 사용된다.
④ 배설물소독에 사용되며, 아포형성균에 효과적이다.

35. 석탄산계수에 관한 설명으로 틀린 것은?

① 석탄산 계수를 살균력의 지표로 삼는다.
② 석탄산수에 2C도에서 5분간 담가 놓으면 완전 살균된다.
③ 석탄산 희석배율이 90이고, 특정 소독약의 희석배율이 180일때 석탄산 계수는 2이다.
④ 석탄산 계수는 순수한 석탄산이 표준이 된다.

36. 크레졸 수의 장점으로 적당한 것은?

① 값이 매우 싸다.
② 냄새가 강하다.
③ 진한 용액이 피부에 닿으며 진무른다.
④ 바이러스에 대한 소독력이 약한다.

정답 31 ❹, 32 ❹, 33 ❹, 34 ❹, 35 ❷, 36 ❶

37. 다음 중 물리적 소독방법은?

① 열탕 소독
② 과산화수소 소독
③ 포르말린 소독
④ 석탄산수 소독

38. 염소와 마찬가지로 바이러스, 세균, 포자, 곰팡이, 원충류 및 조류같이 광범위한 미생물에 대한 살균력을 갖지만 독성은 훨씬 적은 소독제는?

① 수은 화합물
② 요오드 화합물
③ 무기염소 화합물
④ 유기염소 화합물

39. 우유의 초고온 순간 멸균법은 몇 도씨에서 몇 초간 처리하는 것은?

① 135도씨 2초
② 135도씨 60초
③ 100도씨 60초
④ 100도씨 2초

40. 소독제인 석탄산의 단점이라 할 수 없는 것은?

① 피부에 자극성이 있다.
② 금속에 부식성이 있다.
③ 유기물과 접촉 시 소독력이 약화된다.
④ 독성과 취기가 강하다.

41. 자외선 소독에 대한 설명으로 가장 적절한 것은?

① 투과력이 강해서 매우 효과적인 살균법이다.
② 직접 쪼여져 노출된 부위만 소독된다.
③ 짧은 시간에 충분히 소독된다.
④ 액체의 표면을 통과하지 못하고 반사한다.

42. 소독약제 중 손이나 피부의 소독에 가장 알맞은 것은?

① 과산화수소
② 질산은
③ 알코올
④ 승홍수

정답 37 ❶, 38 ❷, 39 ❶, 40 ❸, 41 ❷, 42 ❸

43. 세균이 가장 잘 번식하는 수소이온 농도는?

① 강산성(1-2)
② 약산성(4.5-5.5)
③ 약알칼리성(6.8-7.4)
④ 강알칼리성(7.4이상)

44. 피부미용사의 면허를 반드시 취소하여야 하는 경우가 아닌 것은?

① 마약 중독자
② 간질 환자
③ 한정치산자
④ 결핵환자

45. 공중위생감시원의 업무 범위가 잘못된 것은?

① 공중위생 영업관련 시설 및 설비의 위생 상태 확인, 검사
② 위생지도 및 개선 명령
③ 공중 이용 시설의 위생관리 상태의 확인, 검사
④ 위생 교육 이행 여부의 확인

46. 공중위생영업자 및 종사원에 대하여 영업시간 및 영업행위에 관한 필요한 제한을 할 수 있는 사람은?

① 보건복지가족장관
② 행정안전부장관
③ 시도지사
④ 시장, 군수, 구청장

47. 공중위생영업자에 대한 행정제재처분의 효과가 승계되는 기간은?

① 6월
② 1년
③ 1년 6월
④ 2년

정답 43 ❸, 44 ❸, 45 ❷, 46 ❸, 47 ❷

참고문헌

1. 공중보건학 강의, 양재모, 수문사, 1986
2. 공중보건학, 구난숙외, 파워북, 2013
3. 공중보건학, 구성회, 고문사, 2010
4. 공중보건학, 김동석외, 수문사, 2011
5. 공중보건학, 김양호외, 현문사, 2010
6. 공중보건학, 남철현외, 청구문화사, 2010
7. 공중위생관리학, 권혜영외, 메디시언, 2013
8. 공중위생관리학, 김윤정외, 퍼시픽북스,2008
9. 국민건강보험공단 건강보험연구원. 국내외의 노인의료비 추이와 증가억제 대책, 2008
10. 국민건강보험공단 건강보험연구원. 노인장기요양, 2008
11. 국민건강보험공단. 건강지원사업 추진현황, 2008
12. 기생충학, 민홍기외, 수문사, 1998, pp 97-107
13. 미용인을 위한 공중보건학, 남철현외, 청구문화사, 2011
14. 보건복지가족부 국민건강보험공단 건강한삶을위한생활습관지침서 2006
15. 보건복지부(2009), 2008년 주요행정통계
16. 보건복지부, 보건복지통계연보, 1997-2010
17. 의학미생물과 감염병, 김영권외, 수문사, 2011
18. 임상기생충학개요, 이순형외 고려의학, 1986, pp 140-154
19. 제7차 전국 장내 기생충 감염 실태조사. 질병관리본부 국립보건연구원, 2004
20. 지역사회간호학I와 지역사회간호학II, 이원유외, 정담미디어, 2009
21. 질병관리본부, 감염병 정보, 2006.4
22. 질병관리본부, 예방접종 정보, 2006.4
23. 최신 병원미생물학, 김영권외, 수문사, 2010
24. 한국영양학회, 2010 한국인 영양섭취기준, 2010